[編著] 宮井一郎 大道会森之宮病院院長代理

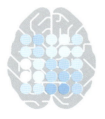
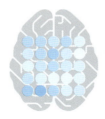
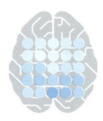
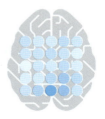

脳卒中の神経リハビリテーション
新しいロジックと実践

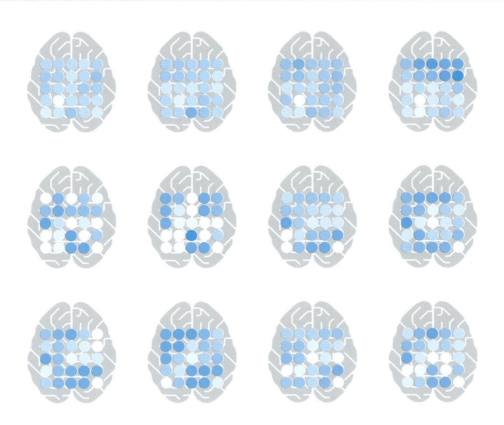

中外医学社

●執筆者一覧 〈執筆順〉

宮井一郎	社会医療法人大道会副理事長/森之宮病院院長代理
三原雅史	学校法人川崎学園川崎医科大学神経内科学特任教授
矢倉 一	社会医療法人大道会森之宮病院リハビリテーション科部長
畠中めぐみ	社会医療法人大道会森之宮病院神経内科部長
小久保香江	神戸学院大学人文学部准教授
服部憲明	大阪大学国際医工情報センター臨床神経医工学寄付研究部門准教授/ 大阪大学大学院医学系研究科神経内科学
河野悌司	社会医療法人大道会森之宮病院神経内科
柴田 徹	社会医療法人大道会森之宮病院副院長兼小児整形外科部長
藤井由記代	社会医療法人大道会森之宮病院診療部医療社会事業課課長

序

　1990年頃，私が大学病院で神経内科とリハビリテーション科を兼任するようになったとき，リハビリテーション医学に関して何がわかっているのかを調べ始めて愕然とした．Archives of Neurology という神経学の主要雑誌に Controversies in Neurology（神経学における争点）というコーナーがある．そのなかで脳卒中に対する集中リハは機能予後を改善するかどうかという論争がなされていたからだ〔Reding M, McDowell F.（Cornell University）. Focused stroke rehabilitation programs improve outcome. Arch Neurol. 1989；46：700-1. vs. Dobkin B.（UCLA）. Focused stroke rehabilitation programs do not improve outcome. Arch Neurol. 1989；46：701-3〕．そんな基本的なこともはっきりしないままリハビリテーションが行われている，世界的な現状に驚いたわけである．

　そのころのもう1つの動きが神経リハビリテーションの創生であった．1990年 Fletcher McDowell 先生を会長に米国で American Society of Neurorehabilitation（ASNR）が誕生した．90年代初頭に PET を用いた研究から脳卒中患者の機能回復が，損傷脳の可塑性に依存することが臨床的にはじめて明らかになった．これはポジティブな驚きであった．

　90年代半ばになって，欧州を中心に脳卒中ユニットにおける脳卒中に特化した早期からの多角的チームアプローチが患者の日常生活動作や歩行を改善することに関して世界的なコンセンサスが得られるようになった．是非，そのような場で働いてみたいと1994年に「脳卒中に対する集中リハビリテーションは機能予後を改善する」立場であった Cornell 大学の Mike Reding 先生のもとで30床の脳卒中リハビリテーション病棟の管理を2年間担当した．こんな優れたリハビリテーション環境は日本ではなかなか実現できないなと思っていたら，2000年に本邦に回復期リハビリテーション病棟が誕生した．2017年には同病棟は8万床にまで増加し，日本の医療体制に定着した．

　一方，神経リハビリテーションは脳機能画像や神経生理学的手法も脳科学の基礎研究と並行して飛躍的に進歩し，麻痺した手足を制御する脳の観点から，具体的にどういう介入を行えばよいか検証することが可能になった．これは現在の脳卒中リハビリテーションの一番のトピックスである．実際，ASNR の公式学会誌である Neurorehabilitation and Neural Repair は2006年よりリハビリテーション分野の学術誌27誌のインパクトファクターのトップに躍り出た．大きな流れとして間違いないのは，世界で最もすばらしいリハビリテーション医療を，システムとしても介入内容（context）としても提供できるチャンスがわれわれには与えられているという事実であろう．

　この一冊は脳卒中のリハビリテーションに携わる医師をはじめとした専門職の方々が，単に知識を得ることを目的としていない．事実，ここに紹介された方法論のみでリハビリテーションが完結するわけではない．日々行われているリハビリテーション医療の現状を理解するとともに神経リハビリテーションの基盤となる知識や考え方を得ていただき，次世代の神経リハビリテーションを臨床的かつ科学的に創造する一助となれば幸いである．

2017年7月

宮　井　一　郎

目 次

I 新しいロジック篇

1. 脳卒中後の機能回復の神経機構 ……………………………〈宮井一郎〉 2
  A. 運動麻痺の出現の機序………………………………………………………… 2
  B. 脳卒中における機能回復曲線………………………………………………… 3
  C. 脳損傷と運動機能回復（動物実験）………………………………………… 7
    1. 脳損傷後の機能回復促進の要素……………………………………………… 7
    2. Enriched rehabilitation 後に生じる大脳の可塑的変化 ………………… 7
    【MEMO1】発症後早期の麻痺肢の過使用は有害？……………………… 8
  D. 脳損傷と機能回復（ヒト脳卒中）…………………………………………… 9
    1. 脳卒中における急性期の機能回復の機序………………………………… 9
    【MEMO2】ペナンブラ…………………………………………………… 9
    2. 急性期以降の機能回復機序………………………………………………… 10
    【MEMO3】一次運動野以外の運動関連領野の活動は，麻痺側上肢の運動に
              役立っているか？ ………………………………………… 11
    【MEMO4】小児と成人における同側経路の役割の違い……………………… 12
    【MEMO5】central pattern generator（CPG）………………………… 16

2. 機能回復の神経機構に基づいた介入とその検証 …………………〈宮井一郎〉 19
  A. 練習量，練習法，環境について……………………………………………… 21
    1. 課題指向型練習の練習量の確保…………………………………………… 21
    2. 練習法（context）〜運動学習との関連………………………………… 23
    【MEMO】回転板課題……………………………………………………… 23
    【MEMO】上肢機能回復モデル（行動強化）について ………………… 26
    3. 練習環境……………………………………………………………………… 27
    4. Neuro-modulation ………………………………………………………… 27

Ⅱ 実践篇

3. 評 価 ……………………………………………………………… 32

3-1. 神経学的所見 ………………………………………〈三原雅史〉 32

  A．神経学的所見の評価 ……………………………………… 32

    1．意識状態の評価 ……………………………………… 35

    2．高次脳機能 …………………………………………… 37

    3．構音・嚥下機能の評価 ……………………………… 38

    4．脳神経系の評価 ……………………………………… 38

    5．運動系の評価 ………………………………………… 38

    6．協調系の評価 ………………………………………… 39

    7．感覚系の評価 ………………………………………… 39

    8．起立歩行能力の評価 ………………………………… 39

    9．自律神経系の評価 …………………………………… 40

3-2. リハ評価 …………………………………〈矢倉 一　畠中めぐみ〉 41

  A．リハ評価の目的 …………………………………………… 41

    【MEMO】脳卒中の包活的な重症度評価 …………………… 42

  B．機能障害の評価 …………………………………………… 42

    【MEMO】脳卒中後麻痺の評価における徒手筋力テスト …… 48

  C．ADL（Activities of daily living）の評価 ………………… 48

  D．筋緊張の評価 ……………………………………………… 53

  E．バランス評価 ……………………………………………… 53

3-3. 高次脳機能障害の評価 …………………………………〈小久保香江〉 55

  A．高次脳機能障害とは ……………………………………… 55

  B．高次脳機能障害の評価手順 ……………………………… 56

    1．背景情報・全体的行動の印象の把握 ……………… 56

    2．スクリーニング ……………………………………… 56

    3．詳細な検討 …………………………………………… 57

    【ミニアドバイス】心理検査実施時の留意事項 …………… 58

    4．報告書作成 …………………………………………… 59

  C．各 論 ……………………………………………………… 59

    1．注意障害の評価 ……………………………………… 59

    【ミニアドバイス】年齢を統制した指標が算出でき，10分で施行可能な

      注意課題 …………………………………………… 60

    2．記憶障害の評価 ……………………………………… 60

    3．失語の評価 …………………………………………… 65

【ミニアドバイス】失語症例の注意力・記憶の評価……………………………… 67

　　4．失行の評価…………………………………………………………………… 68

　　5．視覚性失認の評価…………………………………………………………… 71

　　6．半側空間無視の評価………………………………………………………… 74

　　7．前頭葉機能障害の評価……………………………………………………… 76

　　8．脳梁離断症状の評価………………………………………………………… 77

　　9．外傷性脳損傷の評価………………………………………………………… 79

【ミニアドバイス】WAIS-Ⅲ成人知能検査の観察ポイント……………………… 80

4．検　査……………………………………………………………………………… 86

4-1．画像診断（CT，MRI）……………………………………………〈服部憲明〉86

　A．CT………………………………………………………………………………… 86

　B．MRI……………………………………………………………………………… 86

　C．MR血管造影…………………………………………………………………… 88

　D．CT灌流画像，MR灌流画像………………………………………………… 88

　E．拡散MRI………………………………………………………………………… 90

　F．拡散テンソル画像……………………………………………………………… 90

　G．神経リハに重要な脳部位の同定…………………………………………… 94

　　1．中心溝・一次運動野……………………………………………………… 94

　　2．言語野……………………………………………………………………… 94

4-2．画像診断（エコー，脳血管造影，SPECTなど）……………〈河野悌司〉98

　A．超音波検査……………………………………………………………………… 98

　　1．心エコー…………………………………………………………………… 98

　　2．頸部動脈エコー…………………………………………………………… 100

　B．脳血管造影……………………………………………………………………… 102

　C．SPECT…………………………………………………………………………… 103

4-3．神経生理学的検査……………………………………………………〈三原雅史〉105

　A．筋電図/神経伝導速度検査…………………………………………………… 105

　B．H波……………………………………………………………………………… 107

　C．経頭蓋磁気刺激法……………………………………………………………… 107

　D．脳　波…………………………………………………………………………… 108

　E．その他の検査…………………………………………………………………… 108

4-4．摂食嚥下評価…………………………………………………………〈畠中めぐみ〉110

　A．摂食嚥下のメカニズム………………………………………………………… 110

　B．脳卒中による摂食嚥下障害の分類………………………………………… 111

　　1．フェーズによる分類……………………………………………………… 111

　　2．病態による分類…………………………………………………………… 112

目次　iii

C．診察，診断 ……………………………………………… 113
 1．摂食嚥下障害の初期評価前に行うチェック項目 …… 113
 2．ベッドサイド評価 ………………………………… 113
 【コラム】酸素飽和度モニター下でのベッドサイドスクリーニング ………… 115
D．検　査 ……………………………………………………… 116
 1．嚥下造影検査 ……………………………………… 116
 2．嚥下内視鏡検査 …………………………………… 117
E．評価実践のコツ …………………………………………… 118
 1．検査法の選択やバイアス ………………………… 118
 2．安全で妥当な検査のために ……………………… 118
 3．事例による検査の選択のコツ …………………… 118
 4．急性期から回復期の摂食嚥下評価における医師の役割 ……… 119

5．脳卒中の診断（病型診断など）……………………〈河野悌司　畠中めぐみ〉120

A．診断手順 …………………………………………………… 120
B．脳卒中分類 ………………………………………………… 123
C．脳卒中各論 ………………………………………………… 124
 1．脳梗塞 ……………………………………………… 124
 2．一過性脳虚血発作 ………………………………… 126
 3．脳出血 ……………………………………………… 127
 4．くも膜下出血 ……………………………………… 127
D．その他の脳血管障害 ……………………………………… 128
 1．動脈解離 …………………………………………… 128
 2．もやもや病（Willis 動脈輪閉塞症）……………… 129
 3．脳静脈・静脈洞閉塞症 …………………………… 130
 4．脳アミロイドアンギオパチー …………………… 130

6．脳卒中の急性期治療 …………………………………〈河野悌司　畠中めぐみ〉131

A．脳卒中の急性期治療の基本骨格 ………………………… 131
B．脳卒中ユニット，脳卒中ケアユニット ………………… 132
C．病型に即した適切で効率的な治療の選択まで ………… 132
D．診断別各論 ………………………………………………… 132
 1．脳梗塞 ……………………………………………… 132
 2．出血性脳卒中 ……………………………………… 137
E．バイタルサイン管理 ……………………………………… 139

7．脳卒中の急性期リハ ………………………………〈畠中めぐみ〉142

A．はじめに〜急性期リハのエビデンス，早く・多く・専門的に〜……………… 142

B．早期離床の考え方………………………………………………………………… 142

C．早期リハのための医学的管理…………………………………………………… 143

1．病態病型別の早期リハ開始までのアセスメントと全身管理…………… 143

【コラム】持続心電図モニターは功か罪か？ ……………………………… 144

2．急性期リハ処方の要点〜すべては医師の決断と行動から〜…………… 144

D．急性期リハ管理の要点…………………………………………………………… 145

【コラム】ROM 訓練は能動運動の代わりになるか？ …………………… 147

E．円滑な回復期リハへの連携……………………………………………………… 147

8．脳卒中リハのリスク管理………………………………〈畠中めぐみ〉149

A．リスク予測のために〜合併症の特性を知る〜………………………………… 149

1．合併症の好発時期………………………………………………………… 149

2．合併症の頻度……………………………………………………………… 151

3．患者特性との関連………………………………………………………… 151

B．リハ中のバイタルサイン管理…………………………………………………… 151

C．リハリスク管理：各論…………………………………………………………… 153

1．早期離床の上で注意すべき脳卒中の病態……………………………… 153

2．血圧管理…………………………………………………………………… 153

3．血糖管理…………………………………………………………………… 154

4．転倒・外傷リスク管理…………………………………………………… 155

【コラム】リハ部門の安全管理―医師の役割 …………………………… 156

9．脳卒中の再発予防……………………………〈河野悌司　畠中めぐみ〉159

A．再発予防の基本…………………………………………………………………… 160

B．非心原性脳梗塞慢性期再発予防のための抗血栓療法………………………… 161

1．アスピリン………………………………………………………………… 161

2．チエノピリジン（主にクロピドグレル）……………………………… 161

3．シロスタゾール…………………………………………………………… 161

4．抗血小板薬の併用療法…………………………………………………… 161

5．動脈解離に対する抗血小板薬…………………………………………… 162

【コラム】抗血栓薬の中止・休薬 ………………………………………… 162

【MEMO】抗血小板薬服薬中の頭蓋内出血リスクを減らすために …… 162

C．心原性脳梗塞慢性期再発予防のための抗血栓療法…………………………… 162

【コラム】ワルファリンと TTR …………………………………………… 163

目次　v

D．再発予防としての手術療法‥‥‥‥‥‥‥‥‥‥‥‥‥‥‥‥‥‥‥‥‥‥ 164

E．危険因子の管理‥‥‥‥‥‥‥‥‥‥‥‥‥‥‥‥‥‥‥‥‥‥‥‥‥‥‥‥ 164

1．高血圧‥‥‥‥‥‥‥‥‥‥‥‥‥‥‥‥‥‥‥‥‥‥‥‥‥‥‥‥‥‥ 164

【MEMO】高血圧の生活指導のポイント‥‥‥‥‥‥‥‥‥‥‥‥‥‥‥‥ 165

2．脂質異常症‥‥‥‥‥‥‥‥‥‥‥‥‥‥‥‥‥‥‥‥‥‥‥‥‥‥‥ 166

3．糖尿病（耐糖能異常）‥‥‥‥‥‥‥‥‥‥‥‥‥‥‥‥‥‥‥‥‥‥ 166

F．回復期リハ病棟で行う生活指導の実践‥‥‥‥‥‥‥‥‥‥‥‥‥‥‥‥ 166

10. 脳卒中の合併症管理 ‥‥‥‥‥‥‥‥‥‥‥‥‥‥‥‥〈矢倉　一　畠中めぐみ〉168

A．脳卒中合併症の疫学‥‥‥‥‥‥‥‥‥‥‥‥‥‥‥‥‥‥‥‥‥‥‥‥ 168

B．合併症の誘因と管理総論‥‥‥‥‥‥‥‥‥‥‥‥‥‥‥‥‥‥‥‥‥‥ 169

C．神経・精神系‥‥‥‥‥‥‥‥‥‥‥‥‥‥‥‥‥‥‥‥‥‥‥‥‥‥‥ 169

1．脳卒中再発‥‥‥‥‥‥‥‥‥‥‥‥‥‥‥‥‥‥‥‥‥‥‥‥‥‥ 169

2．症候性てんかん‥‥‥‥‥‥‥‥‥‥‥‥‥‥‥‥‥‥‥‥‥‥‥‥ 170

3．せん妄‥‥‥‥‥‥‥‥‥‥‥‥‥‥‥‥‥‥‥‥‥‥‥‥‥‥‥‥ 172

4．脳卒中後うつ状態・アパシー‥‥‥‥‥‥‥‥‥‥‥‥‥‥‥‥‥‥ 173

D．静脈血栓塞栓症‥‥‥‥‥‥‥‥‥‥‥‥‥‥‥‥‥‥‥‥‥‥‥‥‥‥ 174

【MEMO】当院回復期リハ病棟の DVT 対策 ‥‥‥‥‥‥‥‥‥‥‥‥‥‥ 175

E．感染症‥‥‥‥‥‥‥‥‥‥‥‥‥‥‥‥‥‥‥‥‥‥‥‥‥‥‥‥‥‥ 175

F．消化器系‥‥‥‥‥‥‥‥‥‥‥‥‥‥‥‥‥‥‥‥‥‥‥‥‥‥‥‥‥ 176

G．転倒‥‥‥‥‥‥‥‥‥‥‥‥‥‥‥‥‥‥‥‥‥‥‥‥‥‥‥‥‥‥‥ 176

H．肩手症候群‥‥‥‥‥‥‥‥‥‥‥‥‥‥‥‥‥‥‥‥‥‥‥‥‥‥‥‥ 176

11. 脳卒中の回復期リハ ‥‥‥‥‥‥‥‥‥‥‥‥‥‥‥‥‥‥‥‥〈畠中めぐみ〉178

A．回復期リハの流れ‥‥‥‥‥‥‥‥‥‥‥‥‥‥‥‥‥‥‥‥‥‥‥‥‥ 178

1．急性期から回復期へ‥‥‥‥‥‥‥‥‥‥‥‥‥‥‥‥‥‥‥‥‥‥ 179

2．回復期リハ病棟の医師の役割〜回復期リハ病棟初日〜‥‥‥‥‥‥‥‥ 179

【コラム】希望の聴取‥‥‥‥‥‥‥‥‥‥‥‥‥‥‥‥‥‥‥‥‥‥‥ 180

3．回復期リハ病棟の医師の役割〜主な病棟業務〜‥‥‥‥‥‥‥‥‥‥‥ 183

4．回復期リハ病棟入院中の医師の役割〜回復期から生活期へ〜‥‥‥‥‥ 185

5．患者をとりまくチームアプローチ‥‥‥‥‥‥‥‥‥‥‥‥‥‥‥‥‥ 187

B．ケア・リハの連動〜24 時間リハめざし〜‥‥‥‥‥‥‥‥‥‥‥‥‥‥ 190

12. リハ介入 ‥‥‥‥‥‥‥‥‥‥‥‥‥‥‥‥‥‥‥‥‥‥‥‥‥‥‥‥‥‥ 193

12-1. 上肢のリハ‥‥‥‥‥‥‥‥‥‥‥‥‥‥‥‥‥‥〈畠中めぐみ〉193

A．脳卒中による上肢機能障害の特徴‥‥‥‥‥‥‥‥‥‥‥‥‥‥‥‥‥‥ 193

【コラム】上肢の近位優位麻痺‥‥‥‥‥‥‥‥‥‥‥‥‥‥‥‥‥‥‥ 193

【コラム】脳卒中による尺骨神経麻痺症状（偽性尺骨神経麻痺）……………………… 194

　　B．上肢麻痺の機能回復の評価……………………………………………………… 195

　　C．脳卒中の回復特性………………………………………………………………… 195

　　　　【コラム】臨床評価は上肢機能回復を予測できるか？………………………… 196

　　D．上肢リハ介入の概要……………………………………………………………… 197

　　E．機能障害の特徴や予後をふまえたリハ介入…………………………………… 199

　　F．上肢リハ介入効果の促進………………………………………………………… 200

　　G．脳卒中上肢麻痺の装具療法……………………………………………………… 201

12-2．運動麻痺：下肢・歩行のリハ　　　　　　　　　　　　〈矢倉　一　宮井一郎〉204

　　A．脳卒中後の歩行の機能予後……………………………………………………… 204

　　B．歩行のリハ………………………………………………………………………… 204

　　　　1．リハの手技について………………………………………………………… 205

　　　　2．体重免荷下トレッドミル歩行訓練………………………………………… 206

　　　　3．装具…………………………………………………………………………… 207

　　　　4．内反尖足など痙縮へのアプローチ（ボツリヌス療法を含む）………… 207

　　　　5．機能的電気刺激……………………………………………………………… 207

　　　　6．反復経頭蓋磁気刺激………………………………………………………… 207

12-3．運動失調に対するリハ………………………………………………〈宮井一郎〉209

　　A．小脳性運動失調の臨床的評価…………………………………………………… 209

　　B．小脳損傷の機能予後……………………………………………………………… 212

　　C．小脳性運動失調におけるリハの方法論………………………………………… 212

　　　　【MEMO】小脳性運動失調患者の運動時脳活動…………………………… 214

12-4．ADL………………………………………………………〈矢倉　一　畠中めぐみ〉215

　　A．ADLへのリハ介入：総論……………………………………………………… 215

　　B．ADLの評価……………………………………………………………………… 215

　　C．ADLへのリハ介入と退院計画：各論………………………………………… 216

　　D．IADLへの介入………………………………………………………………… 220

12-5．疼　痛………………………………………………………〈矢倉　一　宮井一郎〉221

　　A．肩手症候群………………………………………………………………………… 221

　　B．中枢神経性疼痛…………………………………………………………………… 222

　　C．治　療……………………………………………………………………………… 222

　　　　1．リハ…………………………………………………………………………… 222

　　　　2．薬物療法……………………………………………………………………… 223

　　　　3．非薬物療法…………………………………………………………………… 223

12-6．下肢装具・車いす…………………………………………〈矢倉　一　畠中めぐみ〉224

　　Ⅰ．下肢装具…………………………………………………………………………… 224

　　A．短下肢装具………………………………………………………………………… 225

1．プラスチック短下肢装具：シューホーンブレース……………………… 225
　　　2．足継手つきプラスチック短下肢装具……………………… 227
　　　3．両側金属支柱付き短下肢装具（コンベンショナル AFO）……………… 228
　　B．長下肢装具……………………………………………… 229
　　C．その他……………………………………………………… 230
　　D．脳卒中片麻痺患者の下肢装具療法の実際…………………… 230
　　　【MEMO】治療用装具とは？　更正用装具とは？………………… 232
　　Ⅱ．車いす・シーティング………………………………………… 232
　　A．車いすの分類………………………………………………… 233
　　B．回復期リハ病棟における車いす調整の実際………………… 233

12-7. ボツリヌス療法，ブロック，手術………………………〈柴田　徹〉236
　　A．ボツリヌス療法……………………………………………… 236
　　　1．薬理作用…………………………………………………… 236
　　　2．用量，用法………………………………………………… 236
　　　3．目標の設定………………………………………………… 237
　　　4．変形の責任筋の同定……………………………………… 237
　　　5．医療費について…………………………………………… 238
　　　6．ボツリヌス療法の効果を高めるために………………… 238
　　B．整形外科手術………………………………………………… 238
　　　1．整形外科手術の特徴……………………………………… 239

12-8. 失語症………………………………………………〈服部憲明〉240
　　A．失語症の自然経過…………………………………………… 240
　　B．評価の時期と介入のポイント……………………………… 240
　　　1．急性期……………………………………………………… 241
　　　2．回復期……………………………………………………… 241
　　C．介入効果……………………………………………………… 242
　　D．代表的な失語症に対する介入法…………………………… 242
　　　1．言語機能の改善を目指した訓練………………………… 243
　　　2．実用的なコミュニケーション能力の改善を目指した訓練………… 244
　　E．心理面へのサポート………………………………………… 244
　　F．家人，周囲の人への指導…………………………………… 245
　　G．退院に向けて………………………………………………… 245
　　H．最後に………………………………………………………… 245

12-9. 半側空間無視…………………………………………〈服部憲明〉247
　　A．半側空間無視の自然経過…………………………………… 247
　　B．半側空間無視による ADL の障害………………………… 247
　　C．半側空間無視の分類………………………………………… 248

D．半側空間無視の評価法‥‥‥‥‥‥‥‥‥‥‥‥‥‥‥‥‥‥‥ 248

E．半側空間無視の機序‥‥‥‥‥‥‥‥‥‥‥‥‥‥‥‥‥‥‥‥ 248

F．半側空間無視に対するリハ介入‥‥‥‥‥‥‥‥‥‥‥‥‥‥‥ 249

1．急性期‥‥‥‥‥‥‥‥‥‥‥‥‥‥‥‥‥‥‥‥‥‥‥‥ 249

2．回復期‥‥‥‥‥‥‥‥‥‥‥‥‥‥‥‥‥‥‥‥‥‥‥‥ 250

G．退院後への橋渡し‥‥‥‥‥‥‥‥‥‥‥‥‥‥‥‥‥‥‥‥‥ 252

12-10．失行・失認‥‥‥‥‥‥‥‥‥‥‥‥‥‥‥‥‥‥‥‥〈三原雅史〉254

A．失行とは‥‥‥‥‥‥‥‥‥‥‥‥‥‥‥‥‥‥‥‥‥‥‥‥‥ 254

1．失行の分類と機序‥‥‥‥‥‥‥‥‥‥‥‥‥‥‥‥‥‥ 254

2．失行患者に対するリハ介入：失行症状の改善を図るアプローチ‥‥‥‥‥‥ 255

3．失行患者に対するリハ介入での注意点‥‥‥‥‥‥‥‥‥ 256

B．失認へのリハ介入‥‥‥‥‥‥‥‥‥‥‥‥‥‥‥‥‥‥‥‥‥ 256

1．失認の分類と機序‥‥‥‥‥‥‥‥‥‥‥‥‥‥‥‥‥‥ 256

2．失認に対するリハ介入‥‥‥‥‥‥‥‥‥‥‥‥‥‥‥‥ 256

12-11．記憶障害‥‥‥‥‥‥‥‥‥‥‥‥‥‥‥‥‥‥‥‥‥〈三原雅史〉259

A．記憶障害の分類と評価‥‥‥‥‥‥‥‥‥‥‥‥‥‥‥‥‥‥‥ 259

B．記憶障害のリハ介入‥‥‥‥‥‥‥‥‥‥‥‥‥‥‥‥‥‥‥‥ 260

C．退院後への橋渡し‥‥‥‥‥‥‥‥‥‥‥‥‥‥‥‥‥‥‥‥‥ 261

12-12．摂食嚥下のリハ‥‥‥‥‥‥‥‥‥‥‥‥‥‥‥‥〈畠中めぐみ〉262

A．摂食嚥下障害と誤嚥性肺炎‥‥‥‥‥‥‥‥‥‥‥‥‥‥‥‥‥ 262

B．摂食嚥下障害のリハ介入‥‥‥‥‥‥‥‥‥‥‥‥‥‥‥‥‥‥ 263

1．絶食期間は短い方がよい‥‥‥‥‥‥‥‥‥‥‥‥‥‥‥ 263

【MEMO】bacterial translocation‥‥‥‥‥‥‥‥‥‥‥‥‥‥‥ 263

2．脳卒中発症後の絶食からの食事開始‥‥‥‥‥‥‥‥‥‥ 264

3．経口摂取が当面困難と判断された患者‥‥‥‥‥‥‥‥‥ 264

【Key word】栄養剤の半固形化‥‥‥‥‥‥‥‥‥‥‥‥‥‥‥ 265

4．重症摂食嚥下障害の場合‥‥‥‥‥‥‥‥‥‥‥‥‥‥‥ 265

5．直接訓練の展開‥‥‥‥‥‥‥‥‥‥‥‥‥‥‥‥‥‥‥ 266

C．摂食機能療法のチームアプローチ，医師の役割‥‥‥‥‥‥‥‥ 266

D．防御因子の強化〜誤嚥性肺炎の予防〜‥‥‥‥‥‥‥‥‥‥‥‥ 267

1．薬物‥‥‥‥‥‥‥‥‥‥‥‥‥‥‥‥‥‥‥‥‥‥‥‥ 267

2．口腔ケア‥‥‥‥‥‥‥‥‥‥‥‥‥‥‥‥‥‥‥‥‥‥ 268

3．栄養管理‥‥‥‥‥‥‥‥‥‥‥‥‥‥‥‥‥‥‥‥‥‥ 268

13．リハに関する医療保険制度‥‥‥‥‥‥‥‥‥‥‥‥〈宮井一郎〉270

A．脳卒中の社会的インパクト‥‥‥‥‥‥‥‥‥‥‥‥‥‥‥‥‥ 270

B．脳卒中ユニットにおける介入効果‥‥‥‥‥‥‥‥‥‥‥‥‥‥ 270

C．本邦の脳卒中に対するリハ医療体制⋯⋯⋯⋯⋯⋯⋯⋯⋯⋯⋯⋯⋯⋯ 271
D．回復期リハ病棟に対する質の評価の導入⋯⋯⋯⋯⋯⋯⋯⋯⋯⋯⋯ 272
E．在宅復帰と在宅生活の維持⋯⋯⋯⋯⋯⋯⋯⋯⋯⋯⋯⋯⋯⋯⋯⋯⋯ 274

14. 社会保障制度の活用，社会復帰 ⋯⋯⋯⋯⋯⋯⋯⋯⋯⋯⋯〈藤井由記代〉 277
A．社会資源とは⋯⋯⋯⋯⋯⋯⋯⋯⋯⋯⋯⋯⋯⋯⋯⋯⋯⋯⋯⋯⋯⋯ 277
B．介護保険制度⋯⋯⋯⋯⋯⋯⋯⋯⋯⋯⋯⋯⋯⋯⋯⋯⋯⋯⋯⋯⋯⋯ 278
C．障害者総合支援法⋯⋯⋯⋯⋯⋯⋯⋯⋯⋯⋯⋯⋯⋯⋯⋯⋯⋯⋯⋯ 282
D．その他⋯⋯⋯⋯⋯⋯⋯⋯⋯⋯⋯⋯⋯⋯⋯⋯⋯⋯⋯⋯⋯⋯⋯⋯⋯ 284
1．就業支援・就労支援について⋯⋯⋯⋯⋯⋯⋯⋯⋯⋯⋯⋯⋯⋯ 285
2．成年後見制度⋯⋯⋯⋯⋯⋯⋯⋯⋯⋯⋯⋯⋯⋯⋯⋯⋯⋯⋯⋯ 286
3．経済的な支援に関する制度⋯⋯⋯⋯⋯⋯⋯⋯⋯⋯⋯⋯⋯⋯ 286
4．社会保障制度の活用例：事例紹介⋯⋯⋯⋯⋯⋯⋯⋯⋯⋯⋯ 288

15. ケーススタディ ⋯⋯⋯⋯⋯⋯⋯⋯⋯⋯⋯⋯⋯⋯⋯⋯⋯⋯⋯⋯⋯⋯⋯ 290
15-1. 上肢のリハ：上肢麻痺の特性を評価しリハ介入に活かした1例⋯⋯⋯⋯〈畠中めぐみ〉 290
15-2. 歩行のリハ：結果フィードバックが歩行転帰をよくした1例 ⋯⋯⋯⋯〈河野悌司〉 293
15-3. 嚥下障害：遷延する中枢性呼吸障害を合併した延髄外側症候群（Wallenberg症候群）
⋯⋯⋯⋯⋯⋯⋯⋯⋯⋯⋯⋯⋯⋯⋯⋯⋯⋯⋯⋯⋯⋯⋯⋯⋯〈畠中めぐみ〉 297
15-4. 健忘症候群：外部記憶の使用により自宅退院が可能となった1例 ⋯⋯〈河野悌司〉 300
15-5. Aggressive behavior：患者の攻撃的行動への対処 ⋯⋯⋯⋯⋯⋯⋯⋯〈矢倉 一〉 302
15-6. ボツリヌス療法，手術⋯⋯⋯⋯⋯⋯⋯⋯⋯⋯⋯⋯⋯⋯⋯⋯⋯⋯〈柴田 徹〉 304
A．ボツリヌス療法（ボトックス®）⋯⋯⋯⋯⋯⋯⋯⋯⋯⋯⋯⋯ 304
B．脳卒中患者に対する整形外科手術⋯⋯⋯⋯⋯⋯⋯⋯⋯⋯⋯⋯ 306
15-7. Fecal impaction：見逃されやすい消化器合併症 ⋯⋯⋯⋯⋯〈河野悌司　畠中めぐみ〉 307
15-8. 慢性期脳梗塞例における手指機能改善の神経基盤⋯⋯⋯⋯⋯⋯⋯⋯〈服部憲明〉 309

16. トピックスコラム ⋯⋯⋯⋯⋯⋯⋯⋯⋯⋯⋯⋯⋯⋯⋯⋯⋯⋯⋯⋯⋯⋯⋯ 311
16-1. 機能的MRI⋯⋯⋯⋯⋯⋯⋯⋯⋯⋯⋯⋯⋯⋯⋯⋯⋯⋯⋯⋯⋯〈服部憲明〉 311
A．BOLD法による機能的MRI ⋯⋯⋯⋯⋯⋯⋯⋯⋯⋯⋯⋯⋯⋯ 311
B．fMRIの脳卒中リハへの応用 ⋯⋯⋯⋯⋯⋯⋯⋯⋯⋯⋯⋯⋯⋯ 311
C．安静時fMRI ⋯⋯⋯⋯⋯⋯⋯⋯⋯⋯⋯⋯⋯⋯⋯⋯⋯⋯⋯⋯ 312
D．fMRI撮像上の注意点 ⋯⋯⋯⋯⋯⋯⋯⋯⋯⋯⋯⋯⋯⋯⋯⋯⋯ 314
16-2. Voxel-based morphometry（VBM）⋯⋯⋯⋯⋯⋯⋯⋯⋯⋯〈服部憲明〉 315
16-3. 機能的NIRS ⋯⋯⋯⋯⋯⋯⋯⋯⋯⋯⋯⋯⋯⋯⋯⋯⋯⋯⋯⋯〈三原雅史〉 318
16-4. rTMS と tDCS ⋯⋯⋯⋯⋯⋯⋯⋯⋯⋯⋯⋯⋯⋯⋯⋯⋯⋯⋯〈河野悌司〉 320
A．rTMS⋯⋯⋯⋯⋯⋯⋯⋯⋯⋯⋯⋯⋯⋯⋯⋯⋯⋯⋯⋯⋯⋯⋯ 321

B．tDCS……………………………………………………………………………… 321

16-5. CI 療法と transfer package …………………………………………〈宮井一郎〉323

16-6. ミラーセラピー……………………………………………………〈三原雅史〉325

16-7. リハロボット…………………………………………………………〈宮井一郎〉327

16-8. BMI………………………………………………………………………〈三原雅史〉329

16-9. 薬物による機能回復促進………………………………………………〈宮井一郎〉331

索　引……………………………………………………………………………………… 333

I

新しいロジック篇

1 脳卒中後の機能回復の神経機構

Point

- 脳卒中急性期の機能回復は治療による病変縮小や血流再開によるところが大きい.
- 脳卒中急性期以降の機能回復は麻痺肢の使用によって生じる脳の可塑性（use-dependent plasticity）によるところが大きい.
- 可塑性により一次運動野やその他の運動関連領野に機能的な再構成や構造的な再構成が生じる.

　従来，損傷を受けた神経系は再生しないと考えられてきたが，特に90年代以降，動物実験や臨床研究から，神経系が可塑性を発揮して機能回復が生じることが明らかになった．動物実験では，神経細胞レベルでの機能的・形態的変化から神経新生（neurogenesis）に至るまで，脳のさまざまな可塑性が脳損傷後の機能回復に影響することが示唆されている．臨床的にはポジトロンCT（PET），機能的核磁気共鳴画像（fMRI），機能的近赤外線スペクトロスコピー（fNIRS）などの脳機能画像や経頭蓋磁気刺激（TMS）などの神経生理学的検査（4章参照）から，損傷を免れた残存神経回路が機能的あるいは構造的に再構成することが示された.

A 運動麻痺の出現の機序

　脳卒中により生じる運動障害は大脳皮質の一次運動野から大脳皮質下の放線冠，内包，中脳の大脳脚，橋腹側，延髄で交叉し脊髄の前角細胞にいたるまでの運動下降路の損傷で起こる（図1）．運動麻痺の程度や分布を規定するのは脳損傷の部位や大きさであるが，脳卒中では，病変部位は血管支配の解剖学的特徴に支配され（図2），運動麻痺の分布はある程度定型的なパターンを呈する．大脳半球の病変では病変と反対側の上下肢に麻痺が起こり，片麻痺とよばれる．一次運動野内の運動神経は，内側部は足，そこから外側に行くに従って体幹，腕，手，顔の運動を支配するため，内側領域が損傷を受ける前大脳動脈領域の病変では下肢に強い麻痺が起こる（図3）．中大脳動脈領域の病変では上下肢とも麻痺が生じるが上肢に強い場合が多い（図4）．一次運動野内の小病変では，手に限局したような麻痺が生じることもある（図5）．後大脳動脈領域の病変では，後頭葉の主体の病変になるため視野障害が主体で麻痺が生じないことも多いが，視床付近の病変により一部内包が損傷を受けると片麻痺も起こりうる.

2　Ｉ．新しいロジック篇

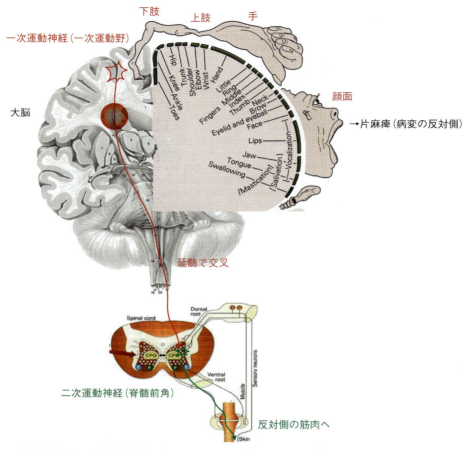

図 1 運動麻痺はなぜ起こるか
例えば手を動かすという命令は最終的に大脳皮質の一次運動野にある一次運動神経細胞から出力される．内側は足，そこから外側にいくに従って体幹，腕，手，顔の運動を支配する運動神経細胞が分布している．それぞれの運動神経の脊髄（二次運動神経とのシナプスが前角にある）への経路（錐体路）はその途中の延髄で交叉するため，左脳の運動神経細胞は右の手足，右脳の運動神経細胞は左の手足の運動を制御する．この大脳皮質一次運動野からの下降経路がどこかでダメージを受けると命令が伝わらなくなり，病変の反対側の手足の運動麻痺が起こる．

B 脳卒中における機能回復曲線

　脳卒中後のドラマチックな機能回復は，発症後の数週間以内に起こり，一次運動野とその下降路における浮腫軽減，圧迫減少，血流再開などによって規定されるため，病変部位や大きさ，急性期治療の成否の影響が大きい．発症後 1 カ月で，患者の 1/4 で神経症状は消失し，1/3 で日常生活は完全自立する[2]．急性期以降の回復は徐々に起こり，3 カ月から 6 カ月にかけて回復曲線はなだらかになり，初期の障害が強いとプラトーになるには時間を要する．

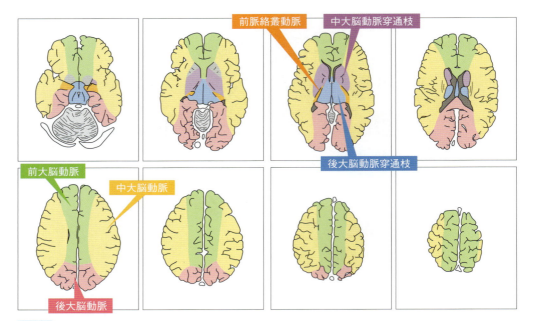

図 2　脳の血管支配
前大脳動脈と中大脳動脈は内頸動脈から，後大脳動脈は椎骨・脳底動脈から血流供給されるが，Willis 輪により両者の交通がある．内頸動脈系の血管障害では，一次運動野，およびその運動下降路である放線冠や内包の損傷により運動麻痺を生じる．椎骨・脳底動脈系では脳幹部や中脳，内包後脚の一部などが損傷を受け，運動麻痺を生じる．
（久留　裕，真柳佳昭，訳．画像診断のための脳解剖と機能系．東京：医学書院；1995 を参考に作成）

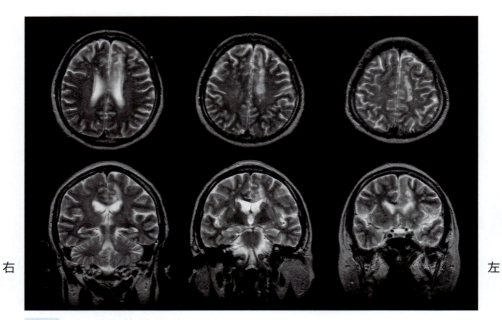

図 3　前大脳動脈領域の梗塞
左大脳半球の内側面中心に病巣が広がり，右下肢に優位な麻痺を生じる．

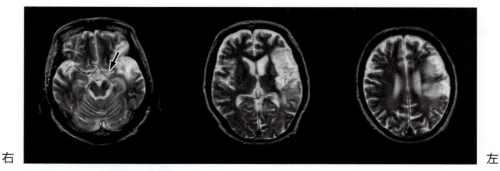

図4 中大脳動脈領域の梗塞
左中大脳動脈が基幹部で閉塞している（矢印）．右上下肢の麻痺を呈する．

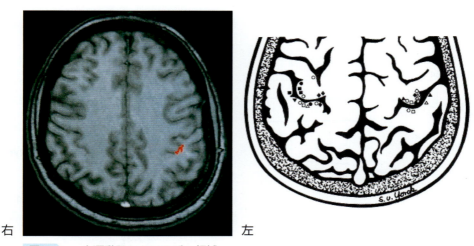

図5 一次運動野における手の領域
中心溝のドアの取っ手（knob）の形をした部分が手の領域に相当する．左図の赤い部分がfMRIでとらえた，手の運動時に活動する部位．この部位に限局した病変ができると，反対側の手の麻痺を生じる．（Yousry TA, et al. Brain. 1997; 120: 141-57）[1]

　麻痺の回復が直線的でないのも特徴である．麻痺の回復は，筋力が直線的に増強していくというものではなく，はじめに共同運動とよばれる，パターン化された筋収縮が起こり，次第に各筋が分離した収縮が可能になる．徒手筋力検査（MMT）ではなく，Brunnstrom Stage や Fugl-Meyer Assessment などが用いられる理由である（3-2章参照）．図6，7にそれぞれ Fugl-Meyer Assessment の上肢・下肢麻痺の回復曲線を示す．麻痺が重度であるほど，発症後3〜6カ月以降も変化がみられることがわかる．また，縦棒で示すSDが大きいことからわかるように，回復の個人差が相当あることも特徴である．一方，日常生活動作の評価である Barthel Index は，さらに発症後時間がたっても改善する余地がある（図8）．麻痺が改善しない場合でも，代償的な手順で動作を学習できるからである．わかりやすい例として，利き手交換による書字や食事動作の再獲得があげられる．

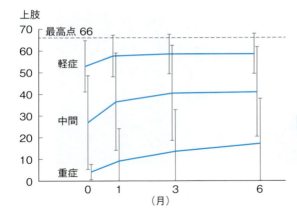

図 6 上肢麻痺の回復曲線（Fugl-Meyer Assessment）
肩/肘/前腕，手関節，手指，協調運動/速度の評価の総点（最大 66 点），脳卒中患者 459 例，縦棒は SD（標準偏差）を示す．（Duncan PW, et al. Neuropharmacolgy. 2000; 39: 835-41)[2]

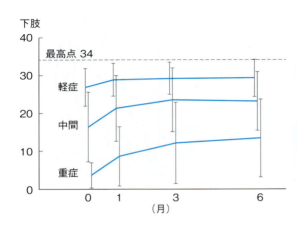

図 7 下肢麻痺の回復曲線（Fugl-Meyer Assessment）
股/膝/足関節，協調運動/速度評価の総点（最大 34 点），脳卒中患者 459 例，縦棒は SD を示す．（Duncan PW, et al. Neuropharmacolgy. 2000; 39: 835-41)[2]

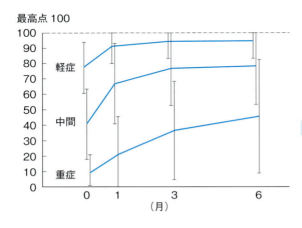

図 8 日常生活動作の回復曲線（Barthel Index）の推移
食事，移乗，整容，トイレ動作，入浴，移動，階段，更衣，排便，排尿の評価（最大 100 点），脳卒中患者 459 例，縦棒は SD を示す．（Duncan PW, et al. Neuropharmacolgy. 2000; 39: 835-41)[2]

C 脳損傷と運動機能回復（動物実験）

1 脳損傷後の機能回復促進の要素

　ラットでの局所的脳虚血後の実験では，活動のためのさまざまな器具やおもちゃが整い，広く，十分に自発的に運動できるような環境（enriched environment：豊かな環境）が，運動機能回復に対して促進的に働く．改善が得られる機能は姿勢や移動に関する能力が中心である．一方，前肢・手の機能に関して外部環境だけでは回復に限界があり，麻痺肢を使用する機会を脳損傷後早期から増加させること（enriched rehabilitation）が必要である[3]．

2 Enriched rehabilitation 後に生じる大脳の可塑的変化

　病変の同側あるいは反対側の一次運動野などの運動関連領野の可塑的変化は，麻痺肢の使用に依存すると考えられる（use-dependent plasticity）．

a．非病変半球の一次運動野の変化

　ラットでは実験的脳虚血後15日目から，えさ入れから麻痺前肢を使ってえさをとる練習を行うと，麻痺側前肢機能の改善に関連して皮質病変の対側大脳半球の運動野の第Ⅴ層錐体細胞の樹状突起の増加が観察された．さらに練習を虚血後5日から開始すると，前肢機能の改善はより良好であった[4]．4週後に非病変半球にリドカインを注入すると前肢の機能が再度悪化したが，虚血巣が大きいラットほどその影響が大きく，非病変半球の役割は病変の大きさと麻痺の程度が規定因子の一つであることが示唆された[5]．

b．病変半球の一次運動野の変化

　リスザルでは，一次運動野の部分的な虚血後，段階的に小さなパレットからえさをとる課題指向型練習によるスキルの向上とともに，損傷と同側の一次運動野内の手指の運動を支配する領域の拡大が生じることが，皮質内微小刺激（intra cortical micro-stimulation：ICMS）によるマッピングから観察された（図9，10）[6,7]．大きなパレットからえさをとるような容易で単純な運動の反復では，運動野のマップの変化は起こらなかった[8]．

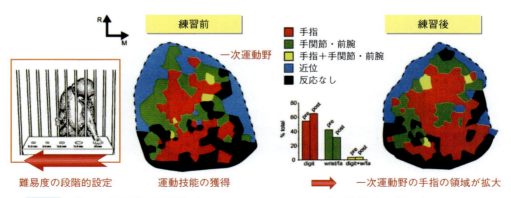

図9　使用に伴う脳の可塑性（use-dependent plasticity）：健常リスザル（Nudo RJ, et al. J Neurosci. 1996; 16: 785-807）[6]

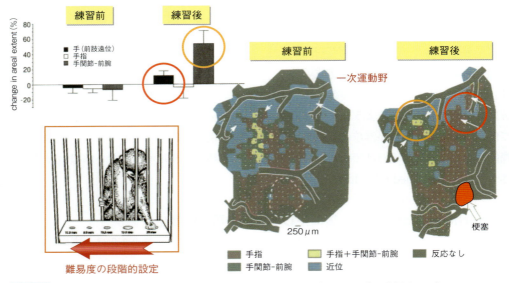

図 10 使用に伴う脳の可塑性（use-dependent plasticity）：リスザル脳梗塞モデル
運動機能の回復とともに，一次運動野の手指（赤丸）や前腕（オレンジ丸）を支配する領域が拡大した．
（Nudo RJ, et al. Science. 1996; 272: 1791-4）[7]

　一方，えさ取り練習を段階的に行った（大きく浅いえさ箱から小さく深いえさ箱へ）ところ，運動機能の回復とともに，一次運動野の手や前腕を支配する領域が拡大した（MEMO 1 参照）[7]．

c．一次運動野以外の運動関連領野の変化

　一次運動野の虚血後，手の領域の損傷の大きさに比例して，病変半球の腹側運動前野にも手の領域の拡大や軸索の sprouting による一次感覚野との連絡など，病巣から離れた領域にも機能的ないし構造的な再構成が生じる．

> ▶ **MEMO 1：発症後早期の麻痺肢の過使用は有害？**
>
> ● 一般的に脳損傷後の機能回復のためにはできるだけ早期から，段階的な難易度設定を行った（shaping）練習量を確保することが重要であると考えられる．一方，比較的大きな中大脳動脈領域の実験的脳虚血の場合，直後からの過剰な運動はむしろ運動機能を悪化させることや梗塞巣が広がることが報告されている．発症後 24 時間以内に麻痺肢を使用する訓練を始めると病巣の増大が認められるが，自発的に動くだけの環境では増大は起こらない．グルタミン酸などの興奮性アミノ酸の神経毒性の関連も示唆されているがその機序はまだよくわかっていない[9]．ヒトの脳卒中において，このような実験に対応するデータはなかったが，発症後 10 日以内に 2 週間の CI 療法（16-5 章参照）を行った患者では，麻痺側上肢の集中使用時間が長すぎると 90 日後の上肢機能改善が低くなるという報告もある（日中の 90％の時間，非麻痺手使用をミットで制限し，3 時間の麻痺側上肢の集中練習 vs 日中 6 時間，非麻痺手使用をミットで制限し，2 時間の麻痺側上肢の集中練習）[10]．

I．新しいロジック篇

D 脳損傷と機能回復（ヒト脳卒中）

1 脳卒中における急性期の機能回復の機序

運動麻痺回復の時間経過は，発症後早期ほど改善速度が速く，その後は遅くなる．急性期における機能回復は，もともと軽症で自然回復したか，急性期治療が奏効したためと考えられる．手の運動麻痺の回復曲線は，発症初期の機能障害に依存する部分が大きく，一次運動野や錐体路の損傷，特に線維が集束する内包後脚病変の有無は手指の巧緻性回復の鍵になる．

発症後早期，特に1週間以内の機能回復の機序としては，病変の縮小に起因する部分が大きい．すなわち，脳梗塞の場合は超急性期にrt-PA遺伝子組換え組織型プラスミノゲンアクチベータ（recombinant tissue-type plasminogen activator）による血栓や塞栓の溶解（6章参照）や血管内治療による血栓除去や，ペナンブラ（MEMO 2参照）の血流改善，脳出血の場合は血腫の吸収の結果，いったん抑制されていた運動野ないしは運動下降路の機能が改善する．

> **MEMO 2: ペナンブラ**
> ● 脳梗塞のような虚血性病変の場合，その中心部分は完全に阻血になり組織が壊死するが，その周囲の組織は乏血状態であり約3時間以内に血流が再開すれば可逆的な状態であり，ペナンブラとよばれている（図11）．

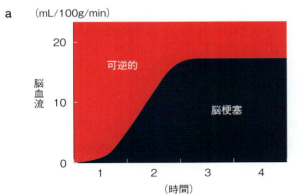

図 11

a: 実験的な中大脳動脈結紮による脳血流低下が3時間続くとその灌流域は脳梗塞に陥る．局所脳血流が23 mL/100 g/min 以下になると可逆的な運動麻痺が起こり，17〜18 mL/100 g/min を2〜3時間または，10〜12 mL/100 g/min 以下になると，非可逆的な組織変化を起こす．サルのデータ（Jones TH, et al. J Neurosurg. 1981; 54: 773-82）[11]

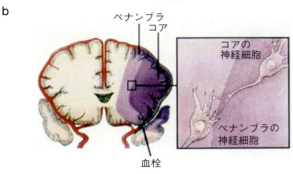

b: 早期に血栓溶解に成功すると虚血の中心部（コア部分）は梗塞に陥るが，ペナンブラとよばれる部分が梗塞に陥るのを免れ，機能が回復する．

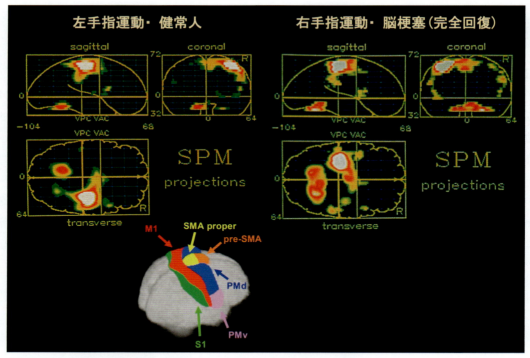

図 12 上肢機能回復と中枢神経系の機能的再構成

M1：一次運動野，SMA proper：補足運動野，pre-SMA：前補足運動野，PM：運動前野
PMd（背側），PMv（腹側）
健常人の左手の母指対立運動時（左図）には，右半球の一次感覚運動野と左小脳を中心に賦活がみられる．運動前野，補足運動野や頭頂葉の活動もみられる．右図は脳卒中から回復した患者が麻痺から回復した右手で同様の運動を行ったときの脳賦活である．左一次感覚運動野に加えて右一次運動野も活動している．また小脳や運動前野の活動も両側にみられ，補足運動野の活動も増加している．（Weiller C, et al. Ann Neurol. 1992; 31: 463-72）[13]

2 急性期以降の機能回復機序

　急性期以降の機能回復は，use-dependent plasticity に基づく神経ネットワークの機能的・構造的な再構築により生じる．臨床的には機能的 MRI（fMRI）や PET，機能的 near infrared spectroscopy（fNIRS）などによる脳機能画像，経頭蓋磁気刺激などによる神経生理学的手法により機能的再構成を検証できる．構造的再構成は MRI による voxel based morphometry（16-2 章参照）で皮質の変化を，diffusion tensor tractography（4-1 章参照）で白質線維構造の変化を捉えることが可能になった．
　機能画像の一般的な解析方法では賦活領域間の関連を知ることはできず，安静時 fMRI を用いて connectivity 解析[12]（16-1 章参照）を行う，あるいは経頭蓋磁気刺激法（TMS）や経頭蓋直流刺激法（tDCS）で神経の活動性を変化させるなどの手法が必要となる．

a．上肢機能回復の神経機構（図 12）

　fMRI や PET による脳機能画像研究によると，健常人では手指の運動時にはその対側の一次運動野と同側の小脳半球の活動が主体である．運動が複雑になると補足運動野などの運動関連領野の活動もみられる[13]．脳卒中患者の麻痺手の運動時に共通した所見は，①麻痺と同側の一次運動野にも

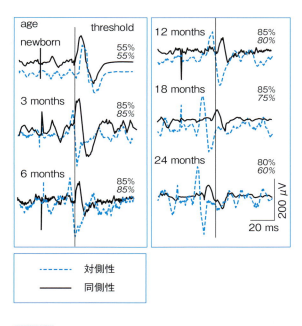
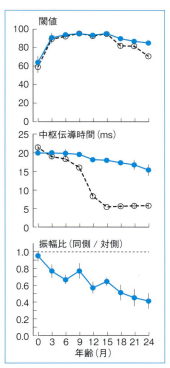

図 13 経頭蓋磁気刺激（TMS）の同側性と対側性の発達による変化
出生時には非交叉性の同側性のTMSによる運動誘発電位が，交叉性の対側性よりも短い潜時かつ同等の振幅，閾値でみられる．3カ月から18カ月にかけて同側性の反応は対側より，遅く，小さく，閾値が高くなる．（Eyre JA, et al. Neurology. 2001; 57: 1543-54）[18]

賦活がみられること，②運動前野や補足運動野などの運動関連領野の賦活がみられること，③皮質病変の場合，病変周囲の賦活がみられることである（MEMO 3 参照）.

経時的研究では機能回復に伴い，病変半球の運動野や運動前野の賦活が優位になり，発症後半年から1年にかけて一次運動野や運動関連領野の賦活はむしろ減少する．非病変半球の賦活は機能回復が不良な症例で遷延してみられ，逆に回復が良好な例では健常人のパターンに近づく[14]．

一方，動物実験で示されたような一次運動野内の運動地図の変化がヒトにも生じることが，麻痺手タッピング時のfMRIでの賦活の変化やTMSにより手内筋の運動誘発電位が惹起できる領域の拡大[15]で示されている．

> ▶ **MEMO 3：一次運動野以外の運動関連領野の活動は，麻痺側上肢の運動に役立っているか？**
>
> ● 脳機能画像でとらえられた運動関連領野の機能的役割があるのか調べるためには，TMSによる脳刺激を当該部位に行って，その部分の機能を一時的に抑制する方法がある．例えば視覚的な合図により手指を動かす課題の反応時間を測定すると，非病変半球[16]や病変半球[17]の運動前野を抑制すると，その反応時間が遅延したが，健常人では遅延がみられなかった．したがってこれらの領域の賦活が脳卒中患者の麻痺側手指の運動遂行に関わっていると考えられる．

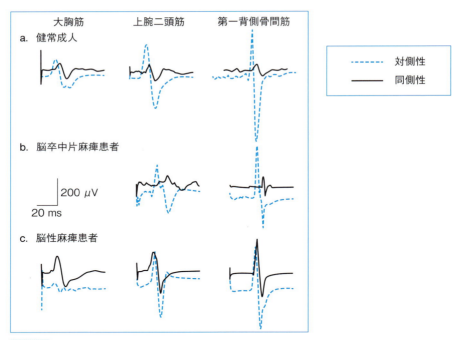

図 14 非病変半球への TMS 刺激による同側性と対側性の運動誘発電位
周産期に損傷を受けると，同側性の反応はそのまま残り，振幅や閾値も対側性のものに近いものとなるが（c），成人の脳卒中の場合は，非病変半球の刺激で同側の反応がみられたとしても対側性のものより小さく遅い（b）．(Eyre JA, et al. Neurology. 2001; 57: 1543-54)[18]

　成人の脳卒中の非病変半球からの非交叉性同側性運動下降路は，網様体脊髄路を介した多シナプス性のものでシナプス伝達の効率も劣る．特に巧緻性が要求される，手指の機能回復には不十分である．一方，小児とくに乳児の場合は，単シナプス性の同側経路および対側経路からの側枝の役割が重要な役割を果たす（MEMO 4 参照）．その結果，麻痺手を動かそうとすると非麻痺手も同時に動く鏡像運動も生じやすい（図 15）[18,19]．

> **MEMO 4: 小児と成人における同側経路の役割の違い**
>
> ● 周産期の一側脳損傷により片麻痺を生じた例では，成人と違い，非病変半球からの同側経路が麻痺の回復に大きな役割を果たす[20]．同側性の非交叉運動下降路は，生下時には発達しているが 2 歳頃までに退化していくのが通常の発達過程であるが，周産期に脳損傷を受けた場合，同側性運動下降路が退化せずに保たれるためである．

b．歩行機能回復の脳内機構（図 16〜20）

　fMRI や PET による足関節や膝関節運動や歩行の想像を課題に用いた脳活動測定では，上肢と同様に運動関連領野の賦活がみられ機能回復に伴う機能的再構成が示唆されるが，歩行そのものを課題にはできない．一方，fNIRS では，トレッドミル歩行中の大脳皮質活動が測定できる．
　健常人では歩行時，一次感覚運動野の内側部（下肢の領域）とその前方の補足運動野を中心とした対称性な皮質活動がみられる[21,22]．脳卒中患者の片麻痺歩行時には，一次感覚運動野の賦活が病

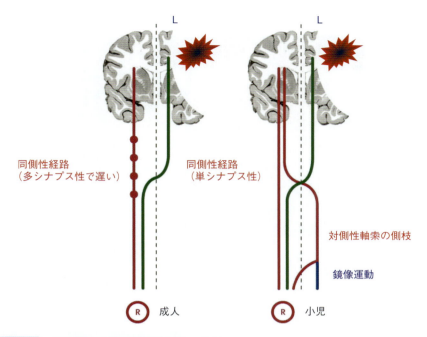

図 15 半球性病変後の同側性経路の役割
成人と小児の相違（本文参照）（Vulliemoz S, et al. Lancet Neurol. 2005; 4: 87-99)[19]

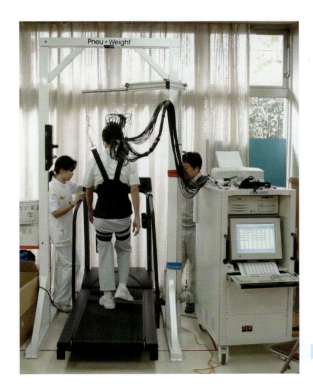

図 16 fNIRS による歩行時の脳活動の測定風景（島津社製 OMM2001）

1．脳卒中後の機能回復の神経機構

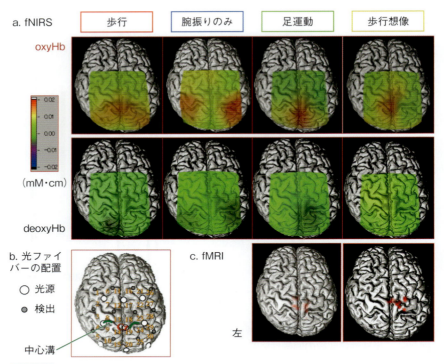

図 17 fNIRS による健常人の歩行時の脳活動同定

a： 歩行時，内側一次運動感覚野と補足運動野中心に対称的に oxyHb 増加を指標とした賦活がみられる．deoxyHb の変化は少ない．歩行せずに腕振りのみ行うと賦活は外側のみにみられる．足関節運動（座位）では内側一次運動感覚野に歩行に比較して限局し，歩行の想像（座位）では歩行より吻側の補足運動野中心に賦活がみられた

b： 照射用光ファイバーと検出用の光ファイバーの配置．頭部の光ファイバー接触位置に脂肪を成分とするマーカを貼りつけて MRI 構造画像を撮像し三次元レンダリングした図である．照射と検出の間隔は 3 cm で，この例では 9 本の照射と 12 本の検出との組み合わせで 30 チャンネルの計測を行っている．中央の照射ファイバーを Cz に配置した．

c： 同一被験者で臥位で足運動と歩行想像を課題とした fMRI では fNIRS と同様の部位の活動がみられた．（Miyai I, et al. NeuroImage. 2001; 14: 1186-92）[21]

oxyHb: 酸素化ヘモグロビン，deoxyHb: 脱酸素化ヘモグロビン

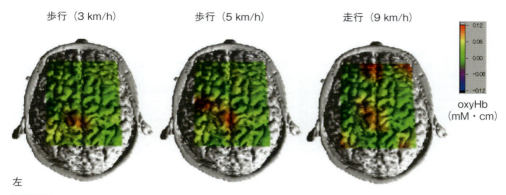

図 18　健常人の歩行・走行速度による脳活動の変化
課題としてトレッドミル歩行 3.0 km/hr，5.0 km/hr および走行 9.0 km/hr を実施した．それぞれ課題前休憩 30 秒，課題 90 秒，課題後休憩 30 秒を 3 回繰り返した．歩行や走行が定常状態になるまでの oxyHb 増加に基づくマッピングである（42 チャンネルの測定）．3 km 歩行では感覚運動野（下肢の領域）が主に活動し，5 km では左側の運動前野の賦活もみられる．9 km 走行ではさらに前頭連合野の賦活もみられる．感覚運動野の活動は必ずしも歩行速度の増加に伴って増加しない．（Suzuki M, et al. Neuroimage. 2004; 23: 1020-6）[22]

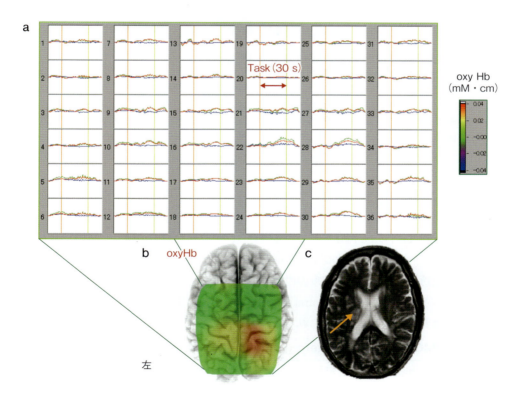

図 19　脳卒中患者の片麻痺歩行時の脳活動（軽症例）
53 歳右利き男性，発症後 53 日の左放線冠の脳梗塞（c，矢印）による右片麻痺例のトレッドミル歩行（0.2 km/hr）時の脳賦活．a は 30 秒の歩行（赤矢印）と休憩（歩行前後に 15 秒ずつ）の Hb 変化を 5 回加算平均したもの．b は 36 チャンネルの oxyHb 変化を線形補間して得られたマッピング．病変半球運動感覚野の賦活が減少している．

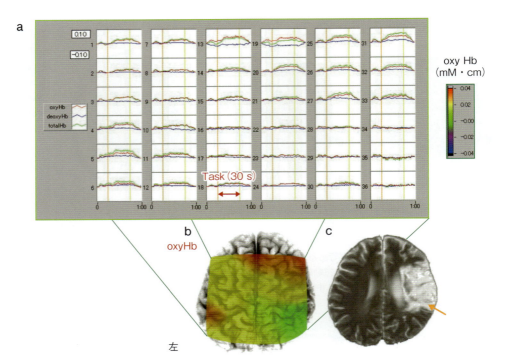

図 20　脳卒中患者の片麻痺歩行時の脳活動（重症例）
58歳右利き男性．右中大脳動脈領域の皮質・皮質下の広範な脳梗塞（c，矢印）による左片麻痺例の発症後102日のトレッドミル歩行（0.2 km/hr）時の脳賦活．aは30秒の歩行（赤矢印）と休憩（歩行前後に15秒ずつ）のHb変化を5回加算平均したもの．bは36チャンネルのoxyHb変化を線形補間して得られたマッピング．病変半球では病変のある運動感覚野の賦活がみられず，運動前野の活動が増加している．

変半球で減少し，運動前野や前頭前野などの賦活がみられた．縦断的研究からは病変部位や大きさや重症度により賦活の変化に差異がみられた．大脳半球病変による片麻痺歩行の改善には，皮質下の梗塞など，ある程度錐体路も保存されている場合は，感覚運動野の活動の対称化，中大脳動脈領域の広範な脳梗塞で一次運動野およびその下降路の損傷が大きい場合は運動前野活動の増加が関連すること，体重免荷やトレッドミル速度の段階的増加により，自動的な歩行が可能になると感覚運動野の活動はむしろ低下し，脊髄のcentral pattern generator（CPG，MEMO 5 参照）を含む皮質下レベルの制御が重要であることが考えられる（図21）[23]．

> **MEMO 5: central pattern generator（CPG）**
> ● 我々が歩行するとき，足を交互に振り出すことを考えない．新生児でも体重を支えると足を踏み出すような動作がみられる．脊髄に歩行パターンを生み出すような神経機構があるためと考えられる．CPGは脊髄の介在細胞から構成されていると考えられ，上位中枢からの入力により歩行リズムを生成する[24]（16-3章参照）．

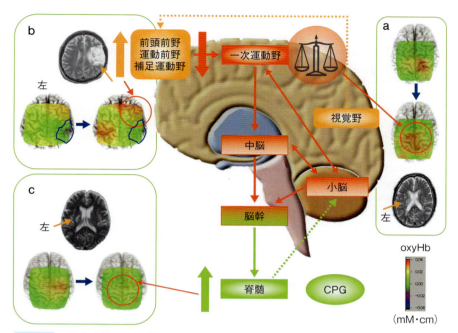

図 21 脳卒中後の歩行機能回復とリハ介入効果に関連する脳内機構

リハ後の歩行機能改善に伴う歩行時の脳活動の変化をfNIRS（oxyHb増加）で評価した．主な変化部位を赤丸で囲んでいる．MRI画像内の矢印は病変部位を示す．

a：皮質下の梗塞などある程度錐体路も保存されている場合は，歩行機能改善に伴い，感覚運動野の活動が対称的になる．

b：中大脳動脈領域の広範な脳梗塞では，歩行機能改善に伴い，運動前野の活動が増加した．

c：体重免荷やトレッドミル速度の段階的増加により，自動的な歩行が可能になると感覚運動野の活動はむしろ低下した．

CPG：central pattern generator

文献

1) Yousry TA, Schmid UD, Alkadhi H, et al. Localization of the motor hand area to a knob on the precentral gyrus. A new landmark. Brain. 1997; 120: 141-57.
2) Duncan PW, Lai SM, Keighley J. Defining post-stroke recovery: implications for design and interpretation of drug trials. Neuropharmacology. 2000; 39: 835-41.
3) Biernaskie J, Corbett D. Enriched rehabilitative training promotes improved forelimb motor function and enhanced dendritic growth after focal ischemic injury. J Neurosci. 2001; 21: 5272-80.
4) Biernaskie J, Chernenko G, Corbett D. Efficacy of rehabilitative experience declines with time after focal ischemic brain injury. J Neurosci. 2004; 24: 1245-54.
5) Biernaskie J, Szymanska A, Windle V, et al. Bi-hemispheric contribution to functional motor recovery of the affected forelimb following focal ischemic brain injury in rats. Eur J Neurosci. 2005; 21: 989-99.
6) Nudo RJ, Milliken GW, Jenkins WM, et al. Use-dependent alterations of movement representations in primary motor cortex of adult squirrel monkeys. J Neurosci. 1996; 16: 785-807.
7) Nudo RJ, Wise BM, SiFuentes F, et al. Neural substrates for the effects of rehabilitative training on motor recovery after ischemic infarct. Science. 1996; 272: 1791-4.
8) Plautz EJ, Milliken GW, Nudo RJ. Effects of repetitive motor training on movement representations in adult squirrel monkeys: Role of use versus learning. Neurobiol Learn Mem. 2000; 74: 27-55.
9) Kozlowski DA, James DC, Schallert T. Use-dependent exaggeration of neuronal injury after unilateral sensorimotor cortex lesions. J Neurosci. 1996; 16: 4776-86.

10) Dromerick AW, Lang CE, Birkenmeier RL, et al. Very early constraint-induced movement during stroke rehabilitation (vectors): A single-center RCT. Neurology. 2009; 73: 195-201.

11) Jones TH, Morawetz RB, Crowell RM, et al. Thresholds of focal cerebral ischemia in awake monkeys. J Neurosurg. 1981; 54: 773-82.

12) Grefkes C, Fink GR. Connectivity-based approaches in stroke and recovery of function. Lancet Neurol. 2014; 13: 206-16.

13) Weiller C, Chollet F, Friston KJ, et al. Functional reorganization of the brain in recovery from striatocapsular infarction in man. Ann Neurol. 1992; 31: 463-72.

14) Ward NS, Brown MM, Thompson AJ, et al. Neural correlates of motor recovery after stroke: A longitudinal fMRI study. Brain. 2003; 126: 2476-96.

15) Liepert J, Bauder H, Wolfgang HR, et al. Treatment-induced cortical reorganization after stroke in humans. Stroke. 2000; 31: 1210-6.

16) Johansen-Berg H, Rushworth MF, Bogdanovic MD, et al. The role of ipsilateral premotor cortex in hand movement after stroke. Proc Natl Acad Sci U S A. 2002; 99: 14518-23.

17) Fridman EA, Hanakawa T, Chung M, et al. Reorganization of the human ipsilesional premotor cortex after stroke. Brain. 2004; 127: 747-58.

18) Eyre JA, Taylor JP, Villagra F, et al. Evidence of activity-dependent withdrawal of corticospinal projections during human development. Neurology. 2001; 57: 1543-54.

19) Vulliemoz S, Raineteau O, Jabaudon D. Reaching beyond the midline: why are human brains cross wired? Lancet Neurol. 2005; 4: 87-99.

20) Cao Y, Vikingstad EM, Huttenlocher PR, et al. Functional magnetic resonance studies of the reorganization of the human hand sensorimotor area after unilateral brain injury in the perinatal period. Proc Natl Acad Sci U S A. 1994; 91: 9612-6.

21) Miyai I, Tanabe HC, Sase I, et al. Cortical mapping of gait in humans: a near-infrared spectroscopic topography study. Neuroimage. 2001; 14: 1186-92.

22) Suzuki M, Miyai I, Ono T, et al. Prefrontal and premotor cortices are involved in adapting walking and running speed on the treadmill: an optical imaging study. Neuroimage. 2004; 23: 1020-6.

23) Miyai I, Yagura H, Hatakenaka M, et al. Longitudinal optical imaging study for locomotor recovery after stroke. Stroke. 2003; 34: 2866-70.

24) Grillner S. The motor infrastructure: From ion channels to neuronal networks. Nat Rev Neurosci. 2003; 4: 573-86.

〈宮井一郎〉

2 機能回復の神経機構に基づいた介入とその検証

Point

● Use-dependent plasticity を促進するためには，麻痺肢を用いた課題指向型練習が必要である．
● 結果として練習量を確保できれば，介入法による違いは現状では明確ではない．
● 同等の練習量で学習効率を向上させるためには，運動学習の原則（結果を知ること，報酬など）に基づいた練習内容の工夫が必要である．
● 同等の練習量で，適応的な use-dependent plasticity そのものを修飾する（neuro-modulation）ための試みとして，脳刺激，薬物併用，brain-machine interface などがあげられる．

　脳卒中患者に対する神経リハ介入を整理して考えると，①機能障害（神経学的異常で運動麻痺や失語症など，impairment）に対する介入，②機能障害に起因する日常生活動作（Activities of Daily Living: ADL）の問題（字が書けない，歩けない，話せないなど，disability）に対する包括的介入，および，③前二者で不十分な部分を補うための環境設定があげられる．たとえば，脳卒中により片麻痺を呈している患者がベッドから車いすへの移乗が自立するためには，それらの観点から介入を考える必要がある（表1）．最も本質的なのは，麻痺（impairment）が改善することである．麻痺の改善が不十分な場合，非麻痺側の筋力増強や代替による代償も必要である．例えば右片麻痺が重度で impairment が改善しなくても，利き手交換をすることで，食事や書字といった ADL は改善する．すなわち impairment の改善と disability の改善は乖離することがある．もし，麻痺側の膝に拘縮がある場合は，運動器としての問題にも対応し，関節可動域の拡大が必要である．同様に麻痺側の足関節の筋力の回復が不十分で体重を支えることができない場合は，装具により補強することが必要であろう．さらに右半球損傷にみられるような左側の半側空間無視がある場合は，左側への注意を促す練習，麻痺は軽度でも高次脳機能障害があって実際の動作を遂行する意欲がない場合は，うまく動作ができればほめるなど患者にとっての報酬を考える必要がある．脳卒中後のうつ状態も見逃してはな

表 1 「ベッドから車いすへの移乗」が自立するには

介入の観点	現状の問題	改善した状態
機能回復	片麻痺がある	麻痺の改善
機能代償	非麻痺側の筋力低下	筋力増強
二次障害改善	膝関節の拘縮	拘縮改善
補装具	麻痺側の足関節内反	短下肢装具
環境改善	ベッド柵がない	手すり・柵設置
家族指導	介助法がわからない	介助法の習得
高次脳機能	左側を無視する	無視の軽減
意欲	やる気がない	報酬がある

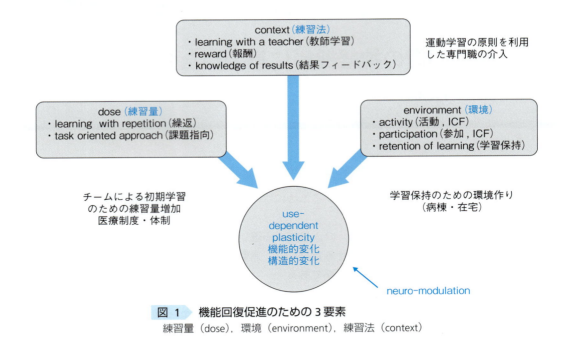

図 1 機能回復促進のための 3 要素
練習量（dose），環境（environment），練習法（context）

らない（10 章参照）．また，ベッド周りに支えとなる手すりなどを設置して安全性を確保することや介護者の指導も回復が不十分な場合は重要である．このように ADL の問題を引き起こしているすべての要因をとらえて，何が必要かを重み付けした練習を繰り返すことにより，運動学習（本章 A-2 参照）がすすみ，移乗動作が自立すると考えられる．

上記の理解を前提として，本書で強調したいことは，リハ介入による機能回復の基盤が use-dependent plasticity であるという理論的背景（1 章 C 参照）に基づいて，神経リハの考え方に変革が生じている点である．健側の強化から麻痺肢の筋力増強訓練，課題指向型練習の反復，さらには運動学習の原則を取り入れたより効率的な方法論，脳の可塑性の修飾，ついには brain-machine interfaces の具現化という時代に入りつつある．すなわち，リハの方法論を神経科学的に裏付けるという時代から，神経科学の知見から神経リハの方法論を創造するという新しい潮流が生じている．

機能回復を促進するリハの方法論の検証に考慮されるべき 3 つの要素として，練習量（dose），練習法（context），環境（environment）があげられる．練習量の確保は，課題指向型練習の繰り返しが基本であり，そのためのいくつかの方法論の有効性が検証されている．また同じ課題を選択しても，練習法（context）としてパフォーマンスの結果を知ること（knowledge of results），結果に対して報酬を得ること（reward）など運動学習と関連した要素を組み入れることによって，より効果が良好になることが示唆されている．そして，リハ時間以外の自主練習や家庭での練習を含めて，麻痺肢を使用していくような環境を設定することが，学習された運動の定着に役立つ．

さらに同量の練習量の結果，可塑性の発現を修飾（neuro-modulation）して，use-dependent plasticity を誘導する試みもなされており，磁気や電気を用いた脳刺激法，モノアミン系の神経伝達を増強する薬剤とリハの併用，brain-machine interface などがあげられる（図 1）（本章 A-4 参照）．

A 練習量，練習法，環境について

1 課題指向型練習の練習量の確保

具体的な課題を設定して，課題を遂行するための補助や自身で行うための解決法を提示しながら，練習量を確保して，脳・脊髄の motor drive の機会を増加させる．

a．上肢機能練習（12-1 章参照）

臨床では作業療法の中で行われることが多く，他動よりも能動的な筋収縮を促すことで，随意性の獲得をめざす．通常は個別リハとして，療法士が具体的な動作や課題を提示しながら練習する．重要なのは麻痺の程度に応じて，可能な課題を設定し，能動的な筋収縮を促すことである．まったく筋収縮が出ない場合でも他動的な動きのタイミングに患者の運動の意図を合わせる．

特異的な方法論としてあげられるのは，麻痺が軽度な場合は constraint-induced movement（CI）療法，中等度以上の場合はロボット補助練習や両側上肢で同時に行う練習，完全麻痺でも可能なのは運動想像による練習などがある．これらは複数の randomized controlled trial（RCT）により，有効性が検証されている．

CI 療法は麻痺側手の使用をスリングやミットで制限（restraint）して麻痺手の段階的使用を促すものである．療法士が，課題の難易度を患者が成功報酬を得られるように設定し（shaping），「学習された不使用」の状態から，麻痺手使用に対する行動強化をはかるものである（16-5 章参照）．また，リハロボットも麻痺が重度でも，上肢の練習量の確保を確実にはかれるツールとして有用である（16-7 章参照）．運動想像による mental practice は，ある技能の習得を意図して運動の想像を繰り返し行う練習で，スポーツ分野では以前より導入されていた．運動の想像時には実際の運動と同様，運動関連領野（特に運動前野）の賦活がみられ，一次運動野の興奮性も増加する．実際に運動するよりも学習の効率は一般的に劣るとされるが，麻痺が重度な場合でも導入可能である．

また，鏡に映した自身の非麻痺側上肢の運動をみることにより，麻痺側上肢の運動が行われているような視覚入力を患者に供給するミラーセラピーも，運動障害や疼痛に対する介入として検証されつつある（16-6 章参照）．

b．歩行練習（12-2 章参照）

「強制使用」という観点から CI 療法に対応する歩行練習として，body weight supported treadmill training（BWSTT）がある．ジャケットを装着して体重免荷装置で体重の一部（10〜50％）を免荷し，トレッドミル上で歩行を行うものである．有効性を規定する因子としては体重免荷の程度，トレッドミル速度，麻痺肢の補助方法などが考えられる．体重免荷により感覚運動野活動はむしろ低下し，より努力の少ない自動的な歩行運動と，歩行制御の皮質から脊髄を含む皮質下への相対的シフトとの関連が示唆される．トレッドミル速度の段階的増加も自動的な歩行運動を促進する．少なくとも介助量の多い患者に歩行練習の設定が可能であることや歩行練習を定量的に管理できることなどの意義はある．しかし，療法士による通常の歩行練習と練習量をマッチさせると転帰の差は明らかではない．

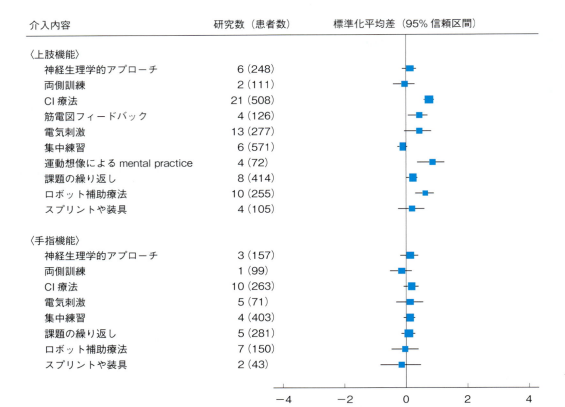

図2 麻痺側上肢・手に対するリハの方法論のメタ解析
(Langhorne P, et al. Lancet Neurol. 2009; 8: 741-54[1] より改変)

c．課題指向型練習の限界と今後の方向性

　介入研究の大部分はサンプル数の少ない小規模なRCTが大部分であった．それらを統合して解析したメタ解析の結果では，CI療法（16-5章参照），ロボット補助上肢訓練，運動想像による練習など，課題指向型練習を重点的に行うことが麻痺側上肢機能を改善させることが示唆された[1]（図2）．歩行に関しても同様のことが示唆されている．しかし，CI療法に関するメタ解析でも麻痺側の手指機能を改善するという明確なエビデンスが得られない（図2）．特に運動関連領野やその運動下降路が大きく損傷を受け，重度の手指麻痺をきたした場合は，生物学的な運命を越えることが難しいという限界が存在する．

　ようやく2000年半ばから比較的大規模なRCTが発表されたが（表2），練習量をマッチさせると方法論による転帰の差は明確ではない．すなわちRCTの蓄積により，むしろ介入の特異的効果が不明確になるという事象が生じている．すなわち，どのような方法論にせよ，結果として練習量が確保できたことが機能改善の本質的な要因であると考えられる．

表2 神経リハビリテーションの方法論に対する大規模RCT

著者	雑誌	介入	時期	患者数	機能	
Wolf[2]	JAMA 2006	CI療法	亜急性期	222	上肢	通常のケアより上肢機能が改善
Lo[3]	NEJM 2010	ロボット	慢性期	127	上肢	同等量の療法士による訓練と差なし
Dobkin[4]	NNR 2010	歩行速度のフィードバック	亜急性期	179	歩行	フィードバックなしに比し歩行速度が30%増加
letswaart[5]	Brain 2011	mental practice	亜急性期	121	上肢	想像を併用しない場合と差なし
Duncan[6]	NEJM 2011	BWSTT	亜急性期 vs 慢性期	408	歩行	療法士による歩行訓練と差なし，亜急性期でも慢性期介入でも差なし

2 練習法（context）〜運動学習との関連

リハ介入による ADL 改善には，麻痺の改善や代償的方法などを含めて，それらの一連の動作を「身体で覚える」ための運動学習が関連している．実際，脳卒中患者において回転盤課題を用いて評価した運動学習能力とリハ後の ADL 改善には相関がみられる[7,8]．

> **MEMO：回転板課題**
> ● 一定速度で回転する円盤上の標的をスタイラスで追従する課題．課題の繰り返しによる追従可能な時間の増加から運動学習能力を評価する（図3，4）[7,8]．

練習により運動技能が向上するという側面から運動学習を考えると，順序学習と適応学習に大別される．練習による ADL 動作の向上が前者の例である．後者には不慣れなコンピューターマウスへの慣れや実験的にはロボットアームの操作やプリズム眼鏡をかけての投球などが含まれる．学習の段階としては，繰り返し毎に改善する早い学習期，毎回の改善はみられないが次第に定着していくゆっくりとした学習期，完全に定着する学習保持期に分類される（図5）．例えば，自転車に乗る

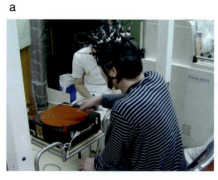
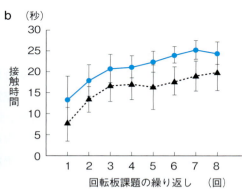

図3 脳卒中患者の運動学習能力
 a： 回転板課題中の functional near-infrared spectroscopy（fNIRS）測定風景
 b： 回転板課題の成績．●が健常人10人の右上肢での成績．▲左片麻痺を呈した右利き脳卒中患者8人の右上肢での成績．30秒の課題を8回繰り返すと，標的を追従できる時間が長くなるが，脳卒中患者では健常人に比べて，改善の程度が小さい．

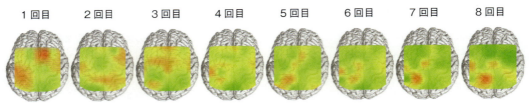

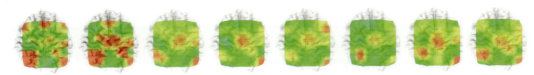

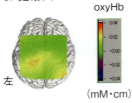 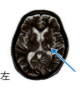

図 4 　回転板課題の運動学習における脳活動の経時的変化（fNIRS による）
a ： 健常人（右上肢で施行）は成績の向上に伴い，酸素化ヘモグロビン（oxyHb）増加を指標とした脳活動中心が，前補足運動野から補足運動野付近へシフトした．左感覚運動野の活動には有意な変化はみられなかった．
b ： 脳卒中患者（右内包梗塞による左片麻痺 73 歳，右利き男性，発症後 68 日）；非麻痺手による施行では，前頭前野，前補足運動野における活動が遷延してみられた．
c ： 健常人の右上肢運動（回転板上で指標を追跡せずに動かした）中の脳活動．左感覚運動野中心に活動がみられる．
d ： 患者の頭部 MRI．右内包に脳梗塞病変を認める（矢印）．
fNIRS については 16-3 章参照

　ことを習得した数年後に，問題なく操作できるのは，運動学習が保持されているためである．
　学習の初期には，共通して線条体，小脳，運動野および前頭前野，頭頂葉，辺縁系が関与する．学習が進むにつれ，運動順序学習では連合野から皮質-線条体系へ，運動適応では皮質-小脳系へシフトする[9]．線条体のドパミンニューロンは報酬予測を表現し，報酬期待誤差による行動強化に貢献する．すなわち，期待通りやそれ以上の報酬が得られるとその行動が強化される．小脳は運動の時系列の生成や多関節運動の協調に重要な役割を果たす（図 5）．小脳の内部モデル理論では，下オリーブ核からの登上線維が小脳皮質に伝える誤差信号が教師となり，運動の内部モデル（運動制御のシミュレーター）が獲得されると考えられる[10]．内部モデルには，運動課題に従って現在の感覚情報，身体の状態から運動指令を生成する逆モデル，運動指令から現在の状態，感覚情報がどのようになるかを予測し，更新する順モデルがある（図 6）[11]．脳卒中患者がリハ後にある一連の動作が改善したことが，麻痺出現前と異なる新しい内部モデルの獲得によるものなのかどうかは今後の検

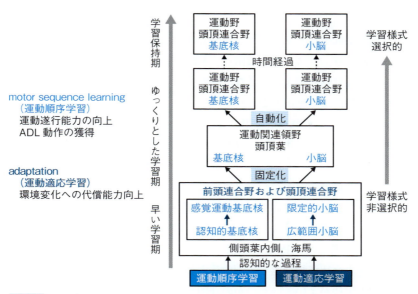

図 5　運動学習のモデル（Doyon & Ungerleider, 2002 の修正モデル）
　運動学習には motor sequence learning（運動順序学習）と adaptation（運動適応学習）があり，前者は運動遂行能力の向上，後者は環境変化に対する代償能力の向上である．学習の段階として早い学習期，ゆっくりとした学習期，学習保持期がある．初期には運動技能は 1 回のセッション内の繰り返しで改善がみられ，最終的には長期間練習をしなくてもその技能が保持されるようになる．それぞれの学習の性質と段階により，関与する神経基盤が異なっていると考えられる．学習の初期には，共通して線条体，小脳，運動野および前頭前野，頭頂葉，辺縁系が関与する．学習が進むにつれ，運動系列学習では連合野から皮質-線条体系へ，運動適応では皮質-小脳系へシフトする．（Doyon J, et al. Curr Opin Neurobiol. 2005; 15: 161-7[9])より改変）

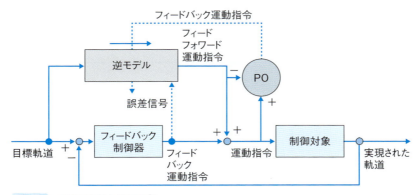

図 6　誤差学習と逆モデル
　運動学習は運動指令がフィードフォワード運動指令と一致して，フィードバック運動指令がなくなるまで進行する．PO：下オリーブ核
（北澤　茂．In: 辻　省次, 他編．小脳と運動失調．小脳は何をしているのか．東京：中山書店; 2013. p. 27)[11]）

証が待たれる.

したがって,練習量が同等なときに効果を増強したい場合,運動学習の原則を理解することが重要である.すなわち両側性,リズム性,段階性,報酬,結果のフィードバックなどを取り入れることにより,より少ない繰り返しでより大きな改善が得られる可能性がある.例えば,以下のような事例は実際のリハ介入場面でも応用できる.

ロボット補助訓練:ロボットアームを用いた上肢の到達運動の練習における患者へのフィードバックとして,単に軌跡のずれに比例して運動を補正するよりも,運動技能向上に応じて補正を少なくし,どのくらいうまくできたかを患者にフィードバック(knowledge of results)する方が,少ない繰り返しでより大きな機能改善が得られた[12].

歩行練習:リハセッション後に毎回,10 m 歩行時間を測定し,その結果を患者にフィードバック(knowledge of results)する群とフィードバックがない群を比較した.3 カ月後,介入群では対照に比し歩行速度が約30％改善した(15-2 章参照).

その他:ある課題をまとめて繰り返し練習するよりも,休憩を入れて分散することや課題に変化をもたせた方が学習の保持がよい.いくつかの課題がある場合,それぞれをまとめて行い次に進むよりも,無作為にバラバラの順番で行うほうが学習効率が高い.

> **▶ MEMO: 上肢機能回復モデル(行動強化)について(図7)**
>
> ● 麻痺手使用の行動強化を行うための,脳モデルが提案されている.図7の a では右麻痺の患者が右上の目標点(target)に到達しようとするときに(2),リハ介入がないと麻痺のない左上肢を使用してしまい,やがて,その動作が定着し,右前の目標点に到達するときも左上肢を選択し,右上肢の不使用がすすむ(3).しかし,療法士が右上肢を使用する動作を指導し(4),患者もそれができるという報酬があると,麻痺肢使用の行動強化が進み,ある閾値以上に練習が進むと,右上肢で右上に到達するという好循環が生まれる.ここまで誘導できれば,療法士の存在がなくても患者自身が右上肢を使用するようになり,さらに機能が回復するというモデルである.麻痺の程度によって,どの程度まで介入が必要かは個人差がある[13](b).すなわち,上肢機能の回復は,誤りに基づく学習と報酬に基づく学習により促進される(c).

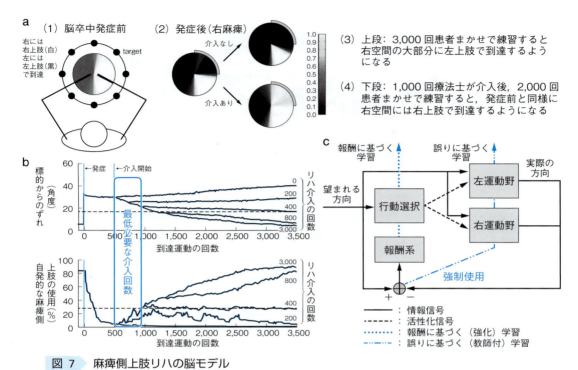

図 7 麻痺側上肢リハの脳モデル
ある閾値以上に学習が進むと麻痺のある右上肢で右上へ到達運動を行う好循環が生じる（MEMO 参照）
（Han CE, et al. PLoS Comput Biol. 2008; 4: e1000133 より改変）

3 練習環境

　リハ介入は療法士により行うという考えに固執すると，病棟や生活における練習の機会を逃すことになる．すなわち，日常生活の中で麻痺手を使用する機会を増やすような環境設定が重要である．具体的には麻痺手使用の記録，麻痺手使用のための工夫の支援，どの動作に麻痺手を使うか明確にすること，スケジュール管理などが含まれる．例えば，麻痺のため細かい動作ができなくても，タオルで顔を拭く動作は麻痺手を使用する，もし難しければ両手を使用して行う．これらは CI 療法の transfer package（リハの日常生活への置き換え指導）として位置づけられ，有効性も報告されている（12-1 章参照）．

4 Neuro-modulation

　上記のような練習量・練習法・環境を整えた上で，練習量が同等なときに，さらに適応的な脳の可塑的変化を誘導できれば（neuro-modulation），機能回復がさらに促進され，生物学的な限界を超えることができる可能性がある．現在試みられているものとして，脳刺激・薬剤とリハ介入の併用，neuro-feedback，brain-machine interface，などがあげられる（図8）．

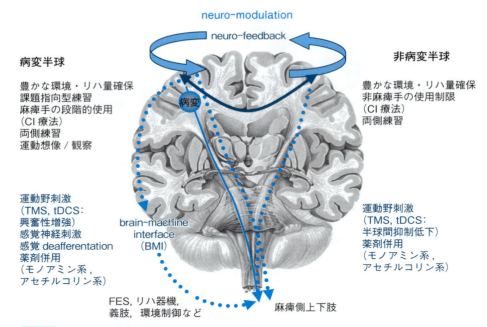

図 8 機能回復の脳内機構から見た神経リハビリテーションのストラテジー
運動野・運動関連領野の機能的再構成を促進するリハの方法論．点線が新たに再構成あるいは代償される神経ネットワーク．詳細は本文参照．CI 療法: constraint-induced movement 療法，TMS: transcranial magnetic stimulation, tDCS: transcranial direct current stimulation, FES: functional electrical stimulation

a．リハと脳刺激との併用

　頭皮上からの非侵襲的な刺激として，経頭蓋直流刺激（tDCS: transcranial direct current stimulation）と連続経頭蓋磁気刺激（rTMS: repetitive transcranial magnetic stimulation）がある．前者では病変半球の anodal 刺激（例えば運動野直上の頭皮に陽極，額に陰極を置き，興奮性を増加）ないしは非病変半球の cathodal 刺激（例えば運動野直上に陰極，額に陽極を置き，興奮性を低下させ，半球間抑制を減少），後者では病変半球の高頻度刺激（運動野の興奮性を増加）ないしは非病変半球の低頻度刺激（運動野の興奮性を低下させる）が試みられ，一部で有効性が示唆されている．病巣により非病変半球から病変半球への脳梁を介した過剰な抑制を是正するという理論的根拠による（16-4章参照）．

b．リハと薬物の併用

　脳の内部環境を薬剤により修飾し，リハ介入によってもたらされる脳の機能的再構成を促進する報告も増加している．そのためには，薬物の脳内濃度上昇に合わせてとリハを行う（symptom-relevant experience）ことが重要であると考えられる．臨床的には，ノルアドレナリン，ドーパミン，セロトニンなどモノアミン系神経伝達を増強させる薬物とリハを併用が検証されており，アンフェタミンや L-ドーパ，セロトニン再取り込み阻害薬などがその例である（16-9章参照）．

c．brain-machine interface（BMI）

　脳から生体信号を侵襲的（電極埋め込み，皮質脳波など）あるいは非侵襲的（脳波，fMRI など）に取り出して情報処理（信号の decode）し，病巣をバイパスして器械や生体に出力し，コンピュータや義手を動かす，あるいは筋に functional electrical stimulation を行うという brain-machine interfaces（BMI）研究が展開されている[14]．ちなみにすでに臨床応用されているのは，人工内耳や深部脳刺激のような入力型の BMI である．脳活動に依存して motor drive を促進する方法として，脳波，fMRI，fNIRS などから得られた脳活動に関連する生体信号を患者にフィードバックし，望ましいと考えられる脳活動を誘導する方法（neuro-feedback）の臨床応用も始まっている．このようなテクノロジーの発展に伴い，病変によって連絡が絶たれたネットワークの再構成がさらに効率的に行われ，リハとの組み合わせで機能回復をさらに促進できることも期待される（16-8 章参照）．

文献

1) Langhorne P, Coupar F, Pollock A. Motor recovery after stroke: a systematic review. Lancet Neurol. 2009; 8: 741-54.

2) Wolf SL, Winstein CJ, Miller JP, et al. Effect of constraint-induced movement therapy on upper extremity function 3 to 9 months after stroke: the EXCITE randomized clinical trial. JAMA. 2006; 296: 2095-104.

3) Lo AC, Guarino PD, Richards LG, et al. Robot-assisted therapy for long-term upper-limb impairment after stroke. N Engl J Med. 2010; 362: 1772-83.

4) Dobkin BH, Plummer-D'Amato P, Elashoff R, et al. International randomized clinical trial, stroke inpatient rehabilitation with reinforcement of walking speed (SIRROWS), improves outcomes. Neurorehabil Neural Repair. 2010; 24: 235-42.

5) Ietswaart M, Johnston M, Dijkerman HC, et al. Mental practice with motor imagery in stroke recovery: randomized controlled trial of efficacy. Brain. 2011; 134 (Pt 5): 1373-86.

6) Duncan PW, Sullivan KJ, Behrman AL, et al. Body-weight-supported treadmill rehabilitation after stroke. N Engl J Med. 2011; 364: 2026-36.

7) Hatakenaka M, Miyai I, Mihara M, et al. Frontal regions involved in learning of motor skill-A functional NIRS study. Neuroimage. 2007; 34: 109-16.

8) Hatakenaka M, Miyai I, Mihara M, et al. Impaired motor learning by a pursuit rotor test reduces functional outcomes during rehabilitation of postsroke ataxia. Neurorehabil Neural Repair. 2012; 26: 293-300.

9) Doyon J, Benali H. Reorganization and plasticity in the adult brain during learning of motor skills. Curr Opin Neurobiol. 2005; 15: 161-7.

10) Wolpert D, Kawato M. Multiple paired forward and inverse models for motor control. Neural Networks. 1998; 11: 1317-29.

11) 北澤　茂. In: 辻　省次, 他編. 小脳と運動失調. 小脳は何をしているのか. 東京: 中山書店; 2013. p.17-32.

12) Hogan N, Krebs HI, Rohrer B, et al. Motion or muscles? Some behavioral factors underlying robotic assistance of motor recovery. J Rehabil Res Dev. 2006; 43: 605-18.

13) Han CE, Kim S, Chen S, et al. Quantifying arm nonuse in individuals poststroke. Neurorehabil Neural Repair. 2013; 27: 439-47.

14) Daly JJ, Wolpaw JR. Brain-computer interface in neurological rehabilitation. Lancet Neurol. 2008; 7: 1032-43.

〈宮井一郎〉

Ⅱ

実践篇

3. 評価

3-1 神経学的所見

Point

- リハを施行するうえでのリスク管理や機能障害への影響が大きい意識障害・嚥下障害の有無，運動機能，深部感覚障害の有無，立位バランス障害の程度や性質などについて，網羅的な評価を行う．
- 運動機能では，痙性の有無や程度，痙性麻痺の回復過程における共同運動の有無や程度などに注意して評価を行う．
- 立位バランス障害の評価では麻痺側の支持性と随意性，体幹のコントロールに着目して評価を行う．
- 高次機能障害（失語・失行・半側空間無視など）や嚥下障害については，まず初診時に簡単なスクリーニングを行い，必要に応じてより詳細な評価を行う．

　脳卒中は大きく分けて出血性の脳卒中である脳出血，くも膜下出血，動静脈奇形からの頭蓋内出血と，虚血性の脳卒中である脳梗塞とに分類され，脳梗塞はさらに機序によって血栓性，塞栓性，血行力学性に分類され，臨床的にはアテローム血栓性，心原性塞栓，ラクナ，その他の脳梗塞に分類される（5章参照）．脳卒中の症状は，罹患部位がどのような機能を担っていたかによって異なることから，出血量や梗塞体積の他に罹患部位が脳卒中の重症度を決定する重要な要素となる．

　脳卒中患者へのリハにあたっては，患者の身体的な評価としての神経所見と，身体的な機能障害に伴って生じうる日常生活上の能力障害，および患者の社会的背景と機能障害・能力障害によって生じる社会参加の制限などを評価する．表1にリハ計画のために必要な情報を列挙する．これらの評価を元に，予後予測や，患者の置かれている社会背景や各患者のニーズなどを踏まえて，具体的なゴール設定を行う（11章参照）．本稿ではこれらのうち，神経学的所見の順序や要点を述べる．

表1 ▶ リハ計画のために必要な情報

脳卒中の病型と部位
神経学的所見
併存疾患の種類と程度
合併症の種類と程度
発症前の機能障害
患者の社会的背景

A　神経学的所見の評価

　脳卒中患者では，病変部位や病変の大きさによって，様々な神経脱落症状が出現する．同一の血管領域でも傷害部位でも，患者によって神経症候のバリエーションは多い．系統的な神経学的評価は，急性期では脳卒中の部位診断に有用である．また，リハ介入では，日常生活や社会参加上の問

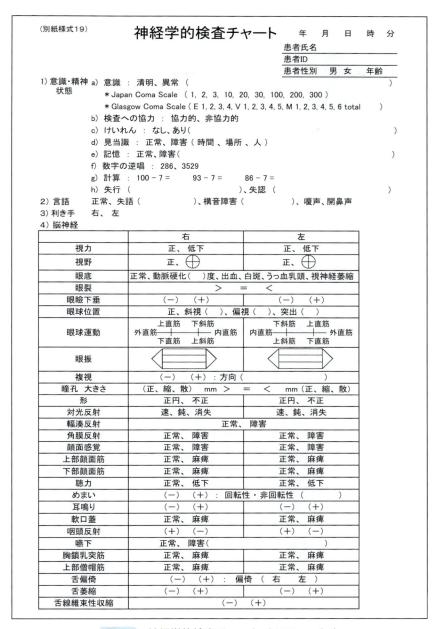

図 1 神経学的検査チャート（次頁につづく）

題解決に，既存障害や予備力の影響も考慮する上で重要である．

　神経学的評価は，まず全般的な精神状態，検査の協力度を確認し，局所所見をとる．全般的な精神状態には，意識状態，高次脳機能などがあり，局所所見は，脳神経系，運動系，感覚系，協調運動系，姿勢や歩行，自律神経系の順で網羅的に評価を行う（図1）．脳卒中の重症度評価においても，これらの項目を総合的に判断する必要があるが，国際的にはNIH Stroke Scaleなどが脳卒中重症度

5) 運動系　a) 筋トーヌス　　　上肢（右・左、正常　痙縮　強剛　低下）その他（　　　　）
　　　　　　　　　　　　　　　　　下肢（右・左、正常　痙縮　強剛　低下）
　　　　　　b) 筋萎縮　　　　　（−）（＋）　　：部位（　　　　　　　　　　　　）
　　　　　　c) 線維束性収縮　　（−）（＋）　　：部位（　　　　　　　　　　　　）
　　　　　　d) 関節　　　　　　変形、拘縮　　　：部位（　　　　　　　　　　　　）
　　　　　　e) 不随意運動　　　　　　　　　　：部位（　　　　　　）、性質（　　　　）
　　　　　　f) 無動・運動緩慢　（−）（＋）
　　　　　　g) 筋力　　　　　　正常、麻痺　　　：部位（　　　　　　）、程度（　　　　）

		右	左		右	左
頸部屈曲	C1〜6	5 4 3 2 1 0	5 4 3 2 1 0	上肢バレー	(−)　(＋)	(−)　(＋)
伸展	C1〜T1	5 4 3 2 1 0	5 4 3 2 1 0	(下肢バレー)	(−)　(＋)	(−)　(＋)
三角筋	C5,6	5 4 3 2 1 0	5 4 3 2 1 0	Mingazzini	(−)　(＋)	(−)　(＋)
上腕二頭筋	C5,6	5 4 3 2 1 0	5 4 3 2 1 0	握力	kg	kg
上腕三頭筋	C6〜8	5 4 3 2 1 0	5 4 3 2 1 0			
手関節背屈	C6〜8	5 4 3 2 1 0	5 4 3 2 1 0			
掌屈	C6〜8,T1	5 4 3 2 1 0	5 4 3 2 1 0			
母指対立筋	C8,T1	5 4 3 2 1 0	5 4 3 2 1 0			
腸腰筋	L1〜4	5 4 3 2 1 0	5 4 3 2 1 0			
大腿四頭筋	L2〜4	5 4 3 2 1 0	5 4 3 2 1 0			
大腿屈筋群	L4,5,S1,2	5 4 3 2 1 0	5 4 3 2 1 0			
前脛骨筋	L4,5	5 4 3 2 1 0	5 4 3 2 1 0			
下腿三頭筋	S1,2	5 4 3 2 1 0	5 4 3 2 1 0			

筋萎縮・感覚

6) 感覚系　a) 触覚　　　　　　正常、障害：部位（　　　　　　　）
　　　　　　b) 痛覚　　　　　　正常、障害：部位（　　　　　　　）
　　　　　　c) 温度覚　　　　　正常、障害：部位（　　　　　　　）
　　　　　　d) 振動覚　　　　　正常、障害：部位（　　　　　　　）
　　　　　　e) 位置覚　　　　　正常、障害：部位（　　　　　　　）
　　　　　　f) 異常感覚・神経痛　（−）（＋）：部位（　　　　　　　）

7) 反射

	右	左		右	左		右	左
ホフマン	(−)　(＋)	(−)　(＋)	バビンスキー	(−)　(＋)	(−)　(＋)		(−)　(＋)	(−)　(＋)
トレムナー	(−)　(＋)	(−)　(＋)	チャドック	(−)　(＋)	(−)　(＋)		(−)　(＋)	(−)　(＋)
(腹壁) 上	(−)　(＋)	(−)　(＋)	(膝クローヌス)	(−)　(＋)	(−)　(＋)		(−)　(＋)	(−)　(＋)
下	(−)　(＋)	(−)　(＋)	足クローヌス	(−)　(＋)	(−)　(＋)		(−)　(＋)	(−)　(＋)

8) 協調運動

	右	左
指−鼻−指	正常　、拙劣	正常　、拙劣
かかと−膝	正常　、拙劣	正常　、拙劣
反復拮抗運動	正常　、拙劣	正常　、拙劣

9) 髄膜刺激徴候　　項部硬直（−）（＋）、ケルニッヒ徴候（−）（＋）
10) 脊柱　　　　　正常、異常（　　　　　　）、ラゼーグ徴候（−）（＋）
11) 姿勢　　　　　正常、異常（　　　　　　　　　　　　　　　　）
12) 自律神経　　　排尿機能　正常、異常（　　　　　　　　　　　）
　　　　　　　　　排便機能　正常、異常（　　　　　　　　　　　）
　　　　　　　　　起立性低血圧　（−）（＋）
13) 起立、歩行　　ロンベルク試験　正常、異常、　マン試験　正常、異常
　　　　　　　　　歩行　正常、異常（　　　　　　　　　　　　　）
　　　　　　　　　つぎ足歩行（可能・不可能）、しゃがみ立ち（可能・不可能）

神経学的所見のまとめ

- -

神経学的検査担当医師　　署名＿＿＿＿＿＿＿＿＿＿＿＿＿＿

図 1　つづき

| 表 2 | NIH Stroke Scale（NIHSS） |

1a． 意識水準
　□0： 完全覚醒　□1： 簡単な刺激で覚醒　□2： 繰り返し刺激，強い刺激で覚醒　□3： 完全に無反応
1b． 意識障害―質問（今月の月名および年齢）
　□0： 両方正解　□1： 片方正解　□2： 両方不正解
1c． 意識障害―従命（開閉眼，「手を握る・開く」）
　□0： 両方正解　□1： 片方正解　□2： 両方不可
2． 最良の注視
　□0： 正常　□1： 部分的注視視野　□2： 完全注視麻痺
3． 視野
　□0： 視野欠損なし　□1： 部分的半盲　□2： 完全半盲　□3： 両側性半盲
4． 顔面麻痺
　□0： 正常　□1： 軽度の麻痺　□2： 部分的麻痺　□3： 完全麻痺
5． 上肢の運動（右）（*仰臥位のときは 45°右上肢）　□9： 切断，関節癒合
　□0： 90°*を 10 秒保持可能（下垂なし）　□1： 90°*を保持できるが，10 秒以内に下垂
　□2： 90°*の挙上または保持ができない．　□3： 重力に抗して動かない　□4： 全く動きがみられない
　　上肢の運動（左）（*仰臥位のときは 45°左上肢）　□9： 切断，関節癒合
　□0： 90°*を 10 秒間保持可能（下垂なし）　□1： 90°*を保持できるが，10 秒以内に下垂
　□2： 90°*の挙上または保持ができない．　□3： 重力に抗して動かない　□4： 全く動きがみられない
6． 下肢の運動（右）　□9： 切断，関節癒合
　□0： 30°を 5 秒間保持できる（下垂なし）　□1： 30°を保持できるが，5 秒以内に下垂
　□2： 重力に抗して動きがみられる　□3： 重力に抗して動かない　□4： 全く動きがみられない
　　下肢の運動（左）　□9： 切断，関節癒合
　□0： 30°を 5 秒間保持できる（下垂なし）　□1： 30°を保持できるが，5 秒以内に下垂
　□2： 重力に抗して動きがみられる　□3： 重力に抗して動かない　□4： 全く動きがみられない
7． 運動失調　□9： 切断，関節癒合
　□0： なし　□1： 1 肢　□2： 2 肢
8． 感覚
　□0： 障害なし　□1： 軽度から中等度　□2： 重度から完全
9． 最良の言語
　□0： 失語なし　□1： 軽度から中等度　□2： 重度の失語　□3： 無言，全失語
10． 構音障害　□9： 挿管または身体的障壁
　□0： 正常　□1： 軽度から中等度　□2： 重度
11． 消去現象と注意障害
　□0： 異常なし
　□1： 視覚，触覚，聴覚，視空間，または自己身体に対する不注意，あるいは 1 つの感覚様式で 2 点同時
　　刺激に対する消去現象
　□2： 重度の半側不注意あるいは 2 つ以上の感覚様式に対する半側不注意

（Lyden PD. Stroke. 2001；32： 1310-17）

評価法として広く用いられている（表2）．

■1　意識状態の評価

　意識障害によって，高次脳機能を含めた様々な機能が影響を受けることから，特に急性期においては，意識状態の改善によって，全般的な精神機能を含めた患者の能力が大きく改善することも多い．意識障害が遷延する患者では，能動的訓練が難しいことから，十分なリハ効果が得られにくい

3．評　価　　35

表 3 GCS（Grasgow Coma Scale）

開眼機能（Eye opening）「E」
　　4点: 自発的に，またはふつうの呼びかけで開眼
　　3点: 強く呼びかけると開眼
　　2点: 痛み刺激で開眼
　　1点: 痛み刺激でも開眼しない

言語機能（Verbal response）「V」
　　5点: 見当識が保たれている
　　4点: 会話は成立するが見当識が混乱
　　3点: 発語はみられるが会話は成立しない
　　2点: 意味のない発声
　　1点: 発語みられず
なお，挿管などで発声ができない場合は「T」と表記する．扱いは1点と同等である．

運動機能（Motor response）「M」
　　6点: 命令に従って四肢を動かす
　　5点: 痛み刺激に対して手で払いのける
　　4点: 指への痛み刺激に対して四肢を引っ込める
　　3点: 痛み刺激に対して緩徐な屈曲運動（除皮質姿勢）
　　2点: 痛み刺激に対して緩徐な伸展運動（除脳姿勢）
　　1点: 運動みられず

（Teasdale G. et al. Lancet. 1974; 2: 81-4）

表 4 JCS（Japan Coma Scale）

Ⅰ．覚醒している（1桁の点数で表現）
　　0　意識清明
　　Ⅰ-1　見当識は保たれているが意識清明ではない
　　Ⅰ-2　見当識障害がある
　　Ⅰ-3　自分の名前・生年月日が言えない

Ⅱ．刺激に応じて一時的に覚醒する（2桁の点数で表現）
　　Ⅱ-10　普通の呼びかけで開眼する
　　Ⅱ-20　大声で呼びかけたり，強く揺するなどで開眼する
　　Ⅱ-30　痛み刺激を加えつつ，呼びかけを続けると辛うじて開眼する

Ⅲ．刺激しても覚醒しない（3桁の点数で表現）
　　Ⅲ-100　痛みに対して払いのけるなどの動作をする
　　Ⅲ-200　痛み刺激で手足を動かしたり，顔をしかめたりする
　　Ⅲ-300　痛み刺激に対し全く反応しない

この他，R（不穏）・I（糞便失禁）・A（自発性喪失）などの付加情報をつけて，JCS Ⅲ-200-
Iなどと表す．
（太田富雄，他．第3回脳卒中の外科研究会講演集 1975. p. 61-9）

ことも多い．また，従命が可能であっても，軽度の意識障害を有する患者においては，高次脳機能障害を正確に判断することが難しい．

意識状態の評価方法としては，周囲の刺激に対しての適切な反応や理解が保たれているかを評価する．意識障害を評価するスケールは，国際的に広く用いられている Grasgow Coma Scale（表3）や，本邦で開発され，より簡便な Japan Coma Scale（表4）などがある．

▌2 高次脳機能（3-3章参照）

高次脳機能障害には，注意障害・遂行機能障害・記憶障害・失語・失行・失認・空間認知/身体意識の障害などに加え，これらの種々の精神機能の総体である知能の障害があるが，前項でも述べたように，高次脳機能の評価にあたって，まず意識障害がないことを確認する．特に意識障害が軽度の場合には，意識障害による全般的な精神機能の障害と，注意障害や遂行機能障害などの鑑別が困難なことも多いため，訓練開始後の経過も含めて，慎重に評価をフォローする．高次脳機能評価には，それぞれの障害に応じた詳細なバッテリーが存在するが，評価に時間がかかるものや習熟を要すものもあることから，実際の臨床場面では，包括的で簡易なスクリーニングを行ったうえで，必要に応じて，バッテリーを用いた詳細な評価を行うことが一般的である．

意識障害がないことを確認したうえで，次に，失語の有無を確認する簡便なスクリーニングを行う（表5）．失語が疑われる場合には，それ以上の高次脳機能評価は指示理解のバイアスが入る．失語がなければ，次の段階として，高次脳機能障害のスクリーニングを行う（表6）．全般的な知能障害のスクリーニングとしては，Mini-mental State Examination や長谷川式簡易痴呆スケールなどが

表5 失語のスクリーニング

1．自由会話
2．復唱（単語・短文）
3．日常物品の呼称
4．文法の理解（テニヲハを用いた指示）
5．書字
6．読解

表6 高次脳機能スクリーニングに用いる検査

- 数唱（順唱・逆唱）
- ルリアの Fist-Edge-Palm test
- 指パターンの模倣（キツネ・OK サインなど）
- 線分二等分試験
- 短期記憶検査（3つの物品名の記憶と5分後の想起）
- 失行のスクリーニング（敬礼・オイデオイデなどの象徴動作，ドアをノックするしぐさ，くしで髪をとかすしぐさ，手紙を封筒に入れる一連の動作　など）
- 左右の弁別
- 計算

あるが，リハ計画では総得点だけでなく，失点項目の分析や傾向が重要である（3-3 章参照）．

3 構音・嚥下機能の評価

　構音障害のスクリーニングとしては，自由会話での開鼻声などの有無のほか，パ・タ・カなどを反復させることで口唇音，舌音，口蓋音などの障害の有無や，小脳系の障害によるリズムの異常などを評価する．嚥下障害に関しては，唾液の貯留による湿性嗄声の有無や，唾液の誤嚥によるムセの有無を観察し，覚醒がよければ舌骨・喉頭隆起部をふれながら連続して唾液を嚥下させる反復唾液嚥下テストや水飲みテストなどでのスクリーニングを進める（4-4 章参照）．

4 脳神経系の評価

　リハにおいては，特に視野障害や複視の存在，顔面筋・咬筋・咽頭筋・舌などの障害による嚥下・構音障害に着目する．眼球運動は片眼ずつ確認し両眼視では複視の範囲やずれ方を聴取する．視野はベッドサイドでは対座法によって大まかな半盲の有無を確認する．次に，左右同時に視覚刺激を与え，どちらかの刺激を認知できない視覚消去現象がないかについても検査する．半盲と視覚消去の鑑別はむずかしい．構音・嚥下機能に関連する下部脳神経の評価では軟口蓋の挙上の左右差や口蓋垂のカーテン徴候が重要である．

5 運動系の評価

　意識障害などで従命が難しい場合は詳細な評価は難しいが，自発的な運動の左右差や，両側の上肢を挙上させたのちに，同時に落下させる arm dropping test などで麻痺側の大まかな推定は可能である．急性期脳卒中における運動評価として，最も簡便な方法は四肢の挙上や離握手などで大まかな麻痺の程度や左右差を判別するもので，NIH Stroke Scale などでも用いられているが，細かい質的な評価は難しい．脳卒中後の麻痺では，回復過程の初期には主動筋と共同筋が同時に収縮する共同運動などがまず認められ，麻痺の改善に伴って，より分離的な運動が可能となるなど，出力の変化に加えて筋緊張の調整などを含めた運動の質の変化が同時に起こることが特徴であり，共同運動・連合運動の出現などを踏まえた評価が望ましい．また筋緊張の評価も同時に行う必要がある．特に運動出力が同程度であっても，筋緊張の程度の違いによって機能障害の程度が異なる場合もある．例えば下肢においてはある程度の筋緊張の増加は支持性の向上に繋がることから有利に働くことも多い．対して，筋緊張が低下している弛緩性麻痺の例では，十分な支持性が得られず，歩行障害の程度が重度である場合がある．筋緊張には，速度依存性に筋緊張の亢進が認められる痙性（spasticity）と，速度非依存性に筋緊張が亢進する固縮（rigidity）があるが，脳卒中後には一般には痙性麻痺になりやすく，痙性の評価尺度である mAS（modified Ashworth Scale）などによる評価を行うことも有用である．これらの運動機能を正確に評価する方法として，Brunnstrom Stage や Fugl-Meyer Assessment，Stroke Impairment Assessment Set（SIAS）などの様々な評価法が考案されている（3-2 章参照）．

　不随意運動としては，視床下核の障害後比較的急性期に対側上下肢へのヘミバリスムとよばれる，投げだすような粗大な不随意運動がみられることがあるほか，基底核の病変を有する患者では，ジ

ストニアやアテトーゼとよばれる比較的ゆっくりとした動きを全身または身体の一部に認めることがある．これらの不随意運動は特に急性期には経時的に変化することも多いが，特に運動時などに出現するものや持続的に出現しているものでは，ADL への影響が大きく，その対策がリハの目的の一つとなる場合がある．

6 協調系の評価

　四肢の運動失調の評価は，指-鼻（-指）試験や膝-踵試験などでの運動分解や企図振戦，測定障害などの有無を評価する．体幹失調は立位や座位などでの姿勢の安定性，動揺性を評価する．深部感覚障害に伴う感覚性失調を有する患者においては，開眼時と比較して閉眼時で著明な失調の増悪を認めたり，閉眼時に立位保持が困難になる（Romberg 徴候）．特に赤核など小脳からの出力路の病変では随意運動時の激しい企図振戦が認められることがあり，ADL 上問題となることも多い．

7 感覚系の評価

　表在感覚である温痛覚・触覚と，深部感覚である関節位置覚・振動覚をそれぞれに評価する．関節位置覚は，閉眼状態で触れている位置の同定と他動的な関節運動の方向の同定が可能かを評価する．リハの観点からは，深部感覚障害による起立歩行障害や感覚性失調などはゴール設定の上で配慮すべき大事な阻害要因であり，詳細に行う．また，頭頂葉に近い病変を有する患者では，立体覚や二点識別覚，皮膚書字覚などの高次知覚の障害の有無を評価する．

8 起立歩行能力の評価

　立位バランス能力の評価では，下肢の支持性と随意性，体幹のコントロールの程度に注目する．痙性片麻痺患者の立位姿勢は典型的には上肢屈曲位，下肢伸展位のいわゆる Wernicke-Mann 肢位となる．痙性は，下肢の支持性という点においては有利に働く一方で，下肢の振り出しが困難となるために，ぶんまわし様の痙性歩行を呈することが多い．発症からの時期や障害の程度によって個人差も大きく，姿勢の安定性や麻痺側下肢の振り出しの様子は経時的に評価していく．一方，弛緩性麻痺は，支持性の低下から立位歩行に重大な影響を及ぼすため，このような患者ではしばしば早期からの装具の作製などを含めた対応を検討する．

　体幹のコントロールは，ベッド上の寝がえり，起き上がり，そして座位の安定性を評価し，後方や側方への重心偏倚時の立ち直りや動揺の有無を評価する．片麻痺患者では座位および立位保持の際に麻痺側への体軸の傾きを認める pusher 現象がみられることがある．小脳や脳幹などの病変では，体幹の失調による動揺のために，歩隔が大きく（wide-based）不安定な失調性歩行を呈する．その他，多発脳梗塞に伴う脳血管性パーキンソニズムでは，バランスの低下による体幹脳安定性のため，歩隔が大きく，小刻みな歩行となる．

　ベッドからの起き上がりや立ち上がりを含め，脳卒中後の患者では様々な姿勢調節の障害をきたすことが多い．急性期患者における評価にあたっては，特に主幹動脈狭窄などを有する患者においては，起立性低血圧に伴う脳血流低下と症状増悪に留意する．

9 自律神経系の評価

　自律神経機能としては姿勢変化に伴う血圧調整機能と，排泄機能が重要である．特に主幹動脈狭窄や閉塞を伴うアテローム血栓性脳梗塞の急性期においては，座位や立位への姿勢変化によって血圧の低下が起こり，脳灌流圧の低下を招く恐れがあるため，注意深く血圧の変動を観察する．基礎疾患として糖尿病や高血圧，動脈硬化などを有する患者でも，起立性低血圧が起こりやすい．また脱水や薬剤の影響にも注意する（8章参照）．

　排尿に関しては，神経因性膀胱の合併による尿失禁の頻度が多いが，急性期には尿閉をきたす症例もしばしば認められ，尿路感染などの合併症予防の観点からも，残尿や排尿回数などを含めた評価が重要である．排便に関しては，長期の臥床や経口水分摂取の低下などによって便秘傾向となる例が多く，適宜，浣腸や緩下剤の投与などによって排便コントロールを心がけることが重要である．また，便秘や神経因性膀胱，前立腺肥大などに関しては，病前の状態の聴取も含めて評価を行い，必要に応じて泌尿器科へのコンサルトも検討する．

 文献

1) 田崎義昭, 斎藤佳雄, 坂井文彦, 他. ベッドサイドの神経の診かた. 東京: 南山堂; 2016.
2) 福武敏夫. 神経症状の診かた・考えかた General Neurology のすすめ. 東京: 医学書院; 2014.
3) 岩田　誠. 神経症候学を学ぶ人のために. 東京: 医学書院; 1994.

〈三原雅史〉

3. 評 価

3-2 リハ評価

Point

● 機能障害・能力低下の客観的評価は，臨床像の推移把握のほか，リハの目標設定，多職種間・多施設間の共通言語，介入効果の判定などに重要である．
● 国際的に汎用され信頼性・妥当性が高い評価尺度を用いて評価することが望ましい．

リハ評価において，患者の機能や能力を階層的に評価することが有用である．International Classification of Impairment, Disability and Handicap（ICIDH, WHO, 1980）によると，障害は Impairment（機能障害），Disability（能力低下），Handicap（社会的不利）に分類される．機能障害は心理的・生理的・解剖学的の構造または機能の喪失または異常（麻痺がある，失語があるなど）であり，能力低下は，機能障害の結果起こった，ある活動を，人間にとって正常と考えられるやり方または範囲において行う能力の制限または欠如（歩行できない，会話ができないなど）をさす．Handicap は機能障害あるいは能力低下の結果，その個人に生じた不利益で，その個人にとって正常の役割を果たすことを制限あるいは妨げるもの（仕事ができないなど）のことである．WHO では，2001 年にICIDH の改訂版として ICF（International Classification of Functioning, Disability and Health）を採択した．これまでの ICIDH が身体機能の障害による生活機能の障害というマイナス面を分類するという考え方が中心であったのに対し，ICF は，生活機能というプラス面からみるように視点を転換し，さらに環境因子等の観点を加えている（11 章図 3，12-1 章図 5）．本章では機能回復を定量的にとらえることに有用である ICIDH を中心に解説する．

A リハ評価の目的

リハを行うにあたり，個々の脳卒中の病態，機能障害，能力低下（活動制限，日常生活動作障害）などの客観的評価は以下にあげるようにさまざまな目的で重要である．評価尺度は国際的に汎用され，信頼性・妥当性が検証されているものを用いることが望ましい[1]．

①個々の臨床像の把握（横断的評価）
②回復の時間的（縦断的）評価
③病院/施設内の多職種間の情報共有（カンファレンスや目標設定などに利用）
④連携パスなどの多施設間・多職種間連携における共通言語
⑤リハや臨床研究の介入効果の尺度
⑥施設間，国際間の比較

▶ **MEMO：脳卒中の包括的な重症度評価**

● modified Rankin Scale（mRS）は，日常生活における身体活動状況を表す国際的な指標である．脳卒中の概括的な予後評価尺度として，簡便であり，特に急性期治療の介入研究に頻用されている（表1）．問診による評価[2]が可能で，病前活動度の目安や急性期以降の長期予後にも利用しやすいが，粗大な尺度のためリハ前後の変化には鋭敏ではない．

表 1 日本版 modified Rankin Scale（mRS）判定基準

	Modified Rankin Scale	参考にすべき点
0	まったく症候がない.	自覚症状および他覚徴候がともにない状態
1	症候はあっても明らかな障害はない：日常の勤めや活動は行える.	自覚症状および他覚徴候はあるが，発症以前から行っていた仕事や活動に制限はない状態
2	軽度の障害：発症以前の活動がすべて行えるわけではないが，自分の身の回りのことは介助なしに行える.	発症以前から行っていた仕事や活動に制限はあるが，日常生活は自立している状態
3	中等度の障害：何らかの介助を必要とするが，歩行は介助なしに行える.	買い物や公共交通機関を利用した外出などには介助（手助け，口頭指示，見守り）を必要とするが，通常歩行（主に平地，補助具の使用は介助に含まない），食事，身だしなみの維持，トイレなどには介助を必要としない状態
4	中等度から重度の障害：歩行や身体的要求には介助が必要である.	通常歩行，食事，身だしなみの維持，トイレなどに介助を必要とするが持続的な介護は必要としない状態
5	重度の障害：寝たきり，失禁，常に介護と見守りを要する.	常に誰かの介助を必要とする状態
6	死亡	

（篠原幸人，峰松一夫，天野隆弘，大橋靖雄．mRS信頼性研究グループ．modified Rankin Scale の信頼性に関する研究―日本語版判定基準書および問診表の紹介．脳卒中．2007；29：6-13）

（Shinohara Y, Minematsu K, Amano T, Ohashi Y. Modified Rankin Scale with expanded guidance scheme and interview questionnaire：Interrater agreement and reproducibility of assessment. Cerevrovasc Dis. 2006；21：271-8）

B 機能障害の評価

a. Brunnstrom Stage[3]（表 2）[1]

Brunnstrom が提唱した片麻痺回復の古典的なパターン概念をもとに，回復過程を共同運動から分離運動，弛緩から痙性へのステップを6段階の順序尺度で示したものである（12-1章参照）．本邦では療法士を中心に，患者の麻痺像の大まかな変化や施設間の情報伝達に利用されている．片麻痺の特性や回復過程には個人差があり画一的な経過ではないことや，粗大な尺度であることなどから，臨床介入の効果判定目的にはあまり適しておらず，個人の臨床像把握のための参考所見としての意義にとどまることが多い．

b. NIHSS（National Institutes of Health Stroke Scale）[4]（3-1章の表2参照）

脳卒中急性期の重症度評価に最も普及しており，意識状態を含む神経所見の包括的スケールであ

表2 Brunnstrom Stage

上肢	stage Ⅰ	随意的な筋収縮なし. 筋緊張は低下.
	stage Ⅱ	随意的な筋収縮, または連合反応が出現. 痙縮が出現.
	stage Ⅲ	共同運動による関節運動が明確にあり.
	stage Ⅳ	共同運動から逸脱し, 以下の運動が可能. 1. 手背を腰部に付ける. 2. 上肢を肘関節伸展位で前方水平位まで挙上する. 3. 肘関節屈曲90°で前腕を回内・回外する.
	stage Ⅴ	共同運動から比較的独立し, 以下の運動が可能. 1. 上肢を肘関節伸展位かつ前腕回内位で側方水平位まで挙上する. 2. 上肢を肘関節伸展位のまま, 前上方へほぼ垂直位まで挙上する. 3. 肘関節伸展位で前腕を回内・回外する.
	stage Ⅵ	各関節運動が自由に分離. ほぼ正常の協調性.
手指	stage Ⅰ	随意的な筋収縮なし. 筋緊張は低下.
	stage Ⅱ	随意的な筋収縮がわずかにあり. 痙縮が出現.
	stage Ⅲ	手指の集団屈曲は可能だが, 随意的には伸展不能. 鉤握りはできるが, 離せない.
	stage Ⅳ	横つまみをした後, 母指で離すことが可能. 狭い範囲での半随意的な手指伸展.
	stage Ⅴ	対向つまみが可能. 集団伸展が随意的に可能.
	stage Ⅵ	筒握りや球握りを含む, すべてのつまみや握りが可能. 各手指の運動が分離.
下肢	stage Ⅰ	随意的な筋収縮なし. 筋緊張は低下.
	stage Ⅱ	随意的な筋収縮, または連合反応が出現. 痙縮が出現.
	stage Ⅲ	座位や立位にて股関節・膝関節・足関節が同時に屈曲.
	stage Ⅳ	共同運動から逸脱し, 以下の運動が可能. 1. 座位にて膝関節を90°以上屈曲し, 足部を床上で後方へ滑らす. 2. 足部を床から持ち上げずに, 足関節を随意的に背屈する.
	stage Ⅴ	共同運動から比較的独立し, 以下の運動が可能. 1. 立位にて股関節伸展位で荷重されていない膝関節だけを屈曲する. 2. 立位にて踵を前方に少し振出し, 膝関節伸展位で足関節だけを背屈する.
	stage Ⅵ	各関節運動が分離し, 以下の運動が可能. 1. 立位にて骨盤挙上による可動域を超えて股関節を外転する. 2. 座位にて内側および外側ハムストリングスの相反的な活動により, 足関節の内反・外反を伴って下腿を内旋・外旋する.

(参考: Brunnstrom S. Motor testing procedures in hemiplegia. Based on sequential recovery stages. Phys Ther. 1966; 46: 357-75)
(Sawner KA, LaVigne JM. Brunnström's Movement Therapy in Hemiplegia: A Neurophysiological Approach. 2nd ed. Philadelphia: Lippincott; 1992. 日本脳卒中学会脳卒中ガイドライン委員会訳)
(日本脳卒中学会 脳卒中ガイドライン委員会, 編. 脳卒中治療ガイドライン 2015. 東京: 協和企画; 2015)[1]

る. ベッド上で迅速に評価することが可能な簡便な項目で構成されている. 脳梗塞超急性期の血栓溶解療法 (rt-PA) の適応判定における重症度評価にも必要であり (6章参照), 評価のしかたに慣れておくとよい. 運動機能は臥位での上下肢の挙上保持能力を簡便に観察するにとどまるため慢性期の運動機能の変化はとらえにくい.

表3 Stroke Impairment Assessment Set（SIAS）

1．上肢近位テスト＝膝・口テスト（Knee-Mouth Test）
座位で麻痺側の手部を対側膝上から挙上し，口まで運ぶ．肩は 90° まで外転．そして膝上に戻す．拘縮の存在する場合は可動域内の運動で判断．
0：まったく動かない
1：肩のわずかな動きがあるが手部が乳頭部に届かない
2：肩肘の共同運動があるが手部が口に届かない
3：課題可能（中等度あるいは著明なぎこちなさあり）
4：課題可能（軽度のぎこちなさあり）
5：非麻痺側と変わらず（正常）

2．上肢遠位テスト＝手指テスト（Finger-Function Test）
母指～小指の順に屈曲，小指～母指の順に伸展．
0：まったく動かない
1：1A＝わずかな動きがある，または集団屈曲可能
　　1B＝集団伸展が可能
　　1C＝ごくわずかな分離運動が可能
2：全指の分離運動可能なるも屈曲伸展が不十分
3～5：Knee-Mouth Test の定義と同一

3．下肢近位テスト＝股屈曲テスト（Hip-Flexion Test）
座位にて膝関節を 90° より最大屈曲．必要なら座位保持を介助．
0：まったく動かない
1：大腿にわずかな動きがあるが足部は床から離れない
2：股関節の屈曲運動あり，足部はかろうじて床より離れるが十分ではない
3～5：Knee-Mouth Test の定義と同一

4．下肢近位テスト＝膝伸展テスト（Knee-Extension Test）
座位にて膝関節を 90° 屈曲位から十分伸展（－10° 程度まで）させる．必要なら座位保持を介助．
0：まったく動かない
1：下腿にわずかな動きがあるが足部は床から離れない
2：膝関節の伸展運動あり，足部は床より離れるが十分ではない
3～5：Knee-Mouth Test の定義と同一

5．下肢遠位テスト＝足パット・テスト（Foot-Pat test）
座位または臥位．踵部を床につけたまま，足部の背屈運動を強調しながら背屈・底屈を繰り返す．
0：まったく動かない
1：わずかな動きがあるが前足部は床から離れない
2：背屈運動あり，足部より離れるが十分ではない
3～5：Knee-Mouth Test の定義と同一

6．上肢腱反射（上腕二頭筋腱反射および上腕三頭筋腱反射）
7．下肢腱反射（膝蓋腱反射およびアキレス腱反射）
深部腱反射は，上肢では上腕二頭筋と上腕三頭筋の腱反射を，下肢では膝蓋腱反射とアキレス腱反射を評価．
0：二つの腱反射が著明に亢進している，あるいは容易に手指の屈筋クローヌスまたは足関節クローヌスが誘発される場合
1：1A＝中等度に亢進
　　1B＝減弱または消失
2：軽度亢進
3：非麻痺側と変わらず（正常）

8．上肢筋緊張
9．下肢筋緊張
上肢では肘関節，下肢では膝関節の他動的屈曲・伸展時の筋緊張を評価．
0：筋緊張が著明に亢進
1：1A＝中等度に亢進
　　1B＝低下
2：軽度亢進
3：正常

10．上肢触覚
11．下肢触覚
上肢では手掌，下肢では足背の触覚を評価．
0：触覚脱失
1：重度あるいは中等度低下
2：軽度低下，あるいは主観的低下，または異常感覚
3：正常

12．上肢位置覚
13．下肢位置覚
上肢では示指あるいは母指で，下肢は母趾で位置覚を評価．
0：全可動域の動きもわからない
1：全可動域の運動で動いていることだけはわかる
2：中等度の動きで方向がわかる
3：わずかな動きでも方向がわかる

14．上肢関節可動域
他動的肩関節外転角度を評価．
0：60° 以下
1：60°～90° 以下
2：90°～150° 以下
3：150° 以上

15．下肢関節可動域
膝関節を完全に伸展した状態で，足関節の背屈を評価．
0：－10° より小
1：－10°～0°
2：0°～10°
3：10° より大

16．疼痛
脳卒中後に出現する肩関節，手指などの関節痛に加え，視床痛などの中枢性疼痛を含む．脳卒中に直接関係性がない疼痛は除外．
0：睡眠を妨げるほどの著しい疼痛
1：中等度の疼痛
2：加療を要しない程度の疼痛
3：疼痛の問題がない

17．腹筋力
車椅子または背もたれ椅子において，45° 後傾した姿勢をとらせ，背もたれから両肩を離して，座位をとるように指示．
0：座位をとれない
1：抵抗がなければ座位をとれる
2：軽く胸骨部分を圧迫されても座位をとれる
3：かなりの抵抗でも座位をとれる

18．垂直性テスト
座位を維持できるかどうかを評価．
0：座位をとれない
1：座位にて側方に傾き，指示しても修正できない
2：座位にて側方に傾くが，指示すれば垂直に座れる
3：正常

19．視空間認知
50 cm の巻尺を被検者の前方約 50 cm に提示し，中央を母指と示指でつまませる．2 回行い，中央よりのずれの大きい値を採用．
0：中央からのずれが 15 cm より大
1：ずれが 15～5 cm
2：ずれが 5～2 cm
3：ずれが 2 cm より小

20．言語機能
失語症に関して理解面と表出面を評価．
0：全失語
1：中等度の失語
　　1A＝重度感覚性失語症（重度混合性失語症も含む）
　　1B＝重度運動性失語症
2：軽度失語症
3：失語なし

21．非麻痺側大腿四頭筋力
非麻痺側大腿四頭筋力は，通常の MMT と同様の方法で測定する．
0：著しく筋力の低下があり，重力に抗しない
1：中等度（MMT 4 程度まで）の筋力低下
2：軽度の筋力低下
3：正常

22．非麻痺側握力
座位にて肘伸展位で測定．原則として，握り幅は 5 cm とする．
0：3 kg より小
1：3～10 kg
2：10～25 kg
3：握力 25 kg 以上

*1-5 のテスト（SIAS-M）は 3 回程度繰り返し行うこと．
（原著：Chino N, Sonoda S, Domen K, Saitoh E, Kimura A. Stroke Impairment Assessment Set（SIAS）: a new evaluation instrument for stroke patients. Jpn J Rehabil Med. 1994；31：119-25）
日本語訳（一部，著者の同意のもと改変：千野直一，他編：脳卒中の機能評価 SIAS と FIM 基礎編，第 1 版第 3 刷，金原出版，2014.3）

表 4 ▶ Fugl-Meyer Assessment（FMA）運動機能

上肢運動（A–D 計 66 点）

A．肩・肘・前腕（計 36 点）

1．上肢反射（各 2 点，計 4 点）　　合計 ☐

①屈筋群：二頭筋・指屈筋群　　☐

②伸筋群：三頭筋　　☐

点数 0：反射消失

2：反射亢進

2.1　屈筋共同運動（各 2 点，計 12 点）　合計 ☐

姿勢：座位．麻痺側の耳まで腕を挙上

①前腕完全回外　　☐

②肘完全屈曲　　☐

③肩少なくとも 90°外転　　☐

④肩外旋　　☐

⑤肩挙上　　☐

⑥肩を引く　　☐

点数 0：全く運動できない

1：部分的にのみ運動できる

2：すべて運動できる

2.2　伸筋共同運動（各 2 点，計 6 点）　合計 ☐

姿勢：座位

開始肢位：屈筋共同運動の最終肢位から非麻痺側の膝に向かって腕を動かす．開始肢位を維持できなければ，他動的に持ってもよい

①肩内転と内旋　　☐

②肘伸展　　☐

③前腕回内　　☐

点数 0：全く運動できない

1：部分的にのみ運動できる

2：すべて運動できる

3．屈筋―伸筋共同運動の混合

（各 2 点，計 6 点）　　合計 ☐

①手を腰椎に持ってくる　　☐

点数 0：全く運動できない

1：手が上前腸骨棘の高さを超える

2：完全に運動できる

②肘完全伸展・前腕中間位で肩 90°屈曲　☐

点数 0：運動開始直後に肩が外転もしくは肘屈曲

1：運動の最後で肩外転もしくは肘屈曲

2：完全に運動できる

③肩 0°，肘 90°屈曲で前腕回内回外　☐

点数 0：肢位がとれない．または回内外が全く不可．

1：回内外が部分的に実行できる

2：完全に実行できる

4．分離運動（各 2 点，計 6 点）　合計 ☐

姿勢：座位

①肘完全伸展・前腕中間位で肩 90°外転　☐

点数 0：開始時に肘が屈曲したり，前腕が回内する

1：部分的に運動が可能．もしくは肘の屈曲や前腕の回内が維持できない

2：完全に実行できる

②肘完全伸展・前腕中間位で肩 90～180°屈曲　☐

点数 0：開始直後の肩が外転もしくは肘屈曲する

1：運動の最後で肩外転もしくは肘屈曲する

2：完全に実行できる

③肘完全伸展・肩関節は 30～90°屈曲位で維持して，前腕回内回外　☐

点数 0：肢位がとれない．または回内外が全く不可

1：回内外が部分的に実行できる

2：完全に実行できる

5．正常な反射活動（2 点）　　合計 ☐

4 の項目が満点の場合のみつける

①二頭筋，指屈筋，三頭筋反射

点数 0：3 つの反射のうち少なくとも 2 つが著しく過活動のとき

1：1 つの反射が著しく過活動，もしくは少なくとも 2 つは活動的

2：1 つの反射が活動的，もしくは著しい過活動が全くない

B．手関節（各 2 点，計 10 点）　　合計 ☐

①肩 0°・肘 90°屈曲・前腕完全回内位での手関節背屈 15°での手首の固定性

（肘関節の肢位は介助可）　　☐

点数 0：手関節背屈 15°ができない

1：背屈はできるが，抵抗を与えられない

2：その位置を維持でき，わずかな抵抗をかけられる

②肩 0°，肘 90°屈曲，前腕完全回内位における手関節掌屈背屈の反復（肘関節の肢位は介助可）　☐

点数 0：随意運動が起こらない

1：全可動域を自動的に動かすことができない

2：完全に実行できる

③肩軽度屈曲もしくは軽度外転位，肘完全伸展位，前腕回内位における手関節背屈 15°での手首の固定性

（肘関節の肢位は介助可）　　☐

点数 0：手関節背屈 15°ができない

1：背屈はできるが，抵抗を与えられない

2：その位置を維持でき，わずかな抵抗をかけることもできる

④肩軽度屈曲もしくは軽度外転位，肘完全伸展位，前腕回内位における手関節掌背屈の反復

3．評 価　45

表 4 つづき

（肘関節の肢位は介助可） ☐
　点数 0：随意運動が起こらない
　　　 1：全可動域を自動的に動かせない
　　　 2：完全に実行できる
⑤手関節のぶんまわし運動 ☐
　点数 0：ぶんまわしができない
　　　 1：拙劣な動きもしくは不完全なぶんまわし
　　　 2：完全に実行できる
Ｃ．手指（各 2 点，計 14 点） 合計☐
⑤全体の屈曲
　点数 0：屈曲が起こらない
　　　 1：幾分屈曲するが，完全には屈曲しない
　　　 2：非麻痺側と比較して完全に屈曲する
②全体の伸展 ☐
　開始肢位：完全屈曲位（他動的でも可）
　点数 0：伸展が起こらない
　　　 1：幾分伸展するが，完全には伸展しない
　　　 2：非麻痺側と比較して完全に伸展する
③Pip-Dip Hook ☐
　抵抗をかけて検査する
　点数 0：Hook の状態ができない
　　　 1：Hook はできるが力が弱い
　　　 2：比較的抵抗をかけても維持できる
④Lateral-Pinch ☐
　紙を使用．母指 CM，IP 関節は 0°．
　点数 0：実行できない
　　　 1：保持できるが軽く引くと保持できない
　　　 2：引いても保持可
⑤指腹つまみ ☐
　ペンを母指と示指の指腹でつまむ
　点数 0：実行できない
　　　 1：保持できるが軽く引くと保持不可
　　　 2：引いても保持可
⑥Cylinder Grasp ☐
　小さな缶を握らせる
　点数 0：実行できない
　　　 1：保持できるが軽く引くと保持不可
　　　 2：引いてもその状態を保持可
⑦Spherical Grasp ☐
　ボールを持たせる．
　点数 0：実行できない
　　　 1：保持できるが軽く引くと保持不可
　　　 2：引いてもその状態を保持可
Ｄ．協調性・スピード（各 2 点，計 6 点） 合計☐
①振戦 ☐
　指-鼻試験を 5 回できる限り速く行い，非麻痺側と比較

点数 0：著明な振戦
　　 1：わずかな振戦
　　 2：振戦は認められない
②測定障害 ☐
　点数 0：著しいもしくは非対称的な測定障害
　　　 1：わずかなもしくは対称的な測定障害
　　　 2：測定障害は認められない
③スピード ☐
　点数 0：反復時間が非麻痺側より 6 秒以上遅い
　　　 1：2〜5 秒遅い
　　　 2：2 秒以内遅い
上肢合計（A-D） ☐ （/66）

下肢運動（E-F 計 34 点）

Ｅ．股膝足（各 2 点，計 28 点）
1．下肢反射（各 2 点，計 4 点） 合計☐
　姿勢：背臥位
①伸筋群：膝蓋腱反射 ☐
②屈筋群：ハムストリングス・
　　　　　アキレス腱反射 ☐
　点数 0：消失
　　　 2：反射亢進
2.1　屈筋共同運動（各 2 点，計 6 点） 合計☐
　姿勢：背臥位．股・膝・足関節を最大に屈曲させる
　膝屈筋群は腱を触診する
①股関節屈曲 ☐
②膝関節屈曲 ☐
③足関節背屈 ☐
　点数 0：まったく運動できない
　　　 1：部分的にのみ運動できる
　　　 2：3 つの関節すべて運動できる
2.2　伸筋共同運動（各 2 点，計 8 点） 合計☐
　開始肢位：屈筋共同運動の最終肢位から抵抗をか
　けながら，股・膝・足関節を伸展させる（重力に
　よる代償を防ぐ）．股伸展と同時に内転が起こる
　ので，組み合わせて評価する
①股関節伸展 ☐
②股関節内転 ☐
③膝関節伸展 ☐
④足関節底屈 ☐
　点数 0：まったく運動できない
　　　 1：非常に弱い力である
　　　 2：非麻痺側に近い力が出せる
3．屈筋-伸筋共同運動の混合
　（各 2 点，計 4 点） 合計☐
　姿勢：座位．
①膝を 90° 近くまで屈曲する ☐

46　Ⅱ．実践篇

表4	つづき

点数 0: まったく運動できない
   1: 幾分伸展した位置から屈曲できるが, 90°まではできない (ハムストリングスを触診)
   2: 90°近くまで屈曲できる

②足関節背屈 □
点数 0: まったく運動できない
   1: 自動的な屈曲が弱い
   2: 正常な背屈ができる.

4. 分離運動 (各2点, 計4点)　　合計 □
　姿勢: 立位

①股関節は0°もしくはやや伸転位で, 膝関節を90°屈曲する □
点数 0: 股関節を屈曲させなければ膝はまったく屈曲できない
   1: 膝は90°まで完全に屈曲不可. もしくは股関節が屈曲する
   2: 完全に実行できる

②足関節を背屈する □
点数 0: 背屈できない
   1: 完全に背屈できない
   2: 完全に実行できる

5. 正常な反射活動　　合計 □
　4の項目が満点の場合のみつける

①膝蓋腱, ハムストリングス, アキレス腱反射
点数 0: 3つの反射のうち少なくとも2つが著しく過活動のとき
   1: 1つの反射が著しく過活動, もしくは少なくとも2つは活動的
   2: 1つの反射が活動的, もしくは著しい過活動が全くない

F. 協調性・スピード (各2点, 計6点)　合計 □
　姿勢: 背臥位. 踵―膝試験をできるだけ速く5回繰り返す (非麻痺側と比較)

①振戦 □
点数 0: 著明な振戦
   1: わずかな振戦
   2: 振戦は認められない

②測定障害 □
点数 0: 著しい, もしくは非対称的な測定障害
   1: わずかな, もしくは対称的な測定障害
   2: 測定障害は認められない

③スピード □
点数 0: 反復時間が, 非麻痺側より6秒以上遅い
   1: 2〜5秒遅い
   2: 2秒以内のとき

下肢合計 (E-F) □ (/34)

(Fugl-Meyer AR, et al. Scand J Rehabil Med. 1975; 7: 13-31[6]より改変)

c. SIAS (Stroke Impairment Assessment Set)[5] (表3)[1]

　本邦で頻用される座位で行える機能障害の総合評価であり, 上下肢運動, 腱反射, 筋緊張, 感覚, 可動域, 疼痛, 腹筋力, 座位バランス, 視空間認知, 言語, 非麻痺側筋力からなり, 簡便に行える. 麻痺側運動スコアは上肢近位 (膝口テスト), 下肢遠位 (手指運動), 下肢近位 (股屈曲, 膝伸展), 下肢遠位 (足背屈) の各項目において共同〜分離運動をスコア化しており Brunnstrom stage と相関性がある.

d. Fugl-Meyer Assessment (FMA) 運動機能 (表4)[6]

　運動機能, バランス, 感覚, 関節可動域, 疼痛からなるが, 特に運動機能は満点が100点 (上肢66点, 下肢34点) で, 上下肢の近位機能と遠位機能がそれぞれ評価でき, 反射や分離運動の出現により点数が上がる. 国際的に頻用されているため, 比較検討しやすいメリットがあり, 回復期リハでの詳細な運動機能評価や縦断的観察に適している. 多少煩雑だが, 一連の流れある動きで評価していくため, 慣れると短時間で実施可能である.

e. Action Research Arm Test (ARAT)[7] (12-1章参照)

　縦断的, 定量的な機能評価に, 物品を使用した機能評価スケールも国際的によく用いられている. ARAT はつかみ, 握り, つまみ, 粗大運動からなり, 各物品を所定の手指の動き (つかみ, にぎり, つまみ) で持ち上げ定位置へリーチし放すまでの一連の動きによって, 手指運動と腕の伸展分離運動が伴う動作の困難さと, 所要時間の両者で評価する. 物品の大きさや重量により難易度にバリ

表 5	Action Research Arm Test（ARAT）	
	タスク数	物品とタスク内容
つかみ	4	ブロック: 棚上への垂直移動（ブロックの大きさにより難易度に差）
	1	クリケットボール: 棚上への垂直移動
	1	砥石: 棚上への垂直移動
にぎり	1	コップ: コップの水を別のコップに注ぐ
	2	チューブ: ターゲット板への水平移動（チューブ径により難易度に差）
	1	ワッシャー: 皿からターゲット板への水平移動
つまみ	3	ボールベアリング: 皿から棚上の皿への垂直移動（つまむ指により難易度に差）
	3	ビー玉: 皿から棚上の皿への垂直移動（つまむ指により難易度に差）
粗大運動	3	手の膝上から頭部の各位置（後頭，頭頂，口）へのリーチ

【評価尺度】
制限時間は 60 秒
3: 5 秒未満で正常な動作で遂行
2: "きわめて困難"（1）異常手指の要素，（2）異常な腕の要素（肘の屈曲困難など），（3）異常な姿勢
（上肢運動の代償など）もしくは "異常に時間を要す（5～60 秒）"
1: 60 秒以内で部分動作のみ（腕と手指両方の要素は認めること）
0: タスクのいずれの要素も 60 秒を超えるか，遂行不可

（Yozbatiran N, et al. Neurorehabil Neural Repair. 2008; 22: 78-90[8]より改変）

エーションを設けている（表 5)[8].

> ▶ MEMO: 脳卒中後麻痺の評価における徒手筋力テスト
>
> ● 脳卒中後麻痺の評価に，急性期では徒手筋力テストが慣習的に使われることが多いが，定められた関節角度における個々の筋力では脳卒中など中枢性麻痺の回復過程の特性を反映していないことに留意する．握力も実用能力の程度を意味するものではない．これらは軽微な麻痺の筋力回復の確認など，有用性は限定的だと理解しておく．

C ADL（Activities of daily living）の評価

ADL の評価はリハチームの取り組むべき課題，ゴール設定，リハプログラムの計画などにおいて欠かせないものであり，評価の際は「している ADL」と「できる ADL」を混同しないように注意する．「している ADL」は回復期リハ病棟の生活時間で日常的に行っているレベルを指し，訓練室やリハ時間における「できる ADL」との乖離を極力減らしていく努力がチームには求められる（12-4章参照）.

a. Functional Independence Measure（FIM）（表 6)[9]

運動項目ではセルフケア，排泄コントロール，移乗，移動の能力計 13 項目，認知項目ではコミュニケーションおよび社会的認知能力計 5 項目の計 18 項目からなり，介護量から 1（全介助）から 7

（完全自立）の7段階で自立度を評価する（満点126点）．信頼性や妥当性が確認されており，後述のBarthel Indexよりも詳細に評価できる．ある程度慣れや時間が必要である．FIMは脳卒中だけでなく廃用症候群などあらゆる疾患に利用でき，リハ入院期間中のFIMの変化量をFIM利得，利

表6 Functional Independence Measure（FIM）

運動項目	**セルフケア**	
	1．食事	食物をすくう，食べて飲みこむ
	2．整容	口腔ケア，整髪，手洗い，洗顔，ひげそりをする
	3．清拭	全身の複数箇所を洗う
	4．更衣（上半身）	衣服を着る，脱ぐ
	5．更衣（下半身）	衣服を着る，脱ぐ，靴を履く，脱ぐ
	6．トイレ動作	トイレのための服の上げ下ろし，拭く
	排泄コントロール	
	7．排尿管理	排尿コントロール，器具や薬剤の使用を含む
	8．排便管理	排便コントロール，器具や薬剤の使用を含む
	移乗	
	9．ベッド，いす，車いす	それぞれの間の移乗，起立動作を含む
	10．トイレ	便器へ（から）の移乗
	11．風呂，シャワー	浴槽，シャワーいすへ（から）の移乗
	移動	
	12．歩行，車いす	屋内平地歩行，または車いすでの平地移動
	13．階段	階段昇降
認知項目	**コミュニケーション**	
	14．理解	聴覚または視覚によるコミュニケーションの理解
	15．表出	言語的または非言語的なコミュニケーションの表出
	社会的認知	
	16．社会的交流	他患，スタッフなどとの交流，社会的状況への順応
	17．問題解決	日常生活上での問題解決の方法を考えつく
	18．記憶	日常生活に必要な情報の記憶（日課，周辺人物など）

【採点基準】

段階	採点基準	BI準拠	介助者	手出し	内容
7	完全自立	自立	不要	不要	
6	修正自立				時間がかかる，補助具が必要，安全性の配慮
5	監視・準備	部分介助	必要		監視，指示，促し
4	最小介助			必要	75%以上自分で行う
3	中等度介助				50%以上75%未満自分で行う
2	最大介助	全介助			25%以上50%未満自分で行う
1	全介助				25%未満しか自分で行わない

（千野直一，編．脳卒中患者の機能評価　SIASとFIMの実際．東京：シュプリンガー・フェアラーク東京；1997[9]より改変）

得を在院日数など介入期間で除したものを FIM 効率として，リハ転帰やリハ成果，医療効率の指標に用いられている．指標に用いる場合に留意しておくべきこととして，サブ項目を国際比較する場合，文化の相違による難易度の差（カトラリーの種類や浴槽使用習慣など）がある．また軽症患者の天井効果のほか，最重症患者の場合，全介助でも介助量（2 人から 1 人）や，介助の質の改善などは反映されにくい床効果がある．

b. Barthel Index（BI）[10]

ADL の 10 項目を，自立から全介助の 2〜4 段階で，経験的な重み付けにより各項目の満点が異なるスコアで採点し 100 点が完全自立となる，FIM よりも簡略なスケールである（表 7）．

表 7 ▶ Barthel Index（BI）

項目	点数	内容
食事	10 5 0	自立 部分介助（おかずの刻みなども含む） 全介助
移乗	15 10 5 0	（車いすとベッド間の移乗）自立．ブレーキやフットサポートの操作を含む （車いすとベッド間の移乗）部分介助または監視 座ることは可能だが全介助 2 人介助または座位保不能
整容	5 0	自立（洗面，整髪，歯磨き，ひげそり） 部分介助または全介助
トイレ	10 5 0	自立：衣服の操作，後始末を含む 部分介助：体を支える，衣服・後始末に介助を要する 全介助または不能
入浴	5 0	自立（浴槽，シャワー移動，洗体） 部分介助または全介助
歩行	15 10 5 0	自立：杖・補装具（車いす，歩行器は除く）は使用可（45 m 以上） 介助もしくは監視歩行，歩行器使用可（45 m 以上） 歩行不能の場合，車いすの操作・走行可能（車いす自立，45 m 以上） いずれも不可
階段昇降	10 5 0	自立：手すり使用可 介助または監視 不能
着替え	10 5 0	自立：靴，装具の着脱を含む 部分介助：半分以上は自分で行える 全介助：上記以外
排便	10 5 0	自立：失禁なし．浣腸や座薬の取り扱いも可能 部分介助：ときに失禁あり（週 1 回程度）．もしくは浣腸や座薬の取り扱いに介助を要する場合 全介助：失禁
排尿	10 5 0	自立：失禁なし．採尿器の取り扱いも可能 部分介助：ときに失禁あり（1 日 1 回以内）．もしくは採尿器の取り扱いに介助を要する場合 全介助：失禁．カテーテル留置など

（Mahoney FI, et al. Maryland State Med J. 1965; 14: 61-5[10]より改変）

c. 手段的 ADL（Instrumental ADL；IADL）の評価

ADL の項目が生活に必要な基本的な行動やコミュニケーションであるのに対し，手段的 ADL（IADL）は社会生活をしていくための家庭内および周辺環境に関連した活動にあたる．IADL は個人の生活スタイルや家庭内の役割，加齢などにより個人差が大きい．よって評価スケールは定量的評価の意義よりもリハにあたり欠かせない個々の生活傾向の把握に利用し，より詳細な情報を収集し実践的な活動・社会参加の課題の抽出や目標設定を行うとよい（12-4 章参照）．発症前と発症後

表 8 ▶ Lawn の手段的 ADL 評価尺度項目

カテゴリー	項目	採点 男性	女性
電話の使用	自発的に電話をかける．知らない電話番号は自分で調べる	1	1
	知っているいくつかの電話番号にのみ電話をかけることができる	1	1
	電話を受けることはできるが，自分からかけることはできない	1	1
	電話を使用することはできない	0	0
買い物	必要な買い物はすべて 1 人でできる	1	1
	安価な買い物は 1 人でできる	0	0
	すべての買い物に付き添いを必要とする	0	0
	買い物は全くできない	0	0
食事の支度	献立・調理・配膳は適切に 1 人でできる		1
	材料があれば適切に調理ができる		0
	調理済み食品を温めて配膳する．配膳するが栄養が適切でない		0
	調理・配膳は人にしてもらう		0
家事	自分で家屋の維持ができる．重労働のときのみ手伝ってもらう		1
	皿洗いやベッドメーキングのような軽作業のみできる		1
	日常の軽作業はできるが，適切な清潔さの維持はできない		1
	すべての家事に援助を必要とする		1
	家事は全くできない		0
洗濯	自分の洗濯は自分でできる		1
	靴下のような小物は洗濯できる		1
	洗濯はすべて人にしてもらう		0
移動手段	公共交通機関を利用して 1 人で外出できる．自分の車を運転する	1	1
	タクシーを利用して外出するが，他の交通機関は利用できない	1	1
	介護者がいるときに公共交通機関を利用して外出する	1	1
	他人の介護があるときのみタクシーまたは自動車を利用して外出する	0	0
	外出はまったくできない	0	0
服薬管理	正しい量の薬を，決められた時間に責任をもって服用できる	1	1
	分包して渡されれば，正しく服用できる	0	0
	自分で責任をもって服薬できない	0	0
財産管理	財産管理は自立している	1	1
	日用品の購入はできるが，銀行へ行く，高額な買い物には援助がいる	1	1
	通貨を使用することは全くできない	0	0

合計点は男性 0〜5，女性 0〜8 点

（Lawton MP, Brody EM. Assessment of older people: Self-Maintaining and instrumental activities of daily living. Geroulologist. 1969; 9: 179-186）

の両方を把握する.

Lawn の IADL 評価尺度は，電話の使用，買い物，食事の支度，家事，洗濯，移動手段，服薬管理，財産管理の 8 項目から成る（表 8）[11]．高齢者の活動性を評価する本邦のスケールには，老研式活動能力指標や，近年開発された独居高齢者を想定した JST 版活動能力指標などがあげられる[11]．

d．ADL における患側使用状況の評価

FIM や BI は，日常生活の各基本動作において，非麻痺側による代償動作も含め目的動作が達成できれば高い自立度と評価される．Motor Activity Log（MAL）は，ADL への患側の使用状況を評価するために考案された[12]．日本語版が作成され，信頼性，妥当性が検証されている（表 9）[13]．主に患側上肢について使用頻度と動作の質を問うており，患者の主観に左右される.

表 9 ▶ Motor Activity Log（MAL）
【評価項目】

動作評価項目
① 本/新聞/雑誌を持って読む
② タオルを使って顔や身体を拭く
③ グラスを持ち上げる
④ 歯ブラシを持って歯を磨く
⑤ ひげそり/化粧をする
⑥ 鍵を使ってドアを開ける
⑦ 手紙を書く/タイプを打つ
⑧ 安定した立位を保持する
⑨ 服の袖に手を通す
⑩ 物を手で動かす
⑪ フォークやスプーンを把持して食事をとる
⑫ 髪をブラシや櫛でとかす
⑬ 取っ手を把持してカップを持つ
⑭ 服の前ボタンをとめる

【評価尺度】

AOU（amount of use：使用頻度）

0．患側は全く使用していない（不使用：発症前の 0%使用）
1．場合により患側を使用するが，きわめてまれである（発症前の 5%使用）
2．時折患側を使用するが，ほとんどの場合は健側のみを使用（発症前の 25%使用）
3．脳卒中発症前の使用頻度の半分程度，患側を使用（発症前の 50%使用）
4．脳卒中発症前とほぼ同様の頻度で，患側を使用（発症前の 75%使用）
5．脳卒中発症前と同様の頻度で，患側を使用（発症前と同様：100%使用）

QOM（quality of movement：動作の質）

0．患側は全く使用していない（不使用）
1．動作の過程で患側を動かすが，動作の助けにはなっていない（きわめて不十分）
2．動作に患側を多少使用しているが，健側による介助が必要，または動作が緩慢か困難（不十分）
3．動作に患側を使用しているが，動きがやや緩慢または力が不十分（やや正常）
4．動作に患側を使用しており，動きもほぼ正常だが，スピードと正確さに劣る（ほぼ正常）
5．脳卒中発症前と同様に，動作に患側を使用（正常）

（高橋香代子，他．作業療法．2009; 28: 628-36）[13]

Ⅱ．実践篇

D 筋緊張の評価

　筋緊張は抗重力的な姿勢の保持のうえで必要であるが，脳卒中による筋緊張の異常は，随意運動の妨げになったり，二次的に疼痛・拘縮を生じたりと，急性期以降のリハ阻害因子になるため評価やマネジメントが重要である．筋緊張の亢進状態として代表的な痙縮の診察は，他動的な関節伸展運動での速度依存の抵抗，腱反射の亢進，病的反射の出現，クローヌスの有無，姿勢保持時や歩行や起居など動作の観察などで行う．評価スケールには Modified Ashworth Scale（MAS）（表 10）[14] があり，他動運動での抵抗感で分類する．筋緊張は体調や緊張など内因でも変化しやすいほか，評価時の姿勢，肢位や関節角度，検者の抵抗のかけ方などでも変動するため，検者間一致が難しく，縦断的評価の場合は評価関節，姿勢（座位・臥位）の明記が必要である．拘縮の評価に関節可動域の計測や関節変形の有無も記載しておく．内反尖足の場合，足関節の背屈制限は股・膝関節の伸展状態で強く出やすく，最大可動域は股・膝関節屈曲位で評価する．また物理的拘縮に至っていない機能的内反尖足は起居動作や歩行により誘発されるため，動的評価が大切である．

表 10 ▶ Modified Ashworth Scale（MAS）

0	筋緊張の亢進はない．
1	軽度の筋緊張亢進がある．引っ掛かりとその消失，または屈曲・伸展の最終域でわずかな抵抗がある．
1+	軽度の筋緊張亢進がある．明らかな引っ掛かりがあり，それに続くわずかな抵抗を可動域の 1/2 以下で認める．
2	よりはっきりとした筋緊張亢進を全可動域で認める．しかし，運動は容易に可能．
3	かなりの筋緊張亢進がある．他動運動は困難．
4	患部は硬直し，屈曲・伸展は困難．

（Bohannon RW, et al. Phys Ther. 1987; 67: 206-7[14]より改変）

E バランス評価

　脳卒中によるバランス障害の総合的な評価には，Berg Balance Scale（BBS）[15] や Functional Reach Test[16]，Timed "Up & Go" test（TUG）[17] などがあげられる．BBS は座位・立位保持や重心移動を伴う基本動作など 14 項目からなり，0〜4 点の 5 段階，56 点満点で評価する（表 11）．高齢者の転倒リスクの評価などにも用いられている．

表 11 ▶ Berg Balance Scale（BBS）の評価項目

1．立ち上がり	8．リーチ動作
2．立位保持（2分間）	9．床のものを拾う
3．座位保持	10．左右の振り返り
4．腰掛け	11．方向転換
5．トランスファー	12．踏み台昇降
6．立位保持（閉眼）	13．タンデム立位
7．立位保持（両足そろえ）	14．片足立ち

（Berg K, et al. Physiother Can. 1989; 41: 304-11[15]より改変）

1) 日本脳卒中学会 脳卒中ガイドライン委員会，編．脳卒中治療ガイドライン 2015．東京：協和企画；2015．
2) 篠原幸人，峰松一夫，天野隆弘，他．mRS 信頼性研究グループ．modified Rankin Scale の信頼性に関する研究—日本語版判定基準書および問診票の紹介—．脳卒中．2007；29：6-13．
3) Brunnstrom S. Movement therapy in hemiplegia. New York: Harper & Row; 1970.
4) Lyden P, Brott T, Tilley B, et al. Improved reliability of the NIH Stroke Scale using video training. NINDS TPA Stroke Study Group. Stroke. 1994; 25: 2220-6.
5) Chino N, Sonoda S, Domew K, et al. Stroke Impairment Assessment Set (SIAS): a new evaluation instrument for stroke patients. Jpn J Rehabil Med. 1994; 31: 119-25.
6) Fugl-Meyer AR, Jääskö L, Leyman I, et al. The post-stroke hemiplegic patient I. A method for evaluation of physical performance. Scand J Rehab Med. 1975; 7: 13-31.
7) Lyle RC. A performance test for assessment of upper limb function in physical rehabilitation treatment and research. Int J Rehabil Res. 1981; 4: 483-92.
8) Yozbatiran N, Der-Yeghialian L, Cramer SC. A standardized approach to performing the action research arm test. Neurorehabil Neural Repair. 2008; 22: 78-90.
9) 千野直一，編．脳卒中患者の機能評価 SIAS と FIM の実際．東京：シュプリンガー・フェアラーク東京；1997．
10) Mahoney FI, Barthel DW. Functional evaluation; the Barthel Index. Maryland State Med J. 1965; 14: 61-5.
11) 江藤文夫，里宇明元，監修．最新リハビリテーション医学第3版．東京：医歯薬出版；2016．
12) Taub E, Miller NE, Novack TA, et al. Technique to improve chronic motor deficit after stroke. Arch Phys Med Rehabil. 1993; 74: 347-54.
13) 高橋香代子，道免和久，佐野恭子，他．新しい上肢運動機能評価法・日本語版 Motor Activity Log の信頼性と妥当性の検討．作業療法．2009；28：628-36．
14) Bohannon RW, Smith MB. Interrater modified Ashworth scale of muscle spasticity. Phys Ther. 1987; 67: 206-7.
15) Berg K, Wood-Dauphinee S, Williams JI, et al. Measuring balance in the elderly: preliminary development of an instrument. Physiother Can. 1989; 41: 304-11.
16) Duncan PW, Weiner DK, Chandler J, et al. Functional reach: a new clinical measure of balance. J Gerontol Med Sci. 1990; 45: 192-7.
17) Podsiadlo D, Richardson S. The timed "Up & Go": a test of basic functional mobility for frail elderly persons. J Am Geriatr Soc. 1991; 39: 142-8.

〈矢倉 一　畠中めぐみ〉

3. 評 価

3-3 高次脳機能障害の評価

Point
- 高次脳機能障害とは病気や外傷などによる脳損傷が原因で，注意，記憶，言語，行為，視覚認知，遂行機能などの認知機能が障害された状態である．
- スクリーニングを行い，高次脳機能障害を検出した後，専門的な心理検査を用いてその障害を詳細に調べる．
- 評価者は適切な心理検査を選択実施し，結果を解釈した後，わかりやすい報告書を作成する．

A 高次脳機能障害とは

　高次脳機能障害とは，病気や外傷などによる脳損傷が原因で，注意，記憶，言語，行為，視覚認知，遂行機能などの認知機能が障害された状態である．脳の損傷部位により，障害される高次脳機能は異なり，さまざまな症状が出現する．高次脳機能障害は，外からみえない障害である．外見上は何も変わらないが，自分の力で行動しようとすると，多くの困難にぶつかる．

　高次脳機能障害の評価では，心理検査および行動観察を通して障害を把握し，外から見えない障害を目に見えるかたち（報告書）で本人，家族，医療スタッフに呈示することが求められる．

　高次脳機能障害では表1に示すような症状を認める．

表1 高次脳機能障害の症状

項目	主な症状
見当識障害	時，場所，人物が同定できない．
注意障害	ぼんやりしている．注意散漫．
記憶障害	すぐに忘れる．覚えられない．作り話をする．
失語	言いたいことが言えない．言葉が理解できない．
失行	手先が不器用になる．道具がうまく使えない．
視覚性失認	物や写真や文字や色などを視覚的に認知できない．
半側空間無視	片側の空間の刺激に反応しない．
前頭葉機能障害	計画をたてて目的ある行動ができない．衝動を抑制できない．
脳梁離断症状	右手と左手の協調動作がうまくできない．左手が意図と異なる反応をする．

B 高次脳機能障害の評価手順

　はじめに患者の背景情報および全体的行動の印象を把握する．次にスクリーニングを行い，高次脳機能障害を検出する．スクリーニングで検出された障害について心理検査を用いて詳細な検討を行う．検査終了後，結果を解釈して報告書を作成する．

　背景情報・全体的行動の印象の把握 ➡ スクリーニング ➡ 詳細な検討 ➡ 報告書作成

1 背景情報・全体的行動の印象の把握

　本人についての病歴，医学的現症，検査情報，利き手，言語背景，特技・趣味などの背景情報を得る．患者との自由会話を通して覚醒度，検査協力度，情動状態など全体的行動の印象を把握する[1]．高次脳機能障害の評価に必要な情報について表2にまとめる．

表 2 ▶ 評価に必要な情報

病歴	主訴，現病歴，既往歴，家族歴，生活歴など
医学的現症	神経学的所見（特に，片麻痺の有無，感覚障害の有無と程度，視野障害の有無などは心理症状との相関上で重要である）
検査情報	MRI，PET，脳波など
利き手	両手利きの場合は，Edinburgh handedness inventory[2]を用いて，利き手指数を調べる．本人だけでなく，家族の利き手も調べる．
言語背景	母国語は何か，他にどのような言葉を話すかなどを調べる．
特技・趣味	本人の特技であった能力が失われていることがあるため，楽器が弾けるのか，絵を描くのかなどを質問する．
覚醒度	意識清明あるいは混濁しているかを観察する．
検査協力度	意欲や感情・気分の状態を観察する．
症状の揺れ	混乱しやすい，指示が入りやすい時と入りにくい時があるなどを把握する．

2 スクリーニング

　高次脳機能障害を検出するためにスクリーニングを行う．見当識，注意，記憶，言語，視覚認知，行為，空間性注意，前頭葉機能などの認知機能を広く浅く評価する．全体像を理解するために，障害されている認知機能だけでなく，保たれている認知機能も把握する．スクリーニングには Mini-Mental State Examination（MMSE）日本語版[3,4]や改訂長谷川式簡易知能評価スケール（HDS-R）[5]が広く用いられる．しかしながら，これらの検査には失行，半側空間無視の課題が含まれていないため，課題を追加する必要がある．章末に森之宮病院で作成した高次脳機能障害のスクリーニングを添える（表22, 81頁）．検査では，患者の反応を観察することが大切である．

〔スクリーニング〕

● Mini-Mental State Examination（MMSE）日本語版

56 ● Ⅱ. 実践篇

- 改訂長谷川式簡易知能評価スケール（HDS-R）
- 高次脳機能障害スクリーニング　森之宮病院オリジナル

3 詳細な検討

　スクリーニングで検出された認知機能障害について，心理検査を用いて詳細に検討する．さまざまな心理検査が作成されているため，症状に合わせて患者に負担をかけないように検査を選択する．障害が認知処理過程のどの段階の障害により生じているのか（症状の発現機序）を考えながら，検査を進めていく．表3に心理検査一覧を示す．

表3　心理検査一覧

	英語名	日本語訳
知能	Wechsler Adult Intelligence Scale-Third Edition（WAIS-Ⅲ） Wechsler Intelligence Scale for Children-Fourth Edition（WISC-Ⅳ）	WAIS-Ⅲ成人知能検査 WISC-Ⅳ知能検査
注意	Clinical Assessment for Attention（CAT） Trail Making Test（TMT） Wechsler Memory Scale-Revised（WMS-R）subtests: Mental control, digit span, visual memory span	標準注意検査法* トレイルメーキングテスト ウェクスラー記憶検査　下位検査:精神統制，数唱，視覚性記憶範囲
記憶	Wechsler Memory Scale-Revised（WMS-R） Rivermead Behavioral Memory Test（RBMT） Alzheimer's Disease Assessment Scale-cognitive component-Japanese version（ADAS-J cog.） Standard verbal paired-associate learning test（S-PA） Auditory Verbal Learning Test, Rey（RAVLT） Benton Visual Retention Test（BVRT） Rey Complex Figure Test Autobiographical Memory Interview（AMI）	ウェクスラー記憶検査 リバーミード行動記憶検査 アルツハイマー病評価スケール 標準言語性対連合学習検査* Rey 聴覚言語性学習検査 ベントン視覚記銘検査 Rey 複雑図形検査 日本語訳なし
言語	Standard Language Test of Aphasia（SLTA） Western Aphasia Battery（WAB） Sophia Analysis of Language in Aphasia（SALA） A Test of Lexical Processing in Aphasia（TLPA）	標準失語症検査* WAB 失語症検査 SALA 失語症検査 TLPA 失語症語彙検査*
行為	Standard Performance Test for Apraxia（SPTA） WAB subtest praxis	標準高次動作性検査* WAB 失語症検査下位検査　行為
視覚認知	Visual Perception Test for Agnosia（VPTA） Developmental test for visual perception-adolescent and adult（DTVP-A） Judgment of Line Orientation（JLO） Motor-Free Visual Perceptual Test-3（MVPT-3） Developmental Test of Visual Perception（DTVP）	高次視知覚検査* 日本語訳なし 日本語訳なし 日本語訳なし フロスティッグ視知覚発達検査
半側空間無視	Behavioural Inattention Test（BIT） Catherine Bergego Scale（CBS）	BIT 行動性無視検査 Catherine Bergego Scale 日本語版
前頭葉機能	Frontal Assessment Battery（FAB） Raven's Colored Progressive Matrices（RCPM） Wisconsin card sorting test Keio version（KWCST） Behavioural Assessment of the Dysexecutive Syndrome（BADS） Clinical Assessment for Spontaneity（CAS）	FAB 前頭葉機能検査 レーヴン色彩マトリックス検査 慶應版ウィスコンシンカード分類検査 BADS 遂行機能障害症候群の行動評価 標準意欲評価法*

*初めから日本語で作成された検査

JCOPY 498-06724

3．評　価　57

a．心理検査の組み合わせ方（テストバッテリー）

実際の患者は複数の高次脳機能障害を認める場合が多く，いくつかの心理検査を用いて高次脳機能障害を評価する．患者に合わせて適切な心理検査を選択して実施することは，障害の理解だけでなく，経過観察やリハに役立つ．以下に，臨床でよく用いる心理検査の組み合わせを症状別に示す．

● 全般的認知機能の低下（失語がないにも関わらず MMSE が 23 点以下の場合）

アルツハイマー病評価スケール，FAB 前頭葉機能検査，レーヴン色彩マトリックス検査

● 注意障害

標準注意検査法，WAIS-Ⅲ成人知能検査

● 記憶障害

軽度〜中等度：ウェクスラー記憶検査あるいはリバーミード行動記憶検査，逆向性健忘課題，WAIS-Ⅲ成人知能検査

重度：MMSE，標準言語性対連合学習検査，ベントン視覚記銘検査，逆向性健忘課題，数唱

● 失語

標準失語症検査，ベントン視覚記銘検査，ウェクスラー記憶検査の視覚性記憶範囲，レーヴン色彩マトリックス検査

● 失行

標準高次動作性検査，WAIS-Ⅲ成人知能検査の動作性検査，標準失語症検査（失語を伴う場合）

● 左半側空間無視

BIT 行動性無視検査，半側身体失認検査，数唱，標準言語性対連合学習検査

● 視覚性失認

高次視知覚検査，ウェクスラー記憶検査の言語性記憶検査，WAIS-Ⅲ成人知能検査

● 前頭葉機能障害

軽度：BADS 遂行機能障害症候群の行動評価，慶應版ウィスコンシンカード分類検査，WAIS-Ⅲ成人知能検査，ウェクスラー記憶検査

重度：FAB 前頭葉機能検査，レーヴン色彩マトリックス検査，Rey 複雑図形検査，ウェクスラー記憶検査の精神統制・数唱・視覚性記憶範囲，トレイルメーキングテスト

● 脳梁離断症状

脳梁離断症状課題，WAIS-Ⅲ成人知能検査，ウェクスラー記憶検査あるいはリバーミード行動記憶検査

> ▶ **ミニアドバイス：心理検査実施時の留意事項**
>
> ● 検査の実施・採点方法だけなく，その背景にある理論を学ぶこと．
> ● 患者と十分な信頼関係を確立すること．
> ● 回答用紙に，患者の名前，実施日，どちらの手で施行したかを記載し，資料の保存に十分に注意をはらうこと．

4 報告書作成

　心理検査終了後，結果を解釈して報告書を作成する．森之宮病院では，入院から2〜3週間以内に「神経心理報告書」を作成している．以下に実際の報告書例を示す．「神経心理学的所見まとめ」には，患者にみられた高次脳機能障害を記載する．コメントの欄には，患者の全体的行動の印象，心理検査結果，患者の反応を記載する．障害されている認知機能だけでなく保たれている認知機能も記載する．

　報告書の症例は65歳右利き女性．左視床梗塞後，当院にリハ目的で入院となった．神経学的所見は特になし．主訴は「特に何もない」と答えた．

神経心理学的所見まとめ：見当識障害，注意障害，記憶障害，前頭葉機能障害，自発性の低下

コメント
[行動観察]　リハがない時は臥床している．促すと起きて検査に応じる．表情は乏しく，自ら何かを訴えることはない．質問には小声で返答する．反応は遅延している．
[検査結果]
MMSE　18/30点（失点内容　見当識−4点，計算−4点，再生−2点，書字−1点，構成−1点）
ADAS-J cog　22.7/70点（記憶，見当識を中心にすべての項目で失点）
見当識：年，月，日，場所の誤り．入院していることは理解している．
注意：数唱は順5桁，逆2桁．繰り下がりのある計算では，引く数がわからなくなった．トレイルメーキングテストパートAは達成可能だが，2分20秒要した．パートBは数字と文字を交互に結べず，作業が途中で止まり，達成できなかった．
記憶：生活場面，検査場面ともに記憶障害あり．ADAS-J cogでは再生とくらべ再認が良好．
　ADAS-J cogの10単語再生　4-1-4/10　5分後再生　0/10
　　　　　　　　　12単語再認　4-6-8/12　5分後再認　7/12
　Rey複雑図形検査　模写　30.5/36点（計画性のない描き方）　5分後再生　12/36点
　生活場面の記憶
　　同日のリハや家人の面談の有無の再認は正答した．しかし，リハの内容や家人との会話内容は曖昧だった．前日の出来事の再認はチャンスレベルだった．病前の出来事の記憶は，本人にとって印象に残った出来事（法事など）については再生可能だった．
言語：自発話は流暢だが，小声で発話量は低下している．物品呼称は6/6．語想起は2つ/1分と低下．
　復唱は17音節文まで可能．聴覚的理解は口頭指示4段階まで従える．音読，読解は仮名・漢字ともに文レベルまで良好．書字では書き取りで漢字の想起困難，かな文字の脱落あり．
前頭葉機能：FAB　9/18点（語想起，運動系列，抑制制御の失点）
　運動系列は手の向きと順序の誤り．見本をきちんと見ていない印象を受けた．抑制制御は検査者のタッピング回数につられた．
その他，失行，半側空間無視は認めない．

C 各　論

1 注意障害の評価

a．注意とは

　注意とは，外的・内的刺激に対して意識を注ぐ能力である．注意は精神活動の基盤であり，障害されるとすべての認知機能に影響を与える．注意には以下の5つの特性がある．

3．評　価　59

1．覚醒度：一定の覚醒レベルを保つ機能．
2．持続性：ある一定時間刺激に反応し続けるための注意の持続機能．
3．選択性：多くの刺激の中から目的の刺激を選択する機能．
4．転導性：異なった刺激に対して注意を柔軟に転換させる機能．
5．同時性：複数の刺激に同時に注意を配分する機能．

b．注意障害の症状

ぼんやりしている　落ち着きがない　口頭指示が入りにくい　会話がちぐはぐ　聞き間違い　見間違いがある　誤字脱字がある　ケアレスミスが多い　作業が遅い　話を聞きながらメモをとれない

c．検　査

注意の各特性を評価する検査が作成されている（表4）．実際の症例は注意の複数の特性に障害を認めることが多い．

表 4 ▶ 注意機能を調べる検査

持続性	スパン（数唱，視覚性スパン） Continuous Performance Test（CPT） ウェクスラー記憶検査の下位検査「精神統制」「数唱」「視覚性記憶」
選択性・転導性	トレイルメーキングテスト（TMT）* 抹消・検出課題
同時性	Paced Auditory Serial Addition Test（PASAT） n-1スパン課題
処理速度	WAIS-Ⅲ成人知能検査の下位検査「符号」「記号探し」
包括検査バッテリー	標準注意検査法（CAT）[6] スパン課題，視覚性および聴覚性の検出課題，PASAT，上中下検査など7つの下位検査から構成．検査施行に約50分要するため，症状に合わせて必要な課題を選択して行う，あるいは複数回に分けて行うとよい．

*TMTの施行要件は，左半側空間無視がないこと，失語がないことである．

▶ ミニアドバイス：年齢を統制した指標が算出でき，10分で施行可能な注意課題

- 注意/集中力指標
  ウェクスラー記憶検査の下位検査「精神統制」「数唱」「視覚性記憶範囲」
- 処理速度指数
  WAIS-Ⅲ成人知能検査の下位検査「符号」「記号探し」

2　記憶障害の評価

a．記憶とは

記憶とは新しい経験が保存され，その経験が後になって，意識や行為のなかに再生されること[7]である．記憶は，登録→把持→再生の3つの過程からなる．登録とは新しい情報の取り込みである．把持とは，取り込んだ情報の保存である．再生とは，保存された情報の想起である．記憶はその内

容，保持時間，モダリティーによって図 1，表 5，6 のように分類される．

1）記憶内容による分類（図 1）

記憶はその内容により，情報を意識的に表現できる陳述記憶と情報が意識的でなく自動的に想起される手続き記憶（技能に関する記憶）に分けられる．陳述記憶はさらに，特定の時と場所で起こった個人的体験の情報に関するエピソード記憶と，事実・概念・語彙などの知識全般に関する意味記憶に分けられる．

2）保持時間による分類（表 5）

保持時間の短いものから順に即時記憶（瞬間の記憶），近時記憶（数分から数日間の記憶），遠隔記憶（数年間の記憶）に分けられる．

3）モダリティーによる分類（表 6）

言葉を用いた記憶を言語性記憶，図形や顔など視覚を用いた記憶を視覚性記憶とよぶ．右利きの場合，左半球の損傷により言語性記憶障害が，右半球の損傷により視覚性記憶障害が出現することがある．

b．エピソード記憶障害

エピソード記憶障害とは出来事の記憶障害のことである．本人あるいは家族・周囲の人から，「出来事をすぐに忘れる」，「予定を覚えられない」，「記憶がつながらない」，「作り話をする」，「出来事の順序がばらばらに思い出される」などの訴えがある．

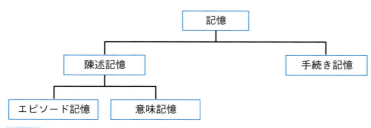

図 1 記憶の内容による分類（Squire LR. Memory and brain. New York : Oxford Univ Press ; 1987）[8]

表 5 保持時間による記憶の分類

即時記憶	数秒の記憶．刺激提示後すぐに再生
近時記憶	即時記憶より長い記憶．数分～数日
遠隔記憶	近時記憶よりもさらに保持時間が長い記憶．数カ月～数年

表 6 モダリティーによる記憶の分類

言語性記憶	言葉を用いた記憶
視覚性記憶	図形など視覚を用いた記憶

1）エピソード記憶障害の症状

エピソード記憶障害では以下の症状がみられる．

①前向性健忘：発病時点以降の記憶障害．すなわち本人が発病後経験した事実や事件を記憶することの障害（図2）．

②逆向性健忘：発病時点以前の経験を再生することの障害．時間勾配がみられることが多い（図2）．

③記憶錯誤：過去の経験や事実を誤って追想する．

④作話：事実にないことを話す．

⑤見当識障害：時間，場所，人，状況に関する感覚の障害．

⑥再生の障害：自発的に想起できない．

⑦再認の障害：提示されたものに対する既知性を判断できない．再認とは提示された情報がすでに知っているものかどうか参照することである．例えば，3つの単語（犬，時計，電車）を覚える．5分後に，先に覚えた単語の中に犬はあった，馬はなかったと既知の判断をすることが再認である．

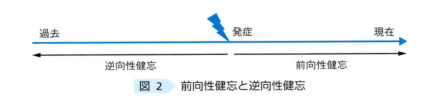

図 2 前向性健忘と逆向性健忘

2）損傷部位の明らかな記憶障害

エピソード記憶障害は，側頭葉内側面，間脳，前脳基底部などの損傷により生じることが知られている．損傷部位によって記憶障害の特徴が異なる．側頭葉内側面損傷の記憶障害の特徴として，逆向性健忘が比較的短いこと，病識が保たれること，作話がみられないことがあげられる．間脳損傷の記憶障害の特徴として，比較的長い逆向性健忘，病識の欠如があげられ前頭葉機能障害，見当識障害を認めることが多い．前脳基底部損傷の記憶障害の特徴として，再生より再認が際立ってよいこと，出来事の時間的順序がばらばらになること，極端な作話があげられる．表7に損傷部位と記憶障害の特徴をまとめる．

c．検　査

前述のように，記憶にはさまざまな種類がある．スクリーニングおよび行動観察からどのような記憶が障害されているかを調べた後，詳細な記憶検査を行う．以下に前向性健忘を調べる検査および逆向性健忘を評価する検査をあげる．

表7	損傷部位と記憶障害の特徴				
損傷部位	記憶障害の特徴	作話	病識	その他	
側頭葉内側面	逆向性・前向性健忘	なし	あり		
間脳	逆向性・前向性健忘	あり	なし	前頭葉機能障害 見当識障害	
前脳基底部	再生と比べ再認良好	あり	なし	前頭葉機能障害	

1）前向性健忘の検査

a）総合的記憶検査

①ウェクスラー記憶検査（WMS-R）[9]

見当識，言語性記憶，視覚性記憶，注意機能および30分後の遅延の記憶機能を調べる13の下位検査から構成され，言語記憶指標，視覚記憶指標，一般的記憶指標，注意指標，遅延指標を算出できる．対象年齢は16歳から74歳．被験者の年齢に応じて平均が100，標準偏差が15となるように標準化されている．

言語性記憶と視覚記憶を比較することができる．また，WAIS-R成人知能検査の全検査IQ（FIQ）と一般的記憶指標を比較することができる．FIQが正常範囲内で一般的記憶指標がFIQと比べ15以上低下している時に純粋健忘が疑われる．重症例，高齢者には課題の負担が大きい．所要時間45〜60分．

②リバーミード行動記憶検査[10]

日常記憶の障害を評価できる．人の姓名や顔，約束，用件，道順など日常生活をシミュレーションし，記憶を使う場面を想定した課題から構成されている．ウェクスラー記憶検査と比べ所要時間が短く，ウェクスラー記憶検査に含まれない予定の記憶を評価できる．また，リハ，職場復帰の資料としても利用できる．難易度が等価な課題4セットから構成されているため，再検査時に学習効果を排除できる．所要時間30分．

b）言語性記憶検査

①標準言語性対連合学習検査[11]

言語性記憶障害を評価するために，また記憶障害が疑われる時のスクリーニングとして使用できる．有関係対語（意味的に関連のある単語）10対，および無関係対語（意味的関連が希薄な単語）10対をそれぞれ記憶し，直後に再生を行う．対象年齢は16歳から84歳．年齢別の判定基準があり，高齢者まで対応できる．本検査の施行要件は失語がないことである．所要時間10分．

②アルツハイマー病評価スケール（ADAS-J cog.）[12]

認知症患者を対象とした認知機能検査である．見当識，記憶，言語，行為，構成に関する11の下位検査項目から構成される．70点満点で，得点が高いほど認知機能障害が強い．10点以上を認知症ありと評価する．

記憶課題は言語性の再生課題と再認課題からなる．課題には含まれないが，5分後の再生/再認を評価すると，記憶障害の重症度の理解に役立つ．視床損傷例では認知症の状態を呈することがあ

り[13]，ADAS-J cog. が有用である．所要時間 40 分．

③Rey 聴覚言語性学習検査[14]

単語記憶の学習，保持能力，時間的順序の記憶，作話傾向を評価できる．15 個の単語を読みあげた後，直後再生を行う．これを 5 回繰り返す．その後，干渉課題として別の 15 個の単語を提示し，直後再生する課題を行う．さらにその後，最初のリストの再生課題と再認課題を施行する．記憶障害の重症度の評価に有用である．本検査の施行要件は失語がないことである．

c）視覚性記憶検査

①ベントン視覚記銘検査（BVRT）[15]

視覚認知，視覚記銘，および視覚構成能力を評価できる．4 つの施行方式—図版を 10 秒提示してすぐに再生させる施行 A，図版を 5 秒提示して，すぐに再生させる施行 B，図版を模写する施行 C，図版を 10 秒提示して，その後 15 秒経ってから再生する施行 D—がある．正答数，誤謬数，誤謬の型から評価する．対象年齢は 8 歳から成人．重度の記憶障害例に適している．失語症例の記憶の評価として利用可能である．難易度が等価な課題 3 セットから構成されているため，再検査時に学習効果を排除できる．所要時間 5～15 分．

②Rey 複雑図形検査[16]

視覚認知，視覚性記憶，視覚構成，遂行機能を評価できる．高次脳機能評価のスクリーニングとして利用できる．複雑な図形模写と遅延再生・再認（遅延時間の条件は 3～30 分）を行う．所要時間 10 分．実施・評価のアドバイスを 2 点あげる．

1）鉛筆の色を途中で変えながら模写を行う[17]．

模写では，はじめに患者に黒の鉛筆を渡し，途中で赤鉛筆，さらに青鉛筆に変えて行うと，患者が描いた順序をとらえることができ，計画的な模写遂行能力，空間性注意などを評価できる．

2）模写の反応をよく観察する

例えば，右側から細部を延長しながら描いていく，形の歪みがある，線分が欠けているなどの反応がみられる．症状の理解に役立つ．

2）逆向性健忘の検査

逆向性健忘の検査は，インタビュー形式のものが多い．ベッドサイドで簡易に行う場合は，本人および家族の年齢や個人的出来事，生い立ちについて質問する．年齢の質問に対し，実年齢より若く答えた場合，逆向性健忘が疑われる．個人の出来事について質問するときは，発症直前のできごとから遡って質問すると逆向性健忘の年数および時間勾配を評価しやすい．記憶障害例の回答は必ず真実ではなく，作話や誤記憶に基づく場合があるので，家族の協力の下に本人から得られた情報の真偽を確認することが必要である．社会的出来事（オリンピックや事件など）の質問は個人の生活歴（新聞購読の有無）や興味の影響をうけるため，本人が病前に熟知していた出来事について評価する．以下に逆向性健忘を評価する検査をあげる．

①自伝的記憶検査（Autobiographical Memory Interview: AMI）[18]

逆向性健忘の有無および期間について評価できる．個人の生活史を 3 期間に分けて，それぞれの期間の出来事や情報について質問する．日本語版は発売されていない．

②社会的出来事検査，プライステスト[19]

d．意味記憶の障害

　意味記憶障害とは，事実・概念・語彙・物体などの知識全般に関する記憶障害のことである．失認と異なり，言語，視覚，触覚，聴覚などさまざまなモダリティーを通しても対象を理解できない．

1）意味記憶障害の症状

　物品・単語を理解できない，言いたい言葉が出てこない，熟字訓の読み書き障害（例：土産を「どさん」と音読する）

2）意味記憶を調べる検査

　以下の検査を組み合わせて単語の意味記憶を評価する．

①TLPA失語症語彙検査の意味カテゴリー別名詞検査

　絵カードの呼称能力および指示能力を評価できる．絵カードはさまざまなカテゴリー（動物，食べ物，実用品，乗り物，身体部位，色など）から構成されており，カテゴリー特異性の呼称および理解障害を検査できる．

②分類課題

　絵カードを上位概念レベル（動物，食べ物，実用品，乗り物，身体部位，色）で分類する課題．

③WAIS-Ⅲ成人知能検査の下位検査「単語」「絵画完成」

　単語の定義を述べる単語課題，絵の足りない部分を指摘させる絵画完成課題．

④熟字訓（海老，素人，七夕）の音読，書称課題

▎3　失語の評価

a．失語とは

　失語は大脳損傷を原因とする，いったん獲得された言語運用能力の障害[1]である．失語では，話す，聴く，読む，書く，のいずれの言語様式でも障害がみられる．

b．失語の症状

　言いたいことが言えない，言いたい言葉と違う言葉を言う，質問の意味が理解できない，相手の言葉を繰り返せない，文字を読み間違える，文字が読めない，誤った文字を書く，文字が思い出せない．

c．失語の評価

　失語の評価では，「話す」「聴く」「読む」「書く」について，障害の質と重症度を把握することが大切である．「話す」は，自発話の性状，復唱（相手の言葉を繰り返すこと）の能力，呼称（物の名前を言うこと）および喚語能力について評価する．「聴く」は，言語理解の能力について評価する．「読む」は仮名・漢字・数字の音読および読解の能力について評価する．「書く」は，自発書字および書き取りの能力について評価する．

　まず，自由会話，呼称，復唱を通して，発語の全体的な量，発語の努力性，構音の歪み，喚語能力，錯語などを評価する．表8に失語でみられる発語の症状をまとめる．

　次に「聴く」能力を調べる．言語理解の能力は，まず，動作を必要とする命令的な言葉（目を閉じてください，手をあげてください）の理解を評価する．次に，複数の物品を並べ，物品の名前をあげてそれを指示させる．物品の指示が可能であれば，テニヲハを含む文の理解について評価する

3．評価　65

表 8 発語の症状

非流暢	発話量が少なく，発話の開始に時間を要し，発音が不明瞭で，プロソディーが悪い
流暢	発語量が多く，発語に努力を要せず，発音が明瞭でプロソディーが正常
失構音	意図した音節を実際の音声として実現できない状態 ①実現される音に歪みがあること，②歪みに変動があること，③音が途切れること． ①～③全てを認めるとき失構音と評価する
喚語困難	言いたい単語が想起できないこと
錯語	単語の言い誤り 目的音の代わりに別の音が算出される音韻性錯語（はさみ→はされ） 1つの単語が別の単語で置き換えられる語性錯語（はさみ→とけい）
ジャルゴン (jargon)	聞き手が意味を了解できない発話
保続	新しい言葉を言うときに以前に言った言葉が繰り返される

表 9 言語理解能力の評価

	課題内容
言語理解能力	①全身動作「目を閉じてください」「手をあげてください」 ②物品の指示：6～7つの日常物品を並べる．検査者は物品の名前をあげて，患者にそれを指でささせる． ③テニヲハを含む文 鉛筆と鍵を提示し，「鉛筆で鍵に触ってください」あるいは「鉛筆に鍵で触ってください」と教示する．
言語の把持力	系列物品指示課題（4つ以下の場合は障害あり） 数唱 複数の単語の復唱課題．例：繰り返して下さい．「さる・いぬ・とり・しか」

（表9）．失語症例は，長い教示になると理解できなくなることが少なくない．複数の物品を指示させる系列物品指示課題を行い，言語の把持力についても評価する．

「読む」「書く」能力は病前の言語能力を確認してから行う．かな・漢字・数字それぞれについて1文字，単語，文を区別して評価する．

「読む」能力の評価では，音読と読解を区別する．音読できて理解できないときも，理解できて音読できないときもある．失語症例の音読では，錯読（文字と異なる音を発する，別の単語に置き換えられる），喚語困難がみられることが多い．読解の評価は，文字カードを提示し，それに対応する物品を指示させる課題，あるいは，文章「例：目を閉じてください」を提示し，それに従うように命じる課題を行う．書字は，書き取り，自発書字，文字の模写について調べる．失語以外の要因により書字障害が出現することがあるので，反応をよく観察することが大切である（表10）．

d．検 査

1）ベッドサイドで行える簡易失語スクリーニング

森之宮病院オリジナルの簡易失語検査である．章末に評価用紙を添える（表23，83頁）．自発言

| 表 10 | 書字障害の特徴 |

	書字の反応
失語によるもの	文字が思い出せない（文字の想起困難） 目的の文字と異なる文字を書く（錯書）
失語以外の要因（構成障害，視覚認知障害，失行，注意障害など）	文字形態がまとまらない．模写ができない． 筆順の誤り．手が思うように動かせない．

語の性状，喚語能力，復唱能力，言語理解の能力，音読・読解の能力，書字の能力を評価できる．用紙に患者の発語・反応を記載すると，症状の理解に役立つ．検査時間 20 分．

　用意するもの：物品 6 つ（鉛筆，鍵，時計，はさみ，眼鏡，くし），文字カード（上記の物品名を仮名・漢字で示したもの）

2）標準失語症検査（SLTA）[20]

　日本で最も使用されている成人向けの失語症の代表的な検査である．26 項目の下位検査で構成されており，「聴く」「話す」「読む」「書く」について重症度を評価する．評価は 6 段階で行われ，結果はグラフで提示される．結果から，失語症型や病巣を推測することは難しい．所要時間 90 分．

3）WAB 失語症検査[21]

　自発話，話し言葉の理解，復唱，呼称，読み，書字，行為，構成の 8 つの主項目の下に 38 の下位検査項目から構成される．下位検査間の成績が比較できること，失語の有無や重症度の指標となる失語指標（AQ）を算出できることが特徴である．所要時間 120 分．

4）SALA 失語症検査[22]

　認知神経心理学的アプローチに基づき，作成された包括的失語症検査である．40 の下位テストから構成されている．単語の親密度や心象性などの言語心理学的な側面から検討もできる．文の理解・産生や助数詞の課題がある．

5）新日本版トークンテスト[23]

　聴覚的理解力による失語症のスクリーニング検査である．従来の赤，青，黄，黒，白の各色の丸と四角のトークンをテスト場面毎に配置する在来の方法にかわり，配列した同色，同形のトークンが印刷された図版を使用し，口頭指示に従って操作を行う．所要時間 10 分．

6）TLPA 失語症語彙検査[24]

　単語の表出・理解機能を多面的に評価できる．語彙判断検査，名詞・動詞検査，類義語判断検査，意味カテゴリー別名詞検査から構成される．患者の症状に応じて，必要な検査のみを取り出して実施することができる．意味記憶障害例の評価に役立つ．

> ▶ **ミニアドバイス：失語症例の注意力・記憶の評価**
>
> - 失語の影響を受けない非言語性の課題を選択する．
> - 注意の評価：標準注意検査法の視覚性スパン，視覚性抹消課題
> - 記憶の評価：ベントン視覚記銘検査（即時再生），Rey の複雑図形検査

3．評　価　67

e．失語の分類

　失語は，言語障害の特徴の組み合わせに基づいて，いくつかの失語タイプに分類することができる（図3）．しかし，実際の症例では，分類が困難なことが多い．分類にこだわらず，患者の「話す」「聴く」「読む」「書く」能力について障害の程度と質的特徴をとらえることが重要である．リハ病院では，皮質下の病変（視床および被殻の損傷）による失語症例に出会う機会が少なくない．皮質下性失語では以下の3つの特徴がみられる[25]．

①音の問題（構音障害，失構音，発声の問題）
②音韻性錯語は目立たず，復唱は良好
③数唱は良好

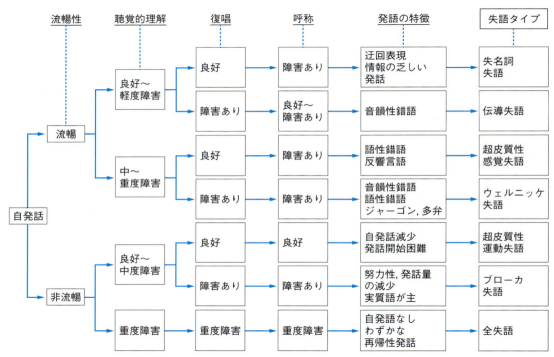

図3　失語タイプ（竹内愛子．言語聴覚士指定講習会テキスト．第2版．東京：医歯薬出版；2001. p.217[26]）

4　失行の評価

a．失行とは

　失行とは運動執行器官に異常がないのに，選択肢のある運動から目的に沿う運動を行えないこと[1]である．失行には，さまざまな種類がある．表11に主要な失行について，その定義と症状をまとめる．

b．失行の症状

　不器用になる，バイバイなど身振りがうまくできない，使い慣れた道具がうまく使えない．

表 11 失行の種類と症状

分類（別名）	定義と症状
肢節運動失行（拙劣症）	主に手指を中心とする上肢の繰り返しによって習熟した巧緻運動の拙劣化状態. 行為がぎこちなく, 大雑把になる. 自発的行為, 模倣, 道具使用のいずれにおいても拙劣となる. 症状： ボタンをはめにくい, ページをめくりにくい. 手袋をはめにくい.
観念運動性失行	象徴動作表現の障害および物品を使用するパントマイム障害 症状： 錯行為：違う動作への置き換え. 例えば, さよならの身振りが, おいでおいでに置き換わる. 無定形な動き：目的とは異なる何をしているかわからない反応. 例えば, くしで髪をとく真似を行うよう指示すると, 手を口元で左右に振るような動きがみられる. Body part as object（BPO）：身体の一部を道具に見立てる反応. 例えば, 歯ブラシを使う真似を行うよう指示すると, 指を歯ブラシに見立てて横に動かす反応がみられる.
観念性失行	拙劣症によらない, 客体（単数・複数）操作の障害. 道具を実際に使用するときの障害. 症状： 道具の持ち方・持つ部分を誤る. 道具をもっていく対象を誤る（例：はさみを口にもっていく）. 道具の動かし方を誤る（例：はさみを上下に振る）.
口部顔面失行	言語命令または模倣命令に応じて口部顔面の習慣的運動（舌を出す, 頬をふくらませるなど）を遂行できない.
着衣失行（着衣障害）	運動・感覚は保たれているが, 衣服を着ることができない.
構成失行（構成障害）	まとまりのある形態を形成する能力の障害. 二次元・三次元的形態の模写が困難となる.

c. 検 査

行為の障害はさまざまな原因で生じる. 失行が疑われたら, まず, 運動麻痺, 失調, 感覚障害, 不随意運動がないかを確認する. さらに, 注意障害, 失語, 視覚認知障害から生じている可能性がないかを確認することが大切である.

1）標準高次動作性検査[27]

高次動作性障害の臨床像が検査成績から客観的に把握でき, 運動障害, 知能障害, 全般的精神障害などと失行との境界症状も把握できる. 検査は顔面動作, 上肢の動作, 上肢の物品を使う動作, 下肢の動作, 描画, 積木など 13 の項目から構成されている. 評価は, ①誤り得点, ②反応分類（正反応, 錯行為, 無定形反応, 保続, 無反応, 拙劣, 修正行為, 開始の遅延, その他）, ③失語と麻痺の影響の 3 点から判断する.

日本高次脳機能障害学会のホームページから検査結果プロフィールを作成できるソフトをダウンロードできる. 所要時間 90 分.

2）WAB 失語症検査　下位検査Ⅶ　行為[21]

失行のスクリーニングとして使用できる検査である. 課題は 20 問で上肢, 顔面, 道具使用, 複雑な動作から構成されている.

3. 評 価　69

口頭指示で目的の動作が実行できれば3点，模倣で目的の動作が実行できれば2点，実物品の使用で動作が実行できれば1点と評価する．評価には含まれないが，口頭指示で目的の動作が実行できた場合も実物品の使用を確認しておくとよい．所要時間10分．

3）道具使用障害の検査

表12に道具の使用障害の評価手順を示す．失行の中で特に生活場面で問題となるのは観念性失行―道具の使用障害―である．道具を使用するときは体性感覚情報，視覚情報を元とした手の運動の表出，道具に適した把握と操作，道具の知識などさまざまな能力が必要である．本検査では，道具の使用障害が道具使用過程のどの段階に問題があるのかを評価することができる．患者の了承が得られれば，動画を録画するとよい．観察のポイントは，①道具に合う手の形がつくれること，②道具の持つ場所が適切であること，③道具をもっていく対象（くし→髪の毛）が適切であること，④使い方（道具の動かし方）が正しいことである．本検査では，くし・めがね・歯ブラシ・爪切り・はさみ・金槌・鍵・鉛筆の8物品を用いる．

表 12　道具使用障害の評価手順

1．運動・感覚の評価	麻痺，感覚障害（基本的体性感覚・複合的体性感覚），不随意運動，失調，筋緊張異常について評価する．
2．対象への到達と把握	対象に手を伸ばして，対象に合わせて手の形を作ることができるかを評価する． ①机上にさまざまな形の積み木を置き，それをつかませる． ②スリットの傾きに合わせて手を通させる．
3．手指模倣および巧緻運動	手指模倣（チョキ・リング・きつね），指折り，ボタンをはめる，ページをめくる，紐結びなどが可能かを評価する．
4．物品の意味理解課題	8物品を提示し，物品名あるいは用途から物品を指示させる．
5．物品の使用方法の理解課題	8つの物品について，①検査者は患者の目前で正しくあるいは間違って物品を把握・使用する．その後，患者に正誤判断させる． ②物品を提示して，持つ部分を指示させる．
6．物品使用のパントマイム課題	8つの物品について，「これを使うまねをしてください」と教示し，パントマイムをさせる．
7．物品使用の模倣課題	パントマイムができなかった物品に関して，検査者の物品使用を模倣させる．
8．実物品の使用課題	8つの物品について，「この物品を使ってください」と教示し，物品を使用させる．以下の4点に注目する．①道具に合う手の形がつくれること，②道具の持つ場所が適切であること，③道具をもっていく対象が正しいこと，④使い方（道具の動かし方）が正しいこと 失行では持ち方がわからなく逡巡したり，歯ブラシを頭にもってゆくなど対象を誤ったり，歯ブラシを振るなど目的の道具と異なる動き（錯行為）がみられる．また，手の向きの誤りや道具（爪切り）と対象（爪）の角度があわせにくい場合もある．
9．複数物品の使用課題	お茶を入れる，料理など複数の物品の使用を確認する．単一物品の使用は可能でも，複数の物品使用になると手順の誤りや混乱がみられることがある．病前に行っていた作業でかつ今後の患者の生活に必要な作業を用いて評価するとよい．

表 13 前頭葉損傷による運動・行為の障害

分類（別名）	定義と症状
本能性把握反応	患側の手に静止性の触覚性刺激を加えるとその刺激をつかもうとする動きを起こす．
道具の強迫的使用現象	目前に置かれた道具を使わないよう，触らないよう制止されているにもかかわらず，病巣と対側の手が意志に反して使ってしまう現象．本能性把握反応を伴っている．
運動保続	単純な動きを繰り返し，止めることができない．
環境依存症候群	利用行動：患者は目前にある道具を両手でなんとなく使ってしまう現象．強迫性はみられない．触れないように指示されると使用をやめることができるが，患者の注意がそれると再び使い始める． 模倣行動：模倣をしないように指示されても，検者の動作を模倣してしまう現象．
運動維持困難	一定の運動姿位を一定時間維持できない状態．閉眼の維持困難，挺舌の維持困難などがある．
運動無視	運動機能は保たれているにもかかわらず，片側上下肢，特に上肢の使用が極端に少なくなる．注意を向けさせると動きが改善する．
運動開始困難	自動的に運動が開始できない状態．開眼，閉眼，歩行の開始困難などがある．

d．前頭葉損傷による運動・行為の障害

前頭葉の損傷により，高次の運動障害，行為の障害がみられる（表13）．失行とは異なり，運動や行為を意図的に制御できない，運動や行為が減少するなどの症状が出現する[28]．生活および検査場面の行動観察から症状を把握する．

5 視覚性失認の評価

a．失認とは

失認とは，要素的感覚障害，知能低下，注意障害，失語に帰することのできない感覚様式特異的な対象認知の障害である．失認には，視覚性失認，聴覚性失認，触覚性失認がある．ここでは，視覚性失認について述べる．

視覚性失認とは，視力などの要素的な視覚能力は存在するのに，対象の視覚認知ができない状態である．他の感覚（聴覚，触覚）を介すれば，対象を認知することができる．例えば，視覚性失認例にスプーンを見せると，「棒のような感じ，何かわからない」と答える．しかし，触ると「これは，スプーンです」と認識でき，正しく使うことができる．また，家族が無言で病室に入ってくると，顔を見ても誰かわからない．しかし，声を聴くと「妻です」と同定できる．

b．視覚性失認の症状

絵や物品を見ても何かわからない，人の顔の区別がつかない，文字が読めない．

c．視覚性失認の分類

視覚性失認は認識できない対象によって，画像失認，物体失認，相貌失認，失読，街並み失認の5つに分類される（表14）．また，視覚性認知のどの段階で障害されているかという機能水準によって知覚型，統合型，連合型の3つに分類される（表15）．知覚型視覚性失認は要素的な視覚情報を部分的形態にまとめる機能の障害とされる．形態を模写できず，見本と同じものを選択できない状態

3．評価　71

表 14 認識できない対象による分類

	症状
画像失認	線画，写真などの画像を視覚的に同定できない．
物体失認	日常物品など三次元客体を視覚的に同定できない．
相貌失認	よく知っている顔を見ても誰であるか識別できない．
失読（文字の失認）	文字を同定できない．文字を読むことができない．
街並み失認	熟知した街並みや建物を視覚的に同定できない．

表 15 機能水準による分類

	見本と同じ形を選ぶ	見本の形を模写できる	形態と意味の連合
知覚型	×	×	×
統合型	○	×	×
連合型	○	○	×

×障害　○保たれている

である．統合型視覚性失認は，対象形態全体の把握の障害とされ，形態の異同弁別は可能だが，線画の模写では時間を要し，断片的に写していく．連合型視覚性失認は対象の形態を把握しているが，それを意味に結び付けられない状態である．対象をすばやく模写した後にそれが何であるかわからないと答える[29]．

d．検　査

視覚性失認が疑われたら，まず視力，視野，色覚，立体視，運動視など基本的な視知覚を調べる．その後，以下の検査を施行する．

①高次視知覚検査（VPTA）[30]

高次視知覚機能障害を包括的にとらえることのできる標準化された検査である．視知覚の基本機能，物体・画像認知，相貌失認，色彩失認，シンボル認知，視空間の認知と操作，地誌的見当識の7大項目から構成されている．日本高次脳機能障害学会のホームページより，検査結果プロフィールを作成するソフトをダウンロードできる．所要時間90分．

②developmental test for visual perception-adolescent and adult[31]

視知覚および視覚-運動機能を測ることができる．図形の模写，図形のマッチング，図と地，視覚と運動の協調などの6項目から構成されている．対象年齢は11歳から74歳．VPTAの図形認知課題より難易度が高い．日本語版は発売されていない．所要時間25分．

③Motor-Free Visual Perceptual Test-3（MVPT-3）[32]

小児から大人までを対象とした視知覚検査である．運動要因は除かれている．対象年齢は4歳から70歳．空間関係，図の識別，図の閉合（補完），視覚性記憶，図と地の5項目から構成されている．視覚指数，視覚年齢，パーセンタイルが算出できる．日本語版は発売されていない．所要時間25分．

表 16	視空間認知障害
構成障害	視覚提示された見本となる対象を見ながら，見本と同じ形のものを形成する能力の障害 　症状：図形の模写が歪む．積木模様を完成できない．closing-in 現象（見本となる対象に近づいたり重ねたりして構成する反応）
視覚性注意障害	一度に１つの対象しか知覚できない状態．視覚性注意がおよぶ範囲が狭小化する． 　症状：点と点が結べない，視覚計数の障害，単語の音読障害
視覚性運動失調	視覚制御下での対象の把握動作の障害．対象を注視した時を含め，全視野で起こる場合には，optische Ataxie，周辺視野に捉えた対象に対してのみ起こる場合は ataxie optique という． 　症状：ドアノブをうまくつかめない，コンセントにプラグを入れられない．パソコンの画面を見ながらのマウス操作が難しい．
身体定位障害	対象と自己との空間関係の理解障害 　症状：いすにうまく腰かけられない．ベッドにまっすぐ寝ることができない．
歩き回れる広い範囲	
道順障害	ナビゲーションの障害 　症状：よく知っている場所で迷う．現在地から目的地までの道順・方角がわからない． 　街並み失認と異なり，熟知した街並みや建物の同定は可能．

e．視空間認知の障害[32]

　視空間認知障害は，見たものの空間的位置の認知障害である．つまり，見た対象が「どこ」にあるか捉えられない障害といえる．大別すると，手が届く範囲で生じる障害と歩き回れる広い範囲で生じる障害がある．表 16 に，主要な視空間認知障害について定義と症状をまとめる．

f．視空間認知障害の症状

　図形を模写すると形がまとまらず歪む，点と点が結べない，アナログ時計が読めない，よく知っている所で道に迷う．

g．検　査

①Judgment of line orientation[31]

　２本の線分が作る角度の認知，傾きの視空間認知機能を検査できる．対象は７歳から 74 歳．日本語版は発売されていない．所要時間 20 分

②WAIS-Ⅲ成人知能検査の下位検査「積み木模様」「組合せ」

　構成能力を評価できる．積木模様は，見本の模様と同じになるように積木を並べる課題である．組み合わせは，ピースを特定の配列で提示し，それを組み合わせて具体物の形を形成させる課題である．

③フロスティック視知覚発達検査（DTVP）[33]

　本来は保育所，幼稚園，小学校低学年の子どもの視知覚上の問題点を発見し，適切な訓練を行うための検査であるが，高次視知覚検査に含まれていない視覚と運動の協調課題があり，視空間認知の検査として有用である．症状に合わせて必要な課題を選択して施行するとよい．検査は，1) 視覚と運動の協応，2) 図形と素地，3) 形の恒常，4) 空間における位置，5) 空間関係から構成されている．所要時間 30 分．

④高次視知覚検査の下位検査「視空間の認知と操作」，「地誌的見当識」

視空間の認知と操作は，図形模写，数字の音読，時計の針および文字盤を書き入れる自発画課題から構成されており，構成障害，視覚性注意障害の評価に有用である．地誌的見当識は，道順の口述，見取り図を描く，白地図に印をつける課題から構成されており，道順障害の評価に有用である．

6 半側空間無視の評価

a．半側空間無視とは

半側空間無視とは，大脳半球病巣と反対側の刺激に対して，発見して報告したり，反応したり，その方向を向いたりすることが障害される状態である[34]．右半球損傷後に生じる左半側空間無視がほとんどである．半側空間無視は，片側の壁にぶつかる，転倒するなど生活場面においてさまざまな問題を引き起こす原因となるため，入院時に半側空間無視の有無，重症度，生活場面の問題点を評価する．

半側空間無視と視野障害は独立した障害である．視野障害があっても半側空間無視を認めない症例がある．半側空間無視は，視線や頭部の動きを許した状態でも半側の空間にある刺激に反応できない状態である．

b．左半側空間無視の症状

テーブルの左側に置かれた皿に気づかず食べ残す，左に曲がるときに壁にぶつかる，車いすの左側のブレーキをかけ忘れる．

c．検　査

半側空間無視は，机上課題と行動観察から評価する．机上課題の成績が良好でも，行動面で半側空間無視を認める例が少なくない．

1）BIT 行動性無視検査日本版[35]

日本で広く用いられている半側空間無視を調べる検査である．紙と鉛筆による「通常検査」と生活の側面を反映させた「行動検査」から構成されている．

最高点とカットオフ点がそれぞれの下位検査ごとに設けられており，カットオフ点を下回ると半側空間無視の疑いありと評価する．所要時間 45 分．

評価ポイントを以下にあげる．

①無視が左空間のみにみられるか，あるいは左右の空間にみられるか．

抹消試験は抹消数のみを評価するため，見落としが左空間のみにあるか，あるいは左右の空間に見落としがあるかを確認する．左右の空間に見落としがある場合は，左右差があるかも確認する．特に文字抹消課題では左右の空間に見落としがみられる場合が少なくない．

②課題の所要時間

抹消試験では，課題遂行に時間を要する症例がある．課題の所要時間を測定しておくとよい．また，そのような症例の反応を観察することも大切である．例えば，系統的に抹消せず，何度も繰り返し見落としがないかを確認するために時間を要している場合がある．

③反応の観察

模写試験では，見本をよく見ずに描き始める，作業が粗雑である，図形の右側から描き始めて図形の左半分がゆがむなど，さまざまな反応がみられる．点数だけでなく，反応を観察する．

④対象の左側無視の確認

　対象の左側無視がみられるかを確認する．メニュー課題では，各単語の左側を無視する場合がある．例えば，「ビーフカレー」に対して，患者が「カレー」と音読する．

2）Catherine Bergego Scale（CBS）日本語版[36,37]

　日常生活場面の観察から，半側空間無視を評価する．10項目からなる．リハビリスタッフや看護師も評価可能であり，病棟生活場面における半側空間無視の評価として有用である．

d．左半側空間無視によく合併する症状

1）左片麻痺の病態失認

　左片麻痺を正しく認知できない状態．左片麻痺に対して，関心を払わない片麻痺無関心，指摘されるまで左片麻痺に気づかない片麻痺無認知，麻痺肢を目前に提示しても片麻痺を否定する片麻痺否認がある．左片麻痺の病態失認は急性期にみられることが多い．表17にBisiachら[38]による片麻痺の病態失認の評価法をしめす．

表 17　片麻痺の病態失認の評価法

片麻痺に対する病態失認のスコア
患者が運動麻痺に関してどの段階まで認識があるかを評価する．
1．「具合はいかがですか？」のような一般的質問に対して片麻痺に関する訴えがある．
2．「左手足はよく動きますか？」のような左上下肢の筋力に関する質問に対して障害の訴えがある．
3．「両手をあげてください」と指示すると麻痺に気づく．
4．実際に患者の麻痺した手足をみせても麻痺を認めさせることができない．

2）半側身体失認

　患者は，自分の半身に無関心となり，半身が存在しないかのように振る舞う．右半球損傷後に左上肢に出現することが多い．上肢について自分の手とは認めないが，積極的に他人の手であるとは訴えない[34]．生活場面では，車いす用テーブルから左上肢をだらりと垂らしている，衣服の左袖がめくれていても気にしないなどの反応がみられる．半側身体失認は，急性期にみられることが多い．表18にFeinbergら[39]による左半側身体失認の評価法をあげる．

表 18　左半側身体失認評価法

1．検査者は，患者の右側からアプローチする．まず，患者の右上肢を持ち上げて，「これは何ですか」とたずねる．この問いに対して，患者が健常な右上肢を自分のものであると認知することが必要である．

2．次に患者の左上肢を肘から持ち上げて，左手と前腕を病巣と同側の右半側空間に持ってくる．そして，再び，「これは何ですか」とたずねる．そのとき，検査者の手と前腕が患者の右半側空間に入らないように注意する．患者が左上肢を自分のものと認知できないとき，（言語性）身体失認と診断する．

3．左上肢の誤認として，妄想や作話がみられたときは，その反応を記録する．

7 前頭葉機能障害の評価

ａ．前頭葉機能障害とは

　前頭葉は認知機能を統合して意思決定を行う部位である．前頭葉の損傷によって出現する症状を前頭葉機能障害という．前頭葉背外側面の損傷では，行動のプログラミングと実行の障害，眼窩面の損傷では抑制障害，内側面の損傷では自発性の低下が生じる（表19）．実際の症例は前頭葉内の異なる部分の損傷が組み合わされ，さまざまな症状が出現する[40]．前頭葉機能障害は前頭葉と神経連絡をもつ視床や基底核の損傷でも出現する．

表 19　前頭葉機能障害

損傷部位	症状
背外側面	自力で問題の解決法を考え出し，新しい概念や方略を学習することができない．学ぶべきことを系列化できず，効率的な学習ができない．
眼窩面	衝動的に行動したり，思い立った行動を周囲の状況と無関係に行ったりする．人格変化の要因となる．
内側面	発動性が低下し，無反応になる．自発的な発語は減少し，これまでの趣味に興味を示さなくなる．

ｂ．前頭葉機能障害の症状

　2つのことを同時にできない（話を聞きながらメモがとれない），段取りが悪い，切り換えができない，同じ間違いを繰り返す，思ったことを口に出してしまう，深く考えずに行動する，やる気がない，考え無精，すぐにあきらめる．

ｃ．検　査

　心理検査および生活場面の行動観察から評価する．生活および社会復帰において問題となる行動をとらえることが大切である．

1）FAB 前頭葉機能検査[41]

　Dubois ら[41]によって考案された前頭葉機能テストバッテリーである．1）類似性，2）語頭音流暢性，3）運動系列，4）相反する指示，5）GO/NO-GO 課題，6）環境依存自動性の6つの下位項目から構成される．簡易で実施時間も短いため，重症例，認知症例に用いることができる．所要時間10分．

2）レーヴン色彩マトリックス検査（RCPM）[42]

　非言語的な推論・法則の理解をみることができる．対象は45歳以上．問題は36問．標準図案の欠如部に合致するものを6つの選択図案の中から1つだけ選ばせる．失語症例の推論能力の評価にも用いることができる．所要時間20分．

3）慶應版ウィスコンシンカード分類検査[43]

　概念の形成と切り替えを評価できる．対象は成人．4枚の刺激カードの下に色・形・数の3つの分類カテゴリーのいずれかに従って1枚ずつカードを分類することが求められる．達成カテゴリー数，保続，セットの維持困難を評価する．前頭葉機能障害例は適切な概念の形成や概念の切り替え

に困難を示すため，達成カテゴリー数が減少し，前の反応の保続を呈する．所要時間30分．
脳卒中データバンクからパソコン版がダウンロードできる．
http://cvddb.med.shimane-u.ac.jp/cvddb/user/wisconsin.htm

4）BADS 遂行機能障害症候群の行動評価（BADS）[44]

心理学的検査には反映されにくい，日常生活上の遂行機能（みずから目標を設定し，計画を立て，実際の行動を効果的に行う能力）を総合的に評価できる．カードや道具を使った6種類の下位検査と1つの質問紙から構成される．各下位検査は，0～4点で評価され，全体の評価は各下位検査の評価点の合計，すなわち24点満点でプロフィール得点を算出することができる．言語の了解が保たれている症例に適している．所要時間40分．

5）標準意欲評価（CAS）[6]

他覚的・自覚的・行動観察的な視点からの評価を統合して，意欲の低下や自発性欠乏のレベルの評価を定量的に行うことができる．検査は，①面接による意欲評価スケール，②質問紙法による意欲評価スケール，③日常生活行動の意欲評価スケール，④自由行動の日常行動観察，⑤臨床的総合評価から構成される．

8 脳梁離断症状の評価

a．脳梁離断症状とは

脳梁は左右の大脳半球を結ぶ交連線維である．脳梁の完全あるいは部分的な損傷により，左右の大脳半球が情報を伝達できなくなり出現する症状を脳梁離断症状という．図4に脳梁離断症状を理解する上で重要な大脳の情報の入出力経路と役割を示す．要素的な運動および感覚の機能は左右の大脳半球が等しく分担しており，交叉性に大脳半球に入出力している．一方，言語，行為，計算，視空間認知，空間性注意，構成，顔の認知は左右いずれかの大脳半球が主に役割を担っている場合

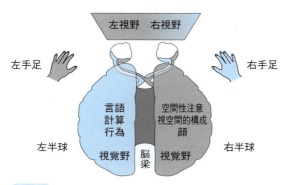

図 4　左右の大脳半球の役割（石合純夫．高次脳機能障害学．第2版．東京：医歯薬出版；2012[34] より改変）

表 20　脳梁離断症状

1．左右半球対称の機能に関する情報伝達障害
　　触点定位の左右伝達障害
　　手指パターンの左右伝達障害
　　触覚認知の左右伝達障害
　　交叉性視覚性運動性失調
2．左右半球の側性化による障害
　　左手の触覚性呼称障害
　　左手の観念運動性失行
　　左手の書字障害
　　右手の構成障害
　　右手の左半側空間無視
　　左視野の呼称障害
　　左視野の失読
　　右視野の相貌認知障害
3．左右の協調動作の障害
　　両手動作障害
　　拮抗失行

表 21 ▶ 脳梁離断症状検査

課題	方法
1．同種知覚の半球間連合能力	
触点定位の左右伝達	閉眼下で，検査者は患者の右（左）手指の1点を触る．その後，患者は，左（右）手指で検査者が触れた同じ部位を指す． 離断症状：触覚定位の伝達障害 検査者が触れた部位を反対側の手で同定できない．
手指パターンの左右伝達	閉眼下で，検査者は患者の右（左）手で手指パターンを形成する．その後，患者は同じ手指パターンを左（右）手で形成する． 離断症状：手指パターンの伝達障害 検査者が作った手指パターンを反対側の手で形成できない．
触覚認知の左右伝達	閉眼下で，検査者は5つの物品を用意し，そのなかの1つを患者の右（左）手に触らせる．その後，患者は，左（右）手で5つの物品の中から触った物品を触覚から選ぶ． 離断症状：触覚情報の伝達障害 反対側の手で，正しい物品を選択できない．
2．感覚運動の半球間連合能力	
感覚運動連合課題	患者に中央を固視させて，右（左）視野に物を提示する．その後，左（右）手でそれをつかませる． 離断症状：交叉性視覚運動性失調
3．一側局在機能の半球間連合能力	
触覚性呼称	閉眼下で，検査者は5つの物品を用意し，そのなかの1つを患者の左（右）手に触らせ，その物品が何かを言語で答えさせる． 離断症状：左手の触覚性呼称障害
象徴動作・パントマイム・動作模倣課題	閉眼下で，検査者は口頭でパントマイムおよび動作を行うよう指示する（例：左手の人差し指をあげてください）．左・右手で行う． 次に，パントマイムの模倣を左右手で行う． 離断症状：左手の観念運動性失行
書字	自発書字・書き取りを左手・右手で行う． 離断症状：左手の書字障害
構成・線分2等分課題	左手・右手で立方体の図形模写，線分2等分課題を行う． 離断症状：右手の構成障害，右手の左半側空間無視
タキストスコープによる一側視野の読字・呼称課題 *脳梁膨大部に病変がある時	左（右）視野に視覚提示した文字・物品・相貌を呼称させる． 離断症状：左視野の呼称障害，左視野の失読，右視野の相貌認知障害
4．左右共同運動能力	
両手動作	両手の動きが交互に必要でかつ新しく学習しなければならない動きや作業を行う．例：両手を交互に使う急速なタッピング．折り紙． 離断症状：左右の手が協調して動かず，ぎこちない．
生活場面の観察	右手が運動・行為を行うときに左手が右手の邪魔をしたり，左手が無関係な動きをしたりする．（拮抗失行）．患者から右手と左手がどの程度自分の意志で合目的に動いているか，内省を聞く．

（大槻美佳．In：田川皓一，編．神経心理学評価ハンドブック．東京：西村書店；2004. p. 280-8[45]より改変）

が多い．これを側性化という．右利きの多くの人では，左半球が言語，行為，計算の機能を，右半球が視空間認知，空間性注意，構成，顔の認知機能を主に担っている．

b．症　状

脳梁離断症状は大きく，①左右半球対称の機能に関する情報伝達障害，②左右半球の側性化による障害，③左右の協調動作の障害に分類される（表20）．脳梁離断症状のなかで拮抗失行は生活場面の観察からとらえることができるが，他の症状は検査を行って初めて把握できる．

c．検　査

表21に脳梁離断症状を調べる検査の内容と手順をまとめる．患者の了承が得られれば，動画に記録しておくとよい．症状の理解に役立つ．一側局在機能の半球間連合能力の課題は必ず右手・左手ともに行い，左右の手の反応の差をみる．

▐9　外傷性脳損傷の評価

a．外傷性脳損傷の症状

外傷性脳損傷例では記憶障害，注意障害，遂行機能障害，社会的行動障害を認めることが多い[46]．遂行機能障害とは，目的に適した行動計画の障害および目的に適した行動の実行障害である．社会的行動障害には，意欲・発動性の低下，情動コントロールの障害，対人関係の障害，依存的行動，固執などが含まれる．スクリーニングで問題がみられない場合でも，記憶検査，知能検査，前頭葉機能検査を実施し，受傷後の性格変化や行動変化について家族に質問する．

b．検　査

症状にあわせて，検査を選択する．以下に検査の組み合わせ例をあげる．社会的行動障害は，家族の情報および行動観察から評価する．BADS遂行機能症候群の行動評価の質問表が性格変化および問題行動の検出に役立つ．

- 1時間程度集中して検査に取り組むことができる場合

WAIS-Ⅲ成人知能検査，ウェクスラー記憶検査，BADS遂行機能障害症候群の行動評価

- 30分程度集中して検査に取り組むことができる場合

MMSE，トレイルメーキングテスト，リバーミード行動記憶検査，FAB前頭葉機能検査，レーヴン色彩マトリックス検査，慶應版ウィスコンシンカード分類検査

- 5〜10分程度しか集中できない場合

MMSE，Rey複雑図形検査，FAB前頭葉機能検査，レーヴン色彩マトリックス検査

c．知能検査の説明

1）WAIS-Ⅲ成人知能検査[47]

国際的に広く使われている知能検査である．対象：16〜89歳．言語性IQ（VIQ），動作性IQ（PIQ），全検査IQ（FIQ）の3つのIQに加え，「言語理解（VC）」，「知覚統合（PO）」，「作動記憶（WM）」，「処理速度（PS）」の4つの群指数が測定できる．被験者の年齢に応じて平均が100，標準偏差が15となるように標準化されている．また，IQや群指数のプロフィール，下位検査の評価点プロフィールの表示に加え，ディスクレパンシー分析，下位検査レベルでのSとWの判定，符号と数唱の精査も記録用紙上で行うことができる．14の下位検査から構成されるが，IQか，群指数か，その両方か

3．評　価　79

などの測定したい目的に応じて実施する下位検査を選択できる．所要時間 60〜95 分．

頭部外傷では言語性 IQ とくらべ動作性 IQ が低下しやすい．また処理速度も低下しやすい．

2）WISC-Ⅳ知能検査[48]

国際的に広く使われている児童用知能検査である．対象：5 歳 0 カ月〜16 歳 11 カ月．

全検査 IQ（FSIQ）と，4 つの指標得点（言語理解・知覚推理・ワーキングメモリー・処理速度）が算出できる．全 15 の下位検査（基本検査：10，補助検査：5）から構成されている．被験者の年齢に応じて平均が 100，標準偏差が 15 となるように標準化されている．指標間や下位検査間のディスクレパンシー分析，下位検査レベルでの S と W の判定，積木模様・数唱・絵の抹消の結果から 7 つのプロセス得点の算出が可能である．所要時間 60〜90 分．

> ▶ **ミニアドバイス　WAIS-Ⅲ成人知能検査の観察ポイント**
>
> - 積み木模様：積み木模様課題は，構成能力だけでなく，遂行機能能力も必要である．問題には，見本の図における認知単位を積み木 1 つの面と対応させて模様を構成する課題と，見本の図を積み木の 1 つの面に対応するように分割して模様を構成する課題がある．患者がどの問題でどのような誤りをしているかを観察することが大切である．
> - 算数：算数の問題では，①問題内容を把持できているか，②問題から式をたてることができるか，③計算が可能か，④時間内に回答できるかという点に注目するとよい．
> - 絵画配列：完成後にどのようなストーリーであるかを説明させると，ストーリーを理解しているかどうかが把握できる．配列は正答していても，物語の流れを理解していない場合がある．
> - 組み合わせ：IQ の算出には含まれないが，施行するほうがよい．課題施行時，①完成図を理解しているか，②組み合わせ方，③誤ったときに別の組み合わせを考えられるか，という点注目し，どの段階で問題があるかを把握する．

表 22 高次脳機能障害スクリーニング　森之宮病院版

ID　　　　　　　　　名前　　　　　　　　　　年齢　　　歳　利き手　　　　　実施日
発症日　　　　　　　　　　病巣　　　　　　　　　神経学的所見
意識レベル　　清明・混濁
検査態度　　　協力的・拒否的

1．見当識　時・季節，場所について「今年は何年ですか？」「ここは何市ですか？」と問う．
　年　　　　　月　　　　　日　　　　　曜日　　　　　時間　　　　　季節
　県　　　　　市　　　　　病院名　　　　　人物

2．注意
　（1）数唱
　順唱は数字を 1 秒に 1 つ言い，患者に数列を繰り返してもらう．2 桁から始め，成功すれば 1 桁ずつ増やして
いく．逆唱では患者に数列を言った後，それぞれの数列を反対から繰り返してもらう．2 桁から始め，成功すれ
ば 1 桁ずつ増やしていく．数列を言うときは抑揚をつけずに単調に言う．（例：1-6，2-7-5）
　順唱　　　　　桁　　　　　逆唱　　　　　桁
　（2）計算
　100 から 7 を連続して引く（5 回まで）．「100 から順に 7 を引いてください」と教示する．
　93　　　　　86　　　　　79　　　　　72　　　　　65

3．記憶
　（1）3 単語の記銘
　「これから言う 3 つの言葉を覚えてください」と教示した後，「さくら・犬・電車」と 1 語ずつおよそ 1 秒間隔
で言う．繰り返しができるまで最大 6 回繰り返す．最後に「今覚えた 3 つの言葉を後でまた聞きますので，覚え
ておいてください」と教示する．
　記銘　　　　さくら　　　　　　　犬　　　　　　　電車　　　　　/3
　（2）3 単語の 5 分後想起
　5 分後に「先ほど覚えてもらった 3 つの言葉を思い出してください」と言い，単語を再生してもらう．想起でき
なかった単語に関して，再認を行う．例：「犬はありましたか？」
　再生　　　　さくら　　　　犬　　　　電車　　　　　/3
　再認　　　　さくら　　　　犬　　　　電車　　　　　/3

4．言語：失語スクリーニング参照

5．行為　＊言語障害がある場合，教示を理解していることを確認してから行う．
　（1）顔面の行為
　「舌をだしてください」，「咳払いをしてください」と言う．できない場合は「私の真似をして咳払いをしてくだ
さい」といって，実際にしてみせる．目的の運動と異なる動きや無定形な動き，実際の運動の代わりに音声によ
る表現「ゴホン」がみられた時，口部顔面失行ありと評価する．
　口頭指示　　　　舌をだしてください　　　　　　反応：
　　　　　　　　　咳をしてください　　　　　　　反応：
　検査者の模倣　　舌を出す　　　　　　　　　　　反応：
　　　　　　　　　咳払い　　　　　　　　　　　　反応：
　（2）ジェスチャー・パントマイム
　口頭命令および模倣命令に応じてジェスチャー，パントマイムができるかを確認する．目的の動作と異なる動
きや無定形な動きなどがみられた時，観念運動性失行ありと評価する．
　右手施行・左手施行　（施行した手に○をつける．可能であれば両手施行する）
　ジェスチャー
　　口頭命令　「さよならと手をふってください」　　　　　　　　　　反応：
　　　　　　　「敬礼をしてください」　　　　　　　　　　　　　　　反応：
　　模倣　　　「私の真似をして，さよならをしてください」と言ってしてみせる．　反応：
　　　　　　　「私の真似をして，敬礼をしてください」と言ってしてみせる．　　　反応：

パントマイム
　　　　口頭指示　「歯ブラシをもったつもりで歯を磨くまねをしてください」　　　　　　反応：
　　　　　　　　　「くしを使うまねをしてください」　　　　　　　　　　　　　　　　　反応：
　　　　模倣　　　「私の真似をしてください」と言い，歯ブラシを使う真似をしてみせる．反応：
　　　　　　　　　「私の真似をしてください」と言い，くしを使う真似をしてみせる　　　反応：
　（3）物品使用
　　物品を実際に使用してもらう．歯ブラシおよびくしを渡して「使ってください」と言う．物品の持つ場所，持ち方，物品を持っていく対象，使い方の誤りがあれば観念性失行ありと評価する．
　　右手施行・左手施行　（施行した手に○をつける）
　　使用道具：歯ブラシ　　　反応：
　　　　　　　くし　　　　　反応：
　　　　　　　はさみ　　　　反応：
　（4）手指模倣
　　手の形をつくり「真似をしてください」という．注意障害のある患者は検査者の見本をよく見ていない場合もあるので，しっかりと検査者の見本に注意を引きつけてから行う．
　　　　模倣　　リング　　（右手・左手）　　　反応：
　　　　　　　　きつね　　（右手・左手）　　　反応：
　　　　　　　　チョキ　　（右手・左手）　　　反応：
　（5）系列運動課題（FAB の運動系列課題）
　　検査者が Fist-edge-palm を提示し，その後，患者のみで 6 回連続して行う．
　　評価：検査者と一緒ならば可能
　　　　　1 人で 3 回連続可能
　　　　　1 人で 6 回連続可能

6．半側空間無視　　　　　　　　左無視・右無視　　　　あり・なし
　（1）線分 2 等分課題（行動性無視検査日本語版の検査用紙・採点方法を用いる）
　　　　患者の正面正中に検査用紙を提示し，「それぞれの線のちょうど真ん中と思うところに縦に印をつけてください」と教示する．印が中点から右あるいは左に偏っているかを評価する．
　（2）線分抹消課題（行動性無視検査日本語版の検査用紙・採点方法を用いる）
　　　　患者の正中正面に検査用紙を提示する．「この紙にはたくさんの線が印刷してあります．すべての線に鉛筆でこのように印をつけてください」と 2 カ所印を示したあと，患者に残りの線分に印をつけてもらう．6 個以上見落とせば異常である．
　（3）消去現象：聴覚・触覚・視覚について片側あるいは両側に同時刺激を与え，刺激を感知した側を口頭で答えてもらう．両側同時刺激の時に一方の刺激にしか反応できなかった時，消去現象ありと判断する．
　　　　L：左刺激　　R：右刺激　　B：両側同時刺激
　　　　　L　B　B　R　L　B　R　L　R　B　L　R　　　　　　　B の正反応数：　　　/4 つ

7．構成
　立方体の模写（行動性無視検査日本語版の検査用紙を用いる）
　立方体図形の書かれた用紙を渡し，「同じものを書いてください」と教示する．
　＊正しく描くことができなかったとき，下記の描き方（四角を 2 つ重ねた後，頂点を結ぶ）を患者に提示して再度模写ができるかを確認する．

1　　2　　3　　4　

8．前頭葉機能
　（1）観察から，問題行動の有無を調べる．
　　（考え無精，場当たり的な反応，刺激にすぐ反応する，急に関係のない話を始める，切り替えできない，自発性の低下，感情の起伏が大きいなど）
　（2）把握反応，道具の強迫的使用など前頭葉損傷による運動・行為障害を確認する．

| 表 | 23 | 簡易失語スクリーニング　森之宮版 |

ID　　　　　　　　名前　　　　　　　　年齢　　　　利き手　　　　実施日＿＿＿＿＿＿＿

1．自由会話
お名前は？
家はこの近くですか？
どなたと一緒に暮らしておられますか？
発話特徴　（症状があれば○をつける）
努力性　　　構音障害　　　失構音　　　喚語困難　　　錯語　　　ジャルゴン　　　保続　　　迂言

2．呼称
目の前に物品（絵カード）を 1 つ提示して，「これは何ですか？」と問う．呼称できないときは，その目標名の最初の音（例：「えんぴつ」の場合，「え」）をヒントとして与える．
①鉛筆　　　　　　　　　　　　　②はさみ
③鍵　　　　　　　　　　　　　　④眼鏡
⑤時計　　　　　　　　　　　　　⑥くし

3．語想起　「動物の名前を 1 分間でできるだけたくさん言ってください」　　　　　　　　　こ/1 分

4．物品指示
呼称で用いた 6 物品を提示して「○○はどれですか？」と問う．6 選択不可の場合は選択数を減らして行う．
①鉛筆　　　　　　　②鍵　　　　　　　　③時計
④はさみ　　　　　　⑤眼鏡　　　　　　　⑥くし

5．系列物品指示
6 物品を提示し，1 個の名前から始め，何個までなら同じ順序で正確に指示できるかを調べる．例「鉛筆，時計，くしを指さしてください」．
　　　　　＿＿つ

6．口頭命令　　「私の言う通りにしてください」と言い，①～③の指示を読み上げる．
①目を閉じてください．
②天井を指さして，次に床を指さしてください．
③目を閉じたまま，両方の肩を，2 度ずつ叩いてください．

7．復唱　「私の言葉を繰り返してください」と言い，①～⑦の単語を読み上げる．
①いぬ　　　　　　②さくら　　　　　　③えんぴつ　　　　　　④ゆきだるま
⑤ほうれんそう　　⑥おうだんほどう　　　　　⑦あまてらすおおみかみ

8．音読　呼称で用いた物品の仮名・漢字単語を提示し，「読んでください」という．
①えんぴつ・鉛筆　　　②かぎ・鍵　　　　　③とけい・時計
④はさみ・鋏　　　　　⑤めがね・眼鏡　　　⑥くし・櫛

9．読解　6 物品を提示する．音読で用いた仮名・漢字単語を 1 つ提示して「この単語は，どの物品ですか」と問う．
①えんぴつ・鉛筆　　　②かぎ・鍵　　　　　③とけい・時計
④はさみ・鋏　　　　　⑤めがね・眼鏡　　　⑥くし・櫛

10．書字：「名前を書いてください」，「私の言う言葉を仮名・漢字で書いてください」と言う．

文献

1) 山鳥　重．神経心理学入門．東京：医学書院；1985.

2) Oldfield RC. The assessment and analysis of handedness: The Edinburgh Inventory. Neuropsychologia. 1971; 9: 97.

3) Folstein MF, Folstein SE, McHugh PR. Mini-Mental State: a practical method for grading the cognitive state of patients for the clinician. J Psychiatry Res. 1975; 12: 189-98.

4) 森　悦朗，三谷洋子，山鳥　重．神経疾患患者における日本語版 Mini-Mental State テストの有用性．神経心理学．1985; 1: 82-90.

5) 加藤伸司，下垣　光，小野寺敦志，他．改訂長谷川式簡易知能評価スケール（HDS-R）の作成．老年精神医学雑誌．1991; 2: 1339-47.

6) 日本高次脳機能障害学会（旧日本失語症学会）編．標準注意検査法・標準意欲評価法．東京：新興医学出版社；2006.

7) 山鳥　重．神経心理学コレクション　記憶の神経心理学．東京：医学書院；2002.

8) Squire LR. Memory and brain. NewYork: Oxford Univ Press; 1987.

9) Wechsler D（日本版作成：杉下守弘）．ウェクスラー記憶検査．東京：日本文化科学社；2001.

10) 綿森淑子，原　寛美，宮森孝史，他．日本版リバーミード行動記憶検査．東京：千葉テストセンター；2002.

11) 日本高次脳機能障害学会編．標準言語性対連合学習検査．東京：新興医学出版社；2014.

12) 本間　昭，福沢一吉，塚田良雄，他．Alzheimer's Disease Assessment Scale（ADAS）日本語版の作成．老年精神医学雑誌．1992; 3: 647-55.

13) 博野信次．臨床認知症学入門―正しい診療・正しいリハビリテーションとケア．改訂2版．京都：金芳堂；2007.

14) Lezak MD. Auditory-verbal lerning test. Neuropsychological assessment. Oxford University Press; 1983. p. 438.

15) Benton AL（高橋剛夫，訳）．ベントン視覚記銘検査．京都：三京房；1966.

16) Mayers JE, Meyers KR. Rey complex figure test and recognition trial. Odessa, Psychological Assessment Resource. 1995.

17) 剣持龍介，小林知世，山岸　敬，他．Rey 複雑図形模写課題における認知症患者の遂行機能障害の評価：簡易尺度の作成と妥当性の検討．高次脳機能研究．2013; 33: 236-44.

18) Kopelman M, Wilson BA, Baddeley AD. The Autobiographical memory interview; A new assessment of autobiographical and personal semantic memory in amnesic patients. Clin Exp Neuropsychol. 1989; 11: 724-44.

19) 吉益晴夫，加藤元一郎，鹿島晴雄．プライステストについて―簡便な逆向性健忘検査のコルサコフ症候群への応用．精神医学．1997: 39: 729-33.

20) 日本高次脳機能障害学会（旧日本失語症学会）編．標準失語症検査マニュアル．改訂第2版．東京：新興医学出版社；2003.

21) WAB 失語症検査（日本語版）作製委員会（代表 杉下守弘）．WAB 失語症検査日本語版．東京：医学書院；1986.

22) 上智大学 SALA プロジェクトチーム．著：藤林眞理子，長塚紀子，吉田　敬，他．SALA 失語症検査．千葉：エスコアール；2004.

23) 平口真理．新日本版 Token Test 使用手引．京都：三京房；2010.

24) 藤田郁代，物井寿子，奥平奈保子，他．失語症語彙検査―単語の情報処理の評価―．千葉：エスコアール；2002.

25) 大槻美佳．失語症．高次脳機能研究．2009; 29: 194-205.

26) 竹内愛子．失語症の評価とリハビリテーション．In: 医療研修推進財団，監．言語聴覚士指定講習会テキスト．第2版．東京：医歯薬出版；2001. p.217.

27) 日本高次脳機能障害学会（旧日本失語症学会）編．標準高次動作性検査．改訂第2版．東京：新興医学出版社；2003.

28) 森　悦朗，山鳥　重．前頭葉と行為障害．神経研究の進歩．1993; 37: 127-38.

29) 鈴木匡子．神経心理学コレクション　視覚性認知の神経心理学．東京：医学書院；2010.

30) 日本高次脳機能障害学会（旧日本失語症学会）編．標準高次視知覚検査．改訂第1版．東京：新興医学出版社；2003.

31) Benton AL, Hamsher K, Varney NR, et al. Contributions to neuropsychological assessment: a clinical

manual. New York: Oxford University Press; 1983.

32) Brown T, Bourne R, Sutton E, et al. The reliability of three visual perception tests used to assess adults. Percept Mot Skills. 2010; 111: 45-59.

33) 飯本和子, 鈴木陽子, 茂木茂八. フロスティッグ視知覚発達検査. 東京: 日本文化社; 1979.

34) 石合純夫. 高次脳機能障害学. 第2版. 東京: 医歯薬出版; 2012.

35) 石合純夫 (BIT 日本版作製委員会代表). BIT 行動性無視検査日本版. 東京: 新興医学出版社; 1999.

36) Azouvi P, Olivier S, de Montety G, et al. Behavioral assessment of unilateral neglect: study of the psychometric properties of the Catherine Bergego Scale. Arch Phys Med Rehabil. 2003; 84: 51-7.

37) 大島浩子, 村嶋幸代, 高橋龍太郎. 半側空間無視 (Neglect) を有する脳卒中患者の生活障害評価尺度 the Catherine Bergego Scale (CBS) 日本語版の作成とその検討. 日本看護科学会誌. 2005; 25: 90-5.

38) Bisiach E, Vallar G, Perani D, et al. Unawareness of disease following lesions of the right hemisphere: anosognosia for hemiplegia and anosognosia for hemianopia. Neuropsychologia. 1986; 24: 471-82.

39) Feinberg TE, Haber LD, Leeds NE. Verbal asomatognosia. Neurology. 1990; 40: 1391-4.

40) 藤森美里, 森 悦朗. 遂行機能障害. 理学療法ジャーナル. 1999; 33: 359-64.

41) Dubois B, Slanchevsky A, Litven I, et al. The FAB; Frontal assessment battery at bedside. Neurology. 2000; 55: 1621-6.

42) 杉下守弘, 山崎久美子. 解釈. 日本版レーヴン色彩マトリクス検査手引き. 東京: 日本文化科学社; 1993.

43) 鹿島晴雄, 加藤元一郎, 編著. 慶應版ウィスコンシン・カード分類検査 WCST-K. 京都: 三京房; 2013.

44) 鹿島晴雄 (監訳). 日本版 BADS 遂行機能障害症候群の行動評価. 東京: 新興医学出版社; 2003.

45) 大槻美佳. 脳梁離断症候群の評価. In: 田川皓一, 編. 神経心理学評価ハンドブック. 東京: 西村書店; 2004. p.280-8.

46) 厚生労働省社会・援護局障害保健福祉部 国立障害者リハビリテーションセンター, 編. 高次脳機能障害者支援の手引き. 埼玉: 国立障害者リハビリテーションセンター; 2007.

47) Wechsler D (日本語版 WAI-S III 刊行委員会). WAIS-III 知能検査. 東京: 日本文化科学社: 2006.

48) Wechsler D (日本語版 WISC-IV 刊行委員会). WISC-IV 知能検査. 東京: 日本文化科学社: 2010.

〈小久保香江〉

4．検 査

4-1 画像診断（CT，MRI）

Point

● 急性期病院から提供される，あるいは，回復期リハ病棟入院時に撮像する脳卒中患者の CT や MRI・MRA は，確定診断のためではなく，病巣部位や脳循環についての情報を収集し，病態把握やリスク管理，経過観察，予後予測のために利用することになる．

● 一般的な読影所見には，これらについての十分な情報は含まれておらず，自分で画像を読み込んでいく必要がある．特に，リハに重要な脳部位を同定できることが望ましい．

● 今後，3 次元画像や拡散テンソル画像などの新しい撮像法が臨床でより広く用いられていく可能性がある．

神経リハにおいて，computed tomography（CT）や magnetic resonance imaging（MRI）などの神経画像による形態や脳循環の情報は，病態把握やリスク，予後予測に有用な情報を提供しうる．しかし，必ずしも得られる情報が最大限に利用されているとは限らない．そこで，本稿では，このような神経画像をいかに神経リハに活用するかという視点で概説する．

A CT

X 線を利用して，2 次元，あるいは，ヘリカル CT や多列検出器 CT（マルチスライス CT）の進歩により高速で 3 次元の画像を得ることができる．骨の描出に優れ，骨折の診断に有用である．また，出血や血腫の描出にも優れる．さらに，病変による mass effect，midline sift やヘルニアなどの正常構造の変異や水頭症などによる脳室の拡大などを診断できる．脳梗塞に関しては，急性期の診断はMRI 拡散強調像が優れるが，CT でも，皮質・白質境界消失，レンズ核の不明瞭化，脳溝の消失，あるいは中大脳動脈（MCA）内の血栓を反映した高吸収域を認める hyperdense MCA sign などの early CT sign がみられる（図 1）．MRI と比較して，心臓ペースメーカーなどの体内金属が禁忌ではない点に加え，測定時間が短いのも救急医療の現場や患者が安静を保つのが困難な場合には CT が有利な点である．ヨード造影剤を用いる造影 CT は，脳腫瘍などの診断に利用されるが，CT 血管造影として，動脈瘤や頸動脈・脳動脈の狭窄の診断にも利用される．

B MRI

特定の周波数の電磁波を照射し，励起された水素原子から得られる共鳴信号を受信して，形態や

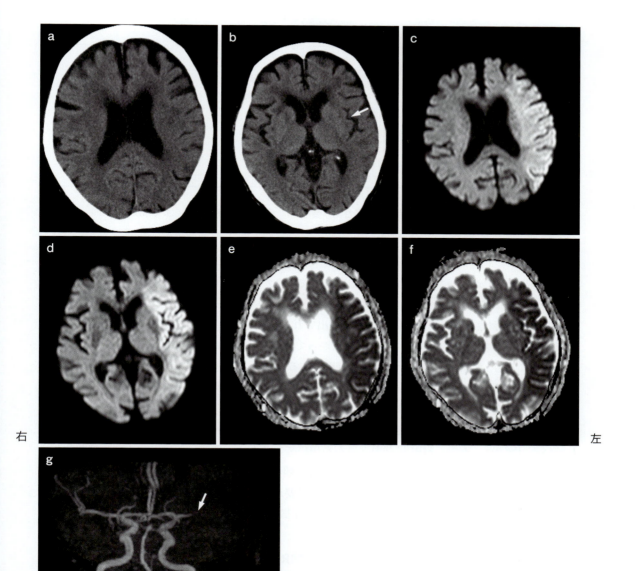

図 1 脳梗塞急性期
　90 歳代，女性．既往歴：高血圧，心房細動．突然意識レベルが低下．自発語はなく，従命に従えず．右上下肢の弛緩性麻痺を認めた．発症 30 分後に緊急 CT，50 分後に MRI を施行．CT では左島皮質の皮質・白質境界の不鮮明化が疑われた（a, b 矢印）．MRI 拡散強調像では病変は高信号域として（c, d），ADC マップでは低信号域（e, f）として，明瞭に描出できた．心房細動の既往があること，MRA で左中大脳動脈の閉塞を認めた（g 矢印）ことから，心原性脳塞栓と考えられた．

血流の情報を得る．組織により T1，T2，T2*（T2 スター）緩和などの特性が異なるため，撮像方法を工夫することで，CT よりも明瞭な白質，灰白質などの組織コントラストを得ることができる．脳梗塞超急性期の病巣の描出には拡散強調像が優れる（後述）が，脳出血に関しては，超急性期の

表 1

病期	ヘム鉄の変化		局在	MRI 所見		CT
				T2 強調像	T1 強調像	
超急性期	オキシヘモグロビン	Fe^{2+}/反磁性	赤血球内	軽度高信号*	軽度低信号*	高吸収域
急性期	デオキシヘモグロビン	Fe^{2+}/常磁性	赤血球内	低信号	軽度低信号	高吸収域
亜急性期	メトヘモグロビン	Fe^{3+}/常磁性	赤血球内	低信号	高信号	高吸収域
	メトヘモグロビン	Fe^{3+}/常磁性	赤血球外	高信号	高信号	辺縁部から低下
慢性期	ヘモジデリン	Fe^{3+}/常磁性	赤血球外	低信号	低信号	低吸収域

* 水分含有量を反映

（井田正博. 脳出血後の経過（急性期から亜急性期, 慢性期）. In: 青木茂樹, 他編. よくわかる脳 MRI. 3 版. 東京: 学研メディカル秀潤社; 2012. p. 283）

病変の描出は CT が簡便で実用的であるが, MRI では T2*強調像でとらえやすい. 脳実質内血腫の MRI 所見は, ヘモグロビンがオキシヘモグロビンからデオキシヘモグロビン, メトヘモグロビン, さらに, T2*強調像や磁化率強調像で明瞭に描出されるヘモジデリンへと変化していくなかで, 刻々と画像コントラストが変化する（表 1）. したがって, 病変部位だけでなく, 発症からの時間情報が得られることも, 症状の把握や予後予測に有用である. また, T2*強調像では, 脳内の微小出血を鋭敏に検出できる. 脳卒中や Alzheimer 病患者では, T2*強調像で陳旧性の無症候性微小出血が検出される割合が高いとされ, 認知機能障害との関連も指摘されている[1]. 穿通枝動脈や皮質下動脈の高血圧による fibrohyalinosis と大脳皮質下にみられる小動脈の amyloid angiopathy が主な原因とされている（図 2）[2]. なお, MRI は強力な磁石を用いているため, 心臓ペースメーカーや深部脳刺激装置, 人工内耳などの体内電子機器は, MRI 対応機種を除き, 原則禁忌であり, 人工血管やステント, 脳動脈瘤クリップなどは MRI 適応か確認する必要がある. また, 水頭症に対する脳室-腹腔シャント術に使用される圧可変式シャントバルブは MRI 撮像後に圧調整が必要になる場合がある.

C MR 血管造影（MR angiography: MRA）

Time-of-flight（TOF）法, あるいは, phase contrast（PC）法により, 血管内を移動するプロトンの信号を検出することで, 血管の形状を評価できる. 通常は造影剤なしで撮像され, CT 血管造影と同様に脳動脈瘤や頸動脈, 脳動脈の狭窄や閉塞を評価できる.

D CT 灌流画像（CT perfusion: CTP）, MR 灌流画像（MR perfusion: MRP）

造影剤を急速静注しながら連続撮像し, 濃度や信号値の経時的変化から脳循環を解析する検査法である. 通常の CT や MRI と併せて施行できることから, 急性期脳梗塞に広く臨床応用されている. 拡散強調像では高信号を呈さないが, 灌流画像では低灌流を示す, いわゆる diffusion/perfusion mismatch が見られる場合があり, 可逆性の虚血領域であるペナンブラ（penumbra）を反映して

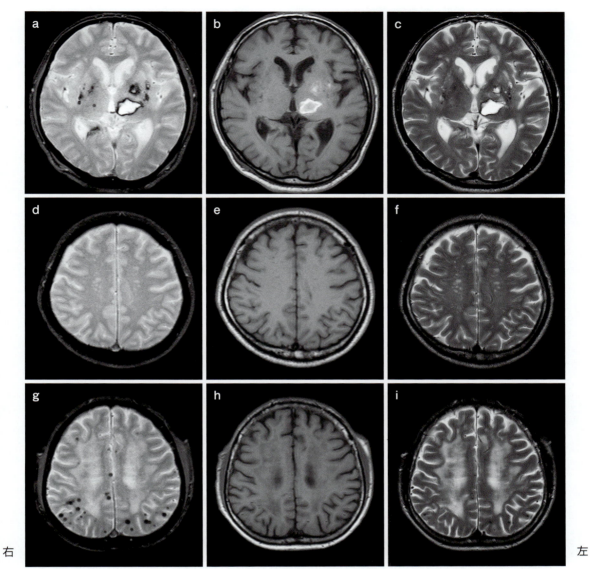

図 2 微小出血

A: 50歳代，男性．既往に脳出血，高血圧症（a～f）
症候性の左大脳基底核，視床出血の他に，T2*強調像で両側基底核を中心に微小出血を認める（a）．大脳皮質下には認めない（d）．それぞれのレベルのT1強調像（b, e），T2強調像（c, f）．

B: 60歳代，男性．既往に脳梗塞，脂質異常症あり（g～i）
両側大脳皮質下にT2*強調像で点状の低信号域を認める（g）．比較的大きなものはT1強調像（h），T2強調像（i）でも同定できる．白質はT2強調像でびまん性に高信号を示し，白質変性も合併していることがわかる．

いると考えられている．MRPには，造影剤を用いず，動脈血を磁気的にラベルしてトレーサーとして用いる arterial spin labeling（ASL）という方法もある．

E 拡散 MRI

拡散強調像では，水分子の微視的なランダムな動き（ブラウン運動）で反映される組織の微細な構造を画像化することができる．水分子は障害がないとブラウン運動により，あらゆる方向に拡散していく（等方性拡散）．これに対し，もしも一定方向に障害があると拡散は等方性を失う（異方性拡散）．拡散強調像では，echo planar imaging（EPI）法などの高速撮像法に水分子の拡散運動を捉える motion probing gradient（MPG）を加えている．拡散強調像の拡散強調の程度は，MPG の強さや印加時間などのパラメータで決まる b 値で表現される．また，異なる b 値で得られた画像から，拡散係数を求め，拡散の程度を定量的に評価することができる．この拡散係数には，毛細血管などの微小循環や拍動などの拡散以外の要因も含まれるため，見かけの拡散係数（apparent diffusion coefficient: ADC）とよばれている．拡散強調像は様々な疾患の診断に有効であるが，特に，脳梗塞急性期には，細胞性浮腫を反映して，早期から梗塞巣が拡散強調像の高信号と ADC 低下を呈し，診断に有力な検査となる（図 1）．

F 拡散テンソル画像

拡散強調像において，6 軸以上の MPG を別々に印加して撮像し，信号値をテンソル解析すると，フットボール状の拡散楕円の主軸の固有値（見かけの拡散係数）である λ1，λ2，λ3 と固有ベクトル v1，v2，v3 が求まり，拡散の異方性について定量的に評価できる．テンソル解析の計算結果の表示方法としては，拡散楕円がどれくらい細長いかを fractional anisotropy（FA）などの異方性の強さの指標で示す anisotropic map（アナイソトロピーマップ），拡散楕円の最長軸の principal axis（λ1）の方向（v1）を示したベクトルマップ，アナイソトロピーマップの各画素の v1 を XYZ の 3 方向に分解し，赤緑青などで色付けしたカラーマップなどがある．中枢神経系の白質においては，軸索の細胞膜やミエリン鞘が水分子拡散の障害となるため，白質の水の拡散は線維方向に速く，線維と直交する方向には遅くなる．拡散テンソル画像では，画素内の神経線維の方向が整っている場合，白質の拡散の異方性は強く，拡散楕円の最長軸は神経線維の走行する方向と考えられる．通常の形態画像では均質に見えている大脳皮質下白質などが，カラー FA マップでは異なる線維束で構成されていることがわかる（図 3）．このように個々の画素で白質線維の方向がわかると，それをつないでいくことで白質線維を 3 次元的に再構築し，可視化することができ，トラクトグラフィー（tractography）とよばれている．白質線維を追跡（トラッキング）し構築するには，様々な手法[3,4,5]が提案されている（図 4）．トラクトグラフィーでは，脳梁，内包，視床放線，帯状束，鉤状束，上・下縦束，上・下前頭後頭束などが描出できる（図 5）．

拡散テンソル画像の神経リハへの臨床応用としては，出血などの病巣により白質線維が正常な部位からシフトしている可能性がある場合の白質線維の位置の確認や，病巣による白質線維の障害の程度の評価に利用できる．脳卒中に関しては，特に運動障害に関わる錐体路の評価に用いられている．錐体路が損傷を受けると，その下降路に Waller 変性が生じる．T2 強調像では発症 2 カ月後位

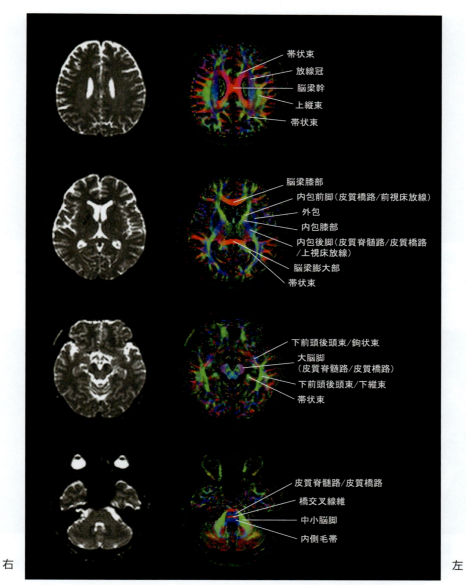

図 3 拡散テンソル画像．カラー FA マップによる白質線維束の描出

T2 強調像（左）と対応するカラー FA マップ（右）．カラー FA マップでは，FA 画像に拡散テンソルの第 1 固有ベクトルの左右成分を赤，上下成分を緑，画像に垂直な成分を青で色付けして表示している．通常の形態画像では均質に見える白質内に異なる方向に走る線維束を描出できる．

に明瞭になってくるが，FA は発症 7〜14 日に変化が認められるとされている（図 6）．トラッキングによる錐体路の同定と病巣の位置関係を検討することで運動機能の回復の予測に役立つという報告[6,7]や，経頭蓋磁気刺激法と拡散テンソル画像を組み合わせて錐体路の損傷を評価し，上肢の麻痺の回復を予想するアルゴリズムも提唱されている[8]．また，言語機能に関して重要な領域である

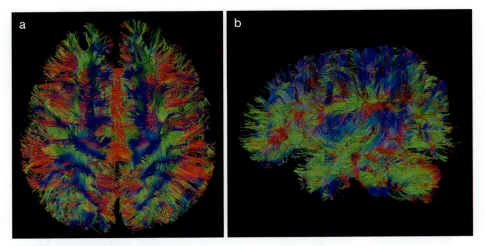

図 4 拡散テンソルトラクトグラフィー
白質線維をカラー FA マップと同様に 3 方向に色付けして表示している．解析には TrackVis（http://trackvis.org/）を使用．

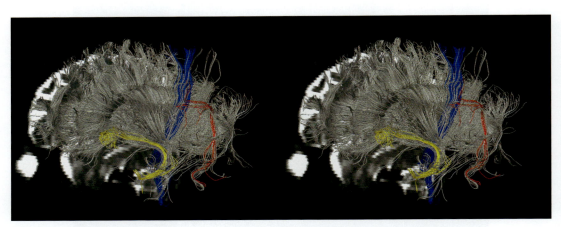

図 5 拡散テンソルトラクトグラフィーによる白質線維束の描出例（ステレオ表示）
解剖学的に設定した関心領域を通過する線維を抽出することで，脳梁（白），錐体路（青），鈎状束（黄），弓状束（赤）などが描出できる．

Broca 野を中心とする前頭葉領域と Wernicke 野を中心とする側頭葉，頭頂葉領域を連絡する白質線維については，語彙によらない復唱などには，上側頭回と運動前野を弓状束と上縦束が接続している背側経路が関与し，音声言語理解には中下側頭回と腹外側前頭前野を外包が接続している腹側経路が重要と考えられている[9]．このような白質線維も拡散テンソル画像で解析できるようになってきており，失語症や半側空間無視などの高次脳機能障害の病態解明にも用いられるようになってきている．ただし，拡散テンソル画像では白質線維が求心性か遠心性かの区別はできない．また，通常の拡散テンソルトラクトグラフィーによる白質線維の追跡には限界があり，線維が交叉（crossing），近接（kissing）していたり，団扇状に広がったり（fanning），屈曲している（bending）場合に

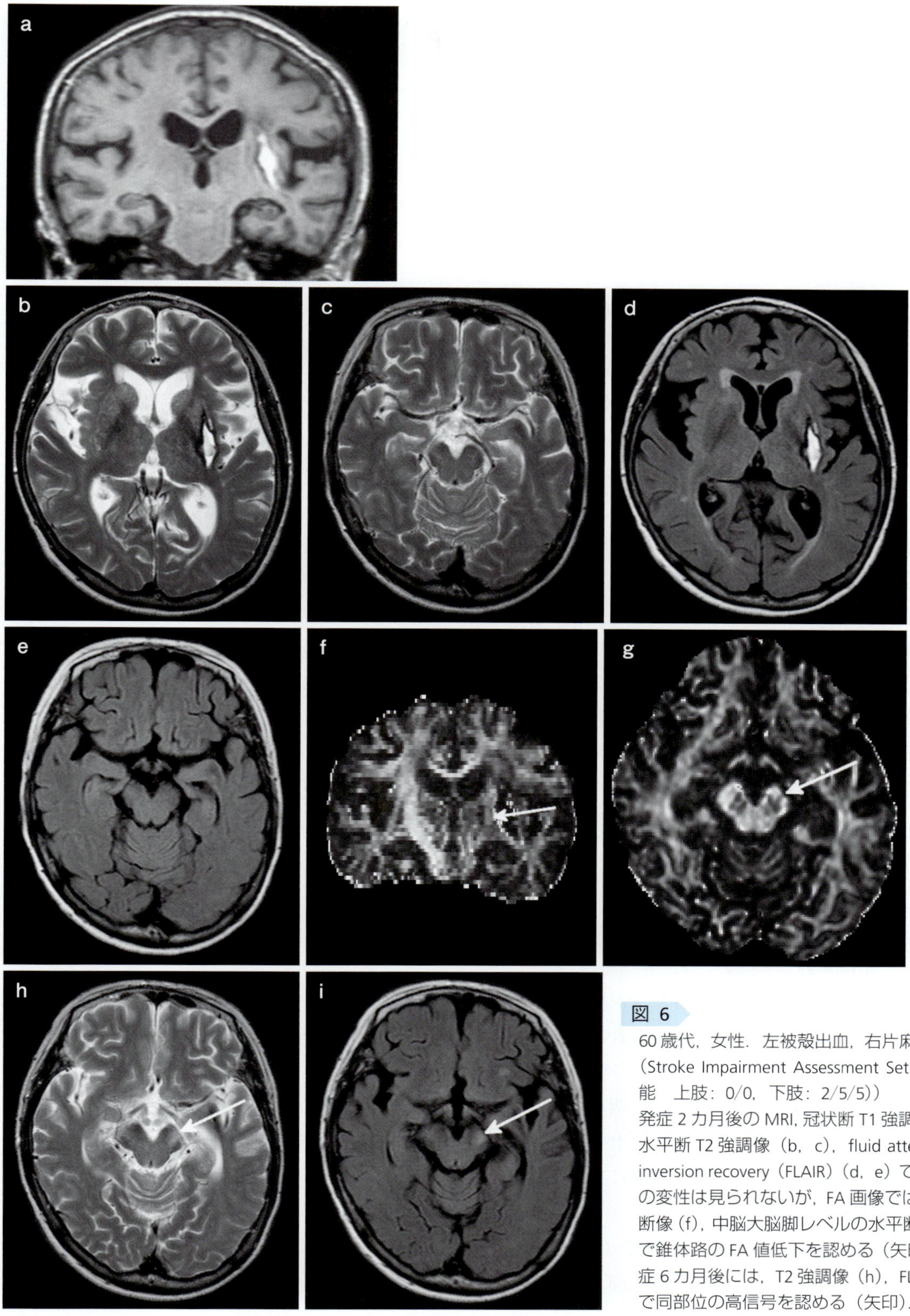

右

左

図 6

60 歳代, 女性. 左被殻出血, 右片麻痺症例
(Stroke Impairment Assessment Set 運動機
能 上肢: 0/0, 下肢: 2/5/5))
発症 2 カ月後の MRI, 冠状断 T1 強調像 (a),
水平断 T2 強調像 (b, c), fluid attenuated
inversion recovery (FLAIR) (d, e) で錐体路
の変性は見られないが, FA 画像では, 冠状
断像 (f), 中脳大脳脚レベルの水平断像 (g)
で錐体路の FA 値低下を認める (矢印). 発
症 6 カ月後には, T2 強調像 (h), FLAIR (i)
で同部位の高信号を認める (矢印).

4. 検 査　93

は追跡できない．したがって，例えば錐体路に関しては，外側部の一次運動野のトラッキングは一般的に困難であることに留意する必要がある．これらに対して，様々な撮像方法，解析方法が検討されている．

G 神経リハに重要な脳部位の同定

主要な症状である運動麻痺に関して一次運動野，また，失語症に関して Broca 野と Wernicke 野の同定法について述べる．

1 中心溝・一次運動野

運動麻痺がある患者の運動下降路の障害を形態学的に評価することは，病態を把握し，予後を予測する上で重要である．白質の評価には上述のように，拡散テンソル画像が有用である．大脳皮質レベルでは一次運動野を同定する必要がある．そのためには，まず，前頭葉と頭頂葉の境界であり，一次運動野と一次感覚野の間にある中心溝を確定しなければならない．横断像では中心溝周辺には，前方の中心前溝，中心溝，後方の中心後溝と平行に3本の溝がある．中心前溝は，前後に走行する上前頭溝，下前頭溝とほぼ直角に交わり，後中心溝は頭頂間溝と交わるが，中心溝は，通常，他の脳溝と連続していない．また，内側では，帯状溝の一部である縁溝の前方に位置する（図7）．また，中心前溝と中心溝の距離は，中心溝と中心後溝との距離よりも長いのが通常である[10]．中心溝は，正中から3cm程度のところで，横断像で後方に凸型に突出し，矢状断像では鉤状になっており，precentral knob sign とよばれ，一次運動野の手の領域に相当する[11]．これらは一般的な傾向であり，脳溝と脳溝が交わるか，脳溝が途中で途絶えるか，あるいは，2本に分岐するかなどについては，例えば，中心溝は90％以上の例で連続しているが，中心後溝は約50％であり，中心前溝はほとんど連続していないなど，神経系の発達段階での脳溝の形成機序の違いにより，脳溝毎にバリエーションに差がある（図8）[12]．解剖学的に機能局在部位を特定するのが困難な場合，機能的MRIなどの機能画像も参考になる．

2 言語野

a．Broca 野

大脳半球を側方から見ると，シルビウス裂は前下方で前水平枝，前上行枝となり，下前頭回は眼窩部，三角部，弁蓋部に分けられる．いわゆる Broca 野は左半球の三角部，弁蓋部を指し，それぞれ，およそ Brodmann 45，44 野に当てはまる（図9）．他人の行動と自身の実際の行動の両方に反応し，他人の行動の理解や模倣に関与すると考えられている mirror neuron system の下前頭回の領域にも相当する．弁蓋部レベルの水平段像では，シルビウス裂前上行枝は，中心前溝の前方に位置し，深部で島槽または島の前境界部に到達するが，中心前溝に到達しないことで区別できる[10]．

b．Wernicke 野

Wernicke 野は上側頭回の後部（Brodmann 22 野の後方部）を中心とした領域を指すが，その正確な境界については議論がある（図9）．また，弓状束は Wernicke 野と Broca 野を接続すると考えら

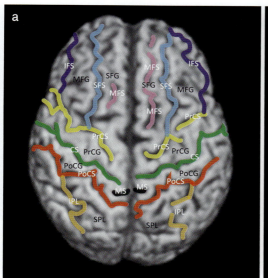
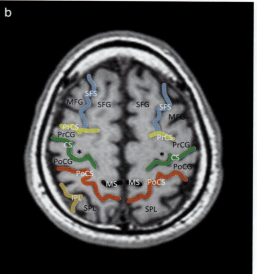

図 7　中心溝周辺の脳溝，脳回
上方から見た脳表（a）および横断像（b）
本例では，上前頭溝と内側面の間に内側前頭溝が存在する．
CS：中心溝，IFS：下前頭溝，IPL：頭頂間溝，MFG：中前頭回，MFS：内側前頭溝，MS：縁溝，PoCG：中心後回，PoCS：中心後溝，PrCG：中心前回，PrCS：中心前溝，SFG：上前頭回，SFS：上前頭溝，SPL：上頭頂小葉，*：precentral knob

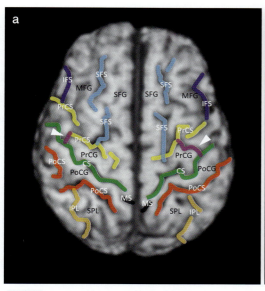
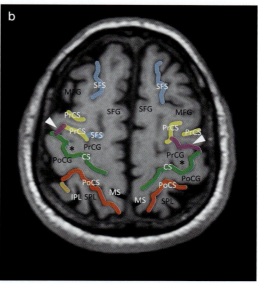

図 8　中心溝，中心前溝のバリエーション
本例では，左右半球とも中心溝と中心前溝は precentral knob の外側の分枝（紫色，白矢頭）を介して吻合している．本例のように中心前溝が 2 またはそれ以上の segment に分かれることは一般的である（略語は図 7 と同一）．

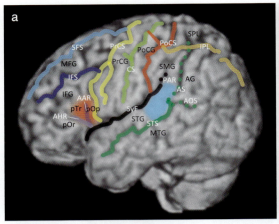 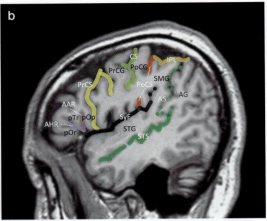

図9 シルビウス裂周辺の脳溝，脳回

左側方から見た脳表（a）および矢状断像（b）
Broca野とWernicke野に相当する領域を赤，青で表示．
中心後回より後方の後部頭頂葉は頭頂間溝により上頭頂小葉と下頭頂小葉に分けられ，下頭頂小葉は，前方のシルビウス裂後上行枝の上端を囲むように存在する縁上回と後方の上側頭溝の後上端を囲むように存在する角回で構成されている．本例では，左上側頭溝は後方で角溝（angular sulcus）と前後頭溝に別れ[12]，前者は上行し頭頂間溝と交わっている．したがって，角回は角溝によって前部と後部に分かれている．
AAR：シルビウス裂前上行枝，AG：角回，AHR：シルビウス裂前水平枝，AOS：前後頭溝，AS：角溝，CS：中心溝，IFG：下前頭回，IFS：下前頭溝，IPL：頭頂間溝，MFG：中前頭回，MTG：中側頭回，PAR：シルビウス裂後上行枝，PoCG：中心後回，PoCS：中心後溝，pOp：下前頭回弁蓋部，pOr：下前頭回眼窩部，PrCG：中心前回，PrCS：中心前溝，pTr：下前頭回三角部，SFS：上前頭溝，SMG：縁上回，SPL：上頭頂小葉，STG：上側頭回，STS：上側頭溝，SyF：シルビウス裂

れていたが，Broca野ではなく，運動前野，一次運動野と連結しているという報告もある[13]．

　上肢の領域の一次運動野周辺の脳溝や脳回の同定には横断像，下前頭回や側頭葉外側は矢状断像，側頭葉内側面は冠状断像がわかりやすい．しかし，それでも，3〜5mmのスライス厚とスライス間にギャップがある離散した断面では，脳溝や脳回の同定，追従が困難な場合がある．異なる方向の2次元T1強調像を別々に撮像するよりも，全脳をカバーする3次元画像が5分以下で撮像できるようになってきたので，これを任意の断面で再構成する方が形態を把握しやすい．

文献

1) Werring DJ, Frazer DW, Coward LJ, et al. Cognitive dysfunction in patients with cerebral microbleeds on T2*-weighted gradient-echo MRI. Brain. 2004；127（Pt 10）：2265-75.
2) Wang Z, Soo YO, Mok VC. Cerebral microbleeds：is antithrombotic therapy safe to administer? Stroke. 2014；45：2811-7.
3) Mori S, Crain BJ, Chacko VP, et al. Three-dimensional tracking of axonal projections in the brain by magnetic resonance imaging. Ann Neurol. 1999；45：265-9.
4) 増谷佳孝, 青木茂樹, 阿部 修, 他. MR拡散テンソル画像のTractographyにおける拡散異方性に基づくTracking方向決定法の改善. 日本医用画像工学会大会. 2002.
5) Behrens TE, Woolrich MW, Jenkinson M, et al. Characterization and propagation of uncertainty in diffusion-weighted MR imaging. Magn Reson Med. 2003；50：1077-88.
6) Konishi J, Yamada K, Kizu O, et al. MR tractography for the evaluation of functional recovery from

lenticulostriate infarcts. Neurology. 2005; 64: 108-13.

7) Kunimatsu A, Itoh D, Nakata Y, et al. Utilization of diffusion tensor tractography in combination with spatial normalization to assess involvement of the corticospinal tract in capsular/pericapsular stroke: Feasibility and clinical implications. J Magn Reson Imaging. 2007; 26: 1399-404.

8) Stinear CM, Barber PA, Petoe M, et al. The PREP algorithm predicts potential for upper limb recovery after stroke. Brain. 2012; 135 (Pt 8): 2527-35.

9) Saur D, Kreher BW, Schnell S, et al. Ventral and dorsal pathways for language. Proc Natl Acad Sci U S A. 2008; 105: 18035-40.

10) 高橋昭善. 脳の画像解剖 A. 脳回・脳溝の同定. In: 高橋昭善, 編. 脳血管障害の画像診断. 東京: 中外医学社; 2003. p. 1-14.

11) Yousry TA, Schmid UD, Alkadhi H, et al. Localization of the motor hand area to a knob on the precentral gyrus. A new landmark. Brain. 1997; 120 (Pt 1): 141-57.

12) Ono M, Kubik S, Abernathey CD. Atlas of the Cerebral Sulci. Thieme; 1990.

13) Bernal B, Ardila A. The role of the arcuate fasciculus in conduction aphasia. Brain. 2009; 132 (Pt 9): 2309-16.

〈服部憲明〉

4. 検 査

4-2　画像診断（エコー，脳血管造影，SPECTなど）

Point
- 脳卒中患者の血管，血流の評価には超音波，血管造影，脳血流シンチグラフィ（SPECT）などが用いられる．
- 超音波検査は被曝などの影響がなく，ベッドサイドで実施できるため，急性期を含め臨床的に優れたツールである．
- 心房，僧帽弁や大動脈プラークなどの評価には経胸壁よりも経食道心エコーが有効であるが，無侵襲ではないため，実施に際しては注意が必要である．

A　超音波検査

　超音波検査は非侵襲性で，比較的検査時間も短く，ベッドサイドで繰り返し実施できるため，病態の把握に有効なツールである．脳卒中の診療で高頻度検査である心エコー（経胸壁，経食道）および頸部動脈エコーについて解説する．

1　心エコー

　近年，高齢化に伴い非弁膜症性心房細動の有病者が増加し，心原性脳塞栓が増加している．また動脈硬化に伴う非リウマチ性弁膜症（大動脈弁狭窄症など），うっ血性心不全や虚血性心疾患などをリスクにもつ例も多く，脳卒中治療やリハビリ阻害因子として評価やその管理は重要である．一方，動脈硬化をもたない若年脳卒中でも卵円孔開存やシャント性疾患など，奇異性塞栓の原因検索において心エコー検査は頻用されるものである．

　脳卒中診療での縦断的な用途は，急性期では心原性脳塞栓の基礎疾患および塞栓源検索，動脈硬化に合併しやすい心疾患の検索，心機能評価（輸液負荷等）など，回復期リハ期では離床や運動負荷にあたり循環器系のリスク管理，二次予防の抗凝固薬などの妥当性などがあげられる．

　まず経胸壁心エコーで全景の情報を多く得て，塞栓源精査やシャント，左房や僧帽弁，大動脈などのさらなる評価が必要な場合に経食道心エコーを実施する．

a．経胸壁心エコー（TTE: transthoracic echocardiography）

　経胸壁心エコーは非侵襲的であり，またセットアップも容易なため，超急性期の救急外来でも検査待機中の時間などに容易に観察できるメリットがある．

　観察項目と所見，考慮すべきポイントについて表1に示す．

Ⅱ．実践篇

表 1 心エコーの観察部位と特徴的所見から考慮すべき事項

観察部位	所見	考慮すべき事項
心機能（収縮能，拡張能）	低下	運動負荷の可否と程度 輸液量調整
心室壁・心室壁運動	左室肥大，心筋症 局所壁運動異常（asynergy, dyssynergy），心室瘤など 壁在血栓	虚血性心疾患の評価 心室瘤や壁の菲薄化した部分は血栓付着部位になりうる
心腔内，左房径	もやエコー，心腔内血栓，左心耳血栓，左房粘液腫 腱索断裂 径拡大	塞栓源 心不全 左房径拡大は，心房細動の存在を示唆
弁	弁膜症，疣贅 機械弁の場合は脱落や血栓付着	塞栓源 心不全の併発
右心系 下大静脈	右室圧上昇 下大静脈の呼吸性変動・虚脱	肺高血圧，肺塞栓の可能性 左右シャントの存在の可能性 脱水，後負荷
シャント	左右シャント，右左シャント	卵円孔開存，心房中隔欠損，肺動静脈瘻など 右左シャントでは奇異性塞栓の疑い．DVTなど塞栓源の精査追加

b．経食道心エコー（TEE: transesophageal echocardiography）

　経胸壁心エコーよりも左心房や右心房，心房中隔，大動脈弓の観察には経食道心エコーが情報量が多い[1]．

●経食道心エコーが有益な所見は以下にあげられる．

　左房内，左心耳の血栓，心臓内腫瘍（左房粘液腫），もやエコー，僧帽弁疾患，卵円孔開存，左右シャント，心房中隔瘤，大動脈粥腫病変

●左房内血栓の検出感度

経胸壁心エコー：58.8％

経食道心エコー：100％

　経胸壁心エコーは非侵襲的だが，経食道心エコーは半侵襲的な検査である．検査前の絶食と咽頭麻酔の前準備を要す．食道の狭窄，裂孔，憩室，裂創などでは禁忌であり失語症や認知症などにより理解が不十分で検査に協力が得られない場合実施困難である．検査自体による血圧や呼吸状態の変動の可能性もあり，モニター監視下で行う．

●検査手順の例[2,3]

1）左心系の観察

2）左室単軸像，僧帽弁および左室流入波形の評価

3）左心耳の観察，左心耳血流の評価

4）肺静脈血流の評価

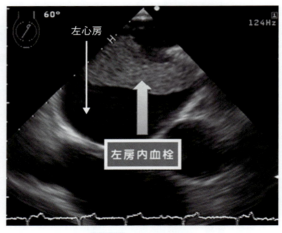

図 1　左房内血栓

5）右心房の観察
6）心房中隔の評価，右左シャントの評価．Valsalva 負荷を併用したコントラスト法を行う．息止めを解除することで静脈灌流が増加し，右房圧＞左房圧となるため，右左シャントの存在を確認することができる．
7）大動脈の評価（下行大動脈，大動脈弓）

2　頸部動脈エコー

　頸部血管（総頸動脈，内頸動脈，外頸動脈，椎骨動脈）の評価に使用する．これらの血管は皮下 2〜3 cm の部位に存在し[4]，B モード断層法で血管の形態を評価し（図 2, 3），カラードプラー法，パルスドプラー法にて血流と内腔評価を行う．脳卒中では主に急性期に発症機序や病型の補助診断として行われる．

a．IMT とプラーク

　IMT（intima-media thickness）とは内中膜複合体の厚みのことであり，動脈硬化の指標とされている．本邦では，1.1 mm 以上の厚みを持つ部分をプラークと定義することが多い．プラークはその存在部位，サイズ，エコー輝度，形状，均一性，可動性について評価する．リスクの高いプラークの特徴は以下である．

- 低輝度や内部不均質：粥腫や血腫を示唆
- 表面：表面が不整なプラーク，潰瘍（2 mm 以上）形成
- 可動性：血栓の付着

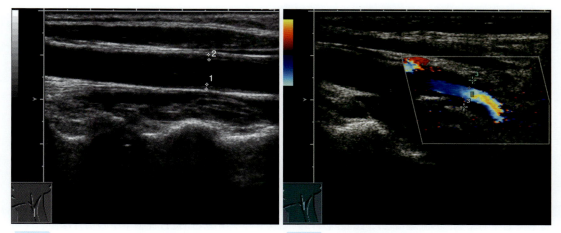

図 2	肥厚した IMT（左総頸動脈）
各1：1.1 mm，2：1.2 mm ありプラークに分類される．	

図 3	左内頸動脈の狭窄
低輝度なプラークの付着を認める．	

b．狭窄率

　内頸動脈に狭窄を認める場合，内膜剝離術やステント治療適応を決定するために狭窄率を測定する．測定法として，面積法，European Carotid Surgery Trial（ECST）法，North American Symptomatic Carotid Endarterectomy Trial（NASCET）法があり，同じ病変の狭窄率を測定した場合，狭窄率（%）は面積法＞ECST 法＞NASCET 法となる（図4）．

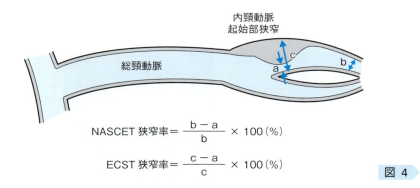

$$\text{NASCET 狭窄率} = \frac{b-a}{b} \times 100\,(\%)$$

$$\text{ECST 狭窄率} = \frac{c-a}{c} \times 100\,(\%)$$

図 4

c．その他

　大動脈解離において，解離が頸動脈まで及ぶ際に脳梗塞を起こすことがある．大動脈解離は rt-PA の禁忌であるため，胸痛がなくても解離の可能性が否定できない場合，頸動脈エコーを使用することで救急外来でも解離の除外診断を行うことが可能である[5]．

　頸部の可視範囲に狭窄・閉塞が観察できない場合も，血流パターンや血流速度，その左右差などからより中枢側や末梢側の狭窄や閉塞の推測が可能である．

B 脳血管造影

脳卒中の原因精査で，脳血管評価は重要だが，非侵襲的な MRA（magnetic resonance angiography）や CTA（computed tomography angiography）などの発達普及により，血管内治療や外科的治療が適応でない例では脳血管造影は標準的には行われなくなってきた．脳血管造影は侵襲的だが，血管形状のみならず，血行動態や側副血行の状態も観察可能であり，空間分解能・時間分解能にも優れており，特に血管内治療においては必須の検査である[6]．

急性期では，再開通目的の血管内治療の適応診断と治療，くも膜下出血（CTA のみの施設もある）の脳動脈瘤同定，脳動脈解離の診断，高血圧性以外の脳出血が疑われる場合の原因精査（脳動静脈奇形やもやもや病，脳腫瘍など），頭蓋内外の動脈狭窄の手術適応（進行性脳卒中の場合は亜急性期でも実施），静脈洞血栓症の診断などで行われる．

基本的には両側内外頸動脈・両椎骨動脈を評価する．造影剤減量や検査時間短縮のためにバイプレーン装置が望ましい．

複雑な血管構造を把握するためにデジタル回転撮影のデータを用いた回転 3 次元血管撮影による 3D-DSA（digital subtraction angiography）が実施される．得られた DSA 画像を再構成して 3 次元データを得る．骨や静脈の影響を受けない画像が得られるため，複雑な形状をした動脈瘤の把握やクリッピングでのアプローチ，血管内治療の検討などに有用である．CTA や MRA よりも広い関心領域の設定が可能で空間分解能も高いが，血管造影検査の侵襲性に加えてこの検査特有のアーチファクトの存在に注意が必要である．

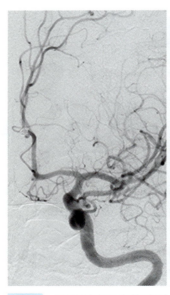
図 5 脳動脈瘤の血管造影（前大脳動脈コイル塞栓後）

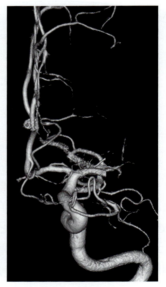
図 6 同一症例の 3D 画像

造影剤アレルギーには禁忌であり，合併症は脳血管障害，カテーテル操作による動脈損傷，造影剤関連（アレルギー，腎不全），穿刺部トラブル，局所麻酔アレルギーなどがあげられる．血管造影の診断および血管内治療ともに十分に経験を積んだ検者が行う必要がある．

C SPECT（single photon emission computed tomography）

脳血流の状態に関する動態を評価する目的で使用される．トレーサーが放射する γ 線の分布を回転型の γ カメラやプローブ型検出器により検出し，得られた情報から断層像として画像を再構成する[7,8]．

トレーサーが比較的高価で，被曝のリスクがあるが，形態画像評価と異なる脳血流の客観評価ができる．

超急性期には，梗塞巣周囲の虚血性ペナンブラが救済可能かどうか治療の意味づけに有用だが，t-PA や血管内治療などの therapeutic window のなかで，CT/MRI での病巣同定と責任血管の狭窄や閉塞など形態評価が優先されるため，SPECT や perfusion CT/MRI など脳循環動態評価は時間的に難しいことも多い．

亜急性期以降には，内頸動脈や中大脳動脈などの閉塞性脳血管疾患のバイパス術（STA-MCA バイパス術）や，内頸動脈狭窄症における内膜剥離術（CEA）およびステント留置術（CAS），もやもや病における STA-MCA 吻合術やバイパス術などにおいて，術前・術後評価に血流評価が行われる．アセタゾラミド負荷は，その血管拡張作用を利用して脳梗塞，もやもや病などの脳循環予備能を測定する目的で行われるが，急性肺水腫，急性心不全などの重篤な副作用が報告されており「治療方針決定のため本検査が必要不可欠な症例に限りこれを実施すること」とされている[9]．

リハ分野では，リスク管理や病態理解，機能回復の縦断的観察などに参考になる．

① リスク管理として：灌流低下部分が梗塞部位とほぼ同範囲で梗塞巣とのミスマッチがないか確認
② 臨床徴候と灌流域とのマッチング：
　a）特に皮質下病変でも失語や空間無視，失行失認など皮質症状を呈することがあり，主幹部の狭窄のために領域皮質域まで灌流低下している病態は，SPECT が評価しやすい．
　b）diaschisis として，遠隔的な機能低下を呈している場合がある．diaschisis とは病巣部位と神経線維連絡のある遠隔部位にみられる可逆性の神経抑制現象であり，急性期では対側の大脳半球，同側の遠隔大脳皮質，対側の小脳などに血流低下が認められる．

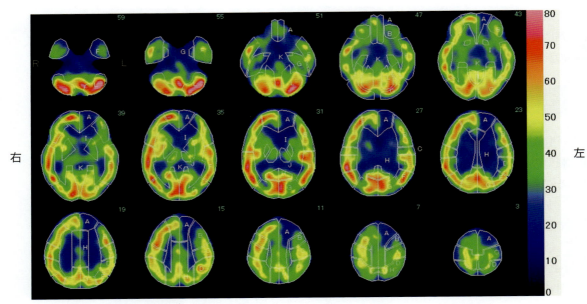

図 7 左中大脳動脈狭窄例の SPECT（トレーサーとして ^{99m}Tc-ECD を使用）

文献

1) 吉田　清, 赤阪隆史, 伊藤　浩, 他. 循環器超音波検査の適応と判読ガイドライン（2010 年改訂版）. 2010.
2) 日本リハビリテーション医学会診療ガイドライン委員会, 編. リハビリテーション医療における安全管理・推進のためのガイドライン. 東京: 医歯薬出版; 2006.
3) 渡橋和政. 経食道心エコー法マニュアル. 改訂第 3 版. 東京: 南江堂; 2005.
4) 日本脳神経超音波学会・栓子検出と治療学会合同ガイドライン作成委員会. 頸部血管超音波検査ガイドライン　頭蓋内超音波検査ガイドライン　塞栓源検索（心臓と下肢静脈）ガイドライン. Neurosonology. 2006; 9: 49-69.
5) 日本脳卒中学会　脳卒中医療向上・社会　保険委員会, rt-PA（アルテプラーゼ）静注療法指針改訂部会. rt-PA（アルテプラーゼ）静注療法. 適正治療指針. 第 2 版. 2012.
6) 高橋昭喜. 脳血管障害の画像診断. 東京: 中外医学社; 2003.
7) 神経放射線画像診断の最前線: Clinical Neuroscience. 2010; 28(5).
8) 西村恒彦, 監修. 治療につながる脳血流 SPECT 定量. 大阪: メディカルレビュー社; 1999.
9) アセタゾラミド（ダイアモックス注射用）適正使用指針 2015 年 4 月　日本脳卒中学会, 日本脳神経外科学会, 日本神経学会, 日本核医学会.

〈河野悌司〉

4. 検 査

4-3 神経生理学的検査

Point

- 脳卒中後リハにおいて評価に用いられる神経生理学的検査として，筋電図，誘発筋電図，脳波，誘発電位などがある.
- 脳卒中では，筋電図や神経伝導速度は末梢神経・筋疾患の併存の除外，誘発筋電図や脳波や誘発電位などは中枢を含む機能障害の評価に用いられる.
- 脳波検査は脳卒中後てんかんの診断や経過において有用だが，記録中にてんかん性異常波形を認めなくても，てんかんは否定されないため，臨床症状にもとづき対応する.

　脳卒中後の運動障害および感覚障害は中枢における遠心性および求心性線維の障害によって生じるが，これらの機能的連結の客観的指標の一つとして，筋電図，脳波，体性感覚誘発電位，経頭蓋磁気刺激などの神経生理学的検査が用いられている．本稿では，脳卒中後リハ領域で用いられる代表的な神経生理学的検査について述べる.

A 筋電図/神経伝導速度検査

　針筋電図は，筋肉に針電極を刺入し，安静時および随意収縮時における筋線維の活動電位を観察するものであり，運動単位波形の振幅や持続，発火頻度などを評価する．これらの検査は，主に下位運動ニューロンや筋肉の障害を検出する検査であり，脳卒中などの中枢性障害の評価に用いられることは少なく，合併症の評価や精査などに用いられる．脳卒中などの上位運動ニューロン障害においては，針筋電図での運動単位波形には明らかな異常は認めず，中枢からの遠心性出力の低下を反映して，発火頻度の減少および干渉波形成の不良を認める．一方，皿電極/シール型電極を用いた表面筋電図は，筋全体の活動状況を観察するのに適しており，振戦やジストニアなどの不随意運動の客観的評価や，痙性麻痺に伴う共同運動などの評価に有用である.

　神経伝導速度検査は，末梢神経を複数カ所で電気刺激して得られる筋活動や神経活動を測定し，潜時の差と刺激部位の距離から運動神経，感覚神経の伝導速度および振幅を計測する手法である．図1に健常者での運動神経伝導速度検査（MCV）および感覚神経伝導速度検査（SCV）の結果を示す．MCV および SCV は神経や部位によっても異なるが，通常は 45〜65 m/s 程度である．脳卒中などの中枢性疾患では末梢神経伝導速度検査は通常明らかな異常はきたさないが，併存疾患（糖尿病など）による末梢神経障害や，圧迫などによる二次的な絞扼性神経障害（橈骨神経麻痺・尺骨神経麻痺）の合併が疑われる場合には，末梢性の問題の診断およびブロック部位の同定にきわめて有

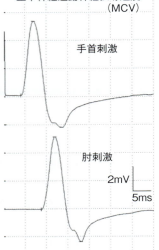
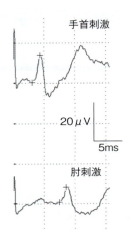

図 1　健常者での末梢神経伝導速度検査
正中神経での MCV および SCV 検査の波形を示す．末梢神経の伝導速度にはばらつきがあるため，刺激部位と測定部位との距離が広がるにつれて，活動電位の持続時間が長くなり，振幅がやや低くなりやすい．

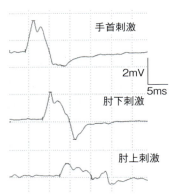
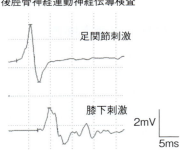

図 2　末梢神経伝導速度検査での異常
左：肘部管症候群での伝導ブロック．肘部管の前後で活動電位の振幅低下を認めている．
右：脱髄性ニューロパチーで認められた時間的分散．遠位刺激と比較して，近位刺激では持続時間が延長した多相性の活動電位を認めている．

用である．末梢神経伝導速度検査での異常所見には，伝導速度の低下，振幅の減少，障害部位での伝導ブロックなどの所見がある．図 2 に実際の患者での波形を示す．

B H波

　H波は，電気刺激による大径求心性線維（Ia線維）の興奮によって，脊髄での単シナプス反射を介して遠心性の運動ニューロン（α線維）が興奮することで得られる筋活動電位であり，直接α線維を刺激して得られるM波との振幅の比較などで，脊髄の運動ニューロンの興奮性を評価する手法である．下肢でのH波の評価では，膝窩の部位で後脛骨神経を電気刺激し，刺激に対する反応を同側のヒラメ筋上においた筋電図で評価する．H波はM波よりも一般に低閾値で出現し，最大振幅はM波よりも小さい．H波とM波の最大振幅の比は従来からH/M比として痙縮の客観的評価として検討されているが，個人差も大きく，臨床的な痙縮の評価と組み合わせて解釈することが望ましい．

C 経頭蓋磁気刺激法

　経頭蓋磁気刺激法（TMS：transcranial magnetic stimulation）は，頭皮上においた円形あるいは8の字などのコイルに短時間電流を流し，コイルに磁場を発生させ，生じる誘導電流によって神経細胞（介在ニューロン）を刺激する手法である．TMSを用いて誘発した筋電活動（運動誘発電位，MEP：motor evoked potential）の閾値，潜時などを測定する．頸椎での神経根刺激での潜時と，皮質刺激での潜時差から，中枢での伝導に要する時間（中枢運動神経伝導時間，CMCT：central motor conduction time）を推測することが可能である（図3）．TMSを用いて，中枢神経における遠心性線維の状態を評価できると考えられているが[1]，最終的な上肢機能に関しては，TMSによるMEPの有無よりも当初の麻痺レベルによって規定されるとの報告もある（12-1章参照）．

　運動野に対して閾値以上の刺激を行う直前に，閾値以下の条件刺激を与えることで，MEPの振幅が変化することが知られており，条件刺激と本刺激との間隔変化により抑制あるいは，促通が起こ

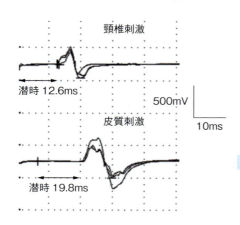

図3　TMSを用いた中枢運動神経伝導速度の測定
小指外転筋から導出した皮質刺激MEPと頸部神経根刺激MEP．本例では皮質刺激潜時19.8 ms，頸髄根刺激潜時12.6 msより中枢運動神経伝導速度は7.2 msとなる．

る．この2連発磁気刺激法は，大脳皮質内の抑制系および促通系神経回路の評価法として用いられている．また，TMSでは，1〜10 Hz程度の頻度で同一部位を反復して刺激することで，大脳皮質の興奮性を変化させることが知られている．この手法を反復経頭蓋磁気刺激法（rTMS: repetitive transcranial magnetic stimulation, 16-4章参照）として，治療介入の臨床応用が模索されている．

D 脳 波

健常成人においては，安静閉眼時に認められる基礎波は8〜11 Hzのα波で，後頭葉優位に出現する．振幅の左右差は20%以内であれば正常と考えられている．テント上脳卒中患者での脳波検査では，病変側特に病変部位を中心とした領域における基礎波の徐波化や徐波混入の増加，基礎波の振幅低下などの所見が認められることが多い．これらは，脳卒中に伴う病変側の機能低下を反映していると考えられる．脳卒中患者における脳波検査の意義には，脳卒中後の重要な合併症の一つである脳卒中後てんかんの評価がある．脳卒中後のてんかんの発症率は発症後1年以内で3.5%，5年以内で9%程度との報告があり，若年での発症，皮質病変，病変の大きさなどが発症に対する危険因子と考えられている[2]．脳卒中後のてんかんは多くが部分発作であり，発作予防にはカルバマゼピンなどの抗てんかん薬が用いられるが，臨床的な発作がない状態での予防的投与の有効性は確立していない．初回痙攣発作の時点で投薬を開始するかどうかは，明らかな基準はないが，ガイドラインでは，神経所見を有する患者や，脳波異常が認められる患者では開始を考慮するとされており，脳波検査の有用性は高い[3,4]（10章参照）．また，TMSなどで脳刺激を行う場合は，施行に先立って脳波検査で突発性異常波がないことを確認しておく必要がある．

E その他の検査

誘発電位検査は，脳幹の聴覚伝導路の評価に用いられる聴性脳幹誘発電位（ABR: auditory brainstem response）や，中枢の体性感覚に関する求心性線維の評価を行う体性感覚誘発電位（SEP: sensory evoked potential, 図4）などがある[5]．ABRは意識障害患者などでも比較的安定して測定できることから，脳幹の器質的・機能的評価の指標に用いられている．SEPは末梢神経を電気刺激した際に誘発される脳波を加算平均し，感覚伝導路に由来する各頂点の潜時・振幅を測定することで，中枢感覚伝導路の障害を評価する手法であり，感覚系の中でも特に内側毛帯系の機能をよく反映すると考えられている．正中神経刺激の際に皮質で観察されるN20（N18）は中心後回の感覚中枢由来と考えられており，その他遠隔電位としてC5突起付近から導出されるN13は上部頸髄から楔状束核に由来し，N11とよばれる成分は脊髄後索由来と考えられている．同部位から導出されるN9や鎖骨上窩から導出されるEpは腕神経叢由来と考えられており，これらの頂点潜時を評価することで感覚伝導路の障害を評価することができる．皮質成分としてはN20以降，P25，N33とよばれる比較的安定した頂点が導出され，特にN20以降の皮質成分が消失している例では重度の感覚障害を有することが多いといわれている[6]．

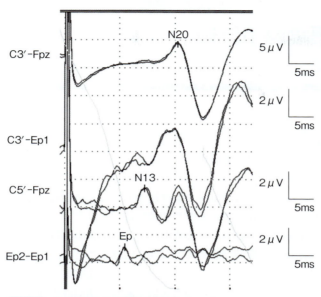

図 4　短潜時体性感覚誘発電位（SEP）
右正中神経刺激での短潜時 SEP 波形．本例では N9，N11 は振幅が小さくはっきりしないが，その他の頂点潜時は正常範囲で皮質頂点も明らかな異常は認めていない．

　以上，脳卒中後リハにおいて行われる神経生理学的検査について概説した．臨床評価，画像評価と加えて，これらの生理学的評価を行うことで，患者の病態や機能予後のより詳細な理解につながる．

文献

1) Hatakenaka M, Miyai I, Sakoda S, et al. Proximal paresis of the upper extremity in patients with stroke. Neurology. 2007; 69: 348-55.
2) Graham NS, Crichton S, Koutroumanidis M, et al. Incidence and associations of poststroke epilepsy: the prospective South London Stroke Register. Stroke. 2013; 44: 605-11.
3) 日本神経学会．てんかん治療ガイドライン 2010．東京：医学書院；2010.
4) 大熊輝雄．臨床脳波学．第 5 版　東京：医学書院；1999.
5) 柳澤信夫，柴崎　浩．神経生理を学ぶ人のために．第 2 版　東京：医学書院；1997.
6) 才藤栄一．脳卒中患者の体性感覚誘発電位：CT 所見，感覚障害との関係．リハビリテーション医学．1990; 27: 473-83.

〈三原雅史〉

4. 検査

4-4 摂食嚥下評価

Point

- 摂食嚥下のメカニズムは，食物を認識して口に取り込み，胃に至るまでの一連の過程を通常5期に分類する．
- 摂食嚥下機能のベッドサイドスクリーニング検査のうえ，必要あれば嚥下造影検査，内視鏡検査などを適切に行い，神経症状の病態や脳病変に相応なものであるか評価し，栄養摂取経路（経管・経口）や食形態，姿勢，代償嚥下法の検討と指導を行う．
- 摂食嚥下障害の診断は，食事時間以外の間欠期にむせることや，むせない誤嚥もあり，生活時間全般にわたるベッドサイドの観察や，嚥下検査や炎症徴候の確認が大切である．
- 摂食嚥下障害の改善にはチャレンジ精神も大切であり，初期評価のタイミングや，検査方法の侵襲度やメリット・デメリットを理解し，適切な選択とともに方針の判断を行う．

A 摂食嚥下のメカニズム

食物を認識して口に取り込み，胃に至るまでの一連の過程を通常5期に分類する（図1）[1]．

①先行期：認知期

食物の性状を認知し，食べ方の判断や唾液の分泌などの準備をする．

②準備期：咀しゃくと食塊形成

食物の状態に合わせて，歯と下顎でかみ砕き舌で喉の奥まで落ちずに左右の歯でかみやすいよう食物を移動させながら飲み込みやすい大きさの塊（食塊）を作る．

③口腔期：食塊の移動

食塊を複雑な舌の動きによって奥舌から咽頭へ送り込む．

④咽頭期：咽頭通過

食塊が咽頭に達すると食道へ送りこむ嚥下反射が生じて通常1秒程度の短時間に，以下の一連の複雑な動きで食塊が気管に入るのを防ぐ．

- 軟口蓋が挙上して鼻腔と咽頭の間を塞ぐ（鼻咽腔閉鎖）．
- 舌骨・喉頭が挙上し，食塊が咽頭を通過する．
- 喉頭蓋が下方に反転し，気管の入口を塞ぐ．
- 一時的に呼吸が停止する（喉頭前庭・声門閉鎖）．
- 咽頭が収縮し，食道入口部が開大する（輪状咽頭筋の弛緩）．

110　Ⅱ．実践篇

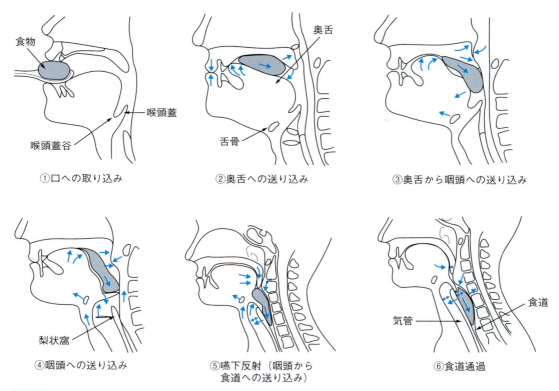

図 1　嚥下画像診断のうえで大切な構造と嚥下機能
喉頭蓋は上を向いており，舌根との谷間を喉頭蓋谷という．喉頭蓋は，嚥下運動とともに下向きに倒れ，喉頭が挙上することと協働して食塊通過時に気道に蓋をする．梨状窩とは食道の入り口にある左右の袋状の溝のことで，奥舌から喉頭蓋谷に達した食物は左右に分かれてこの梨状窩を通過し食道に入る．

⑤食道期：食道通過
　食道壁の蠕動運動が誘発され，輪状咽頭筋は収縮し，食塊が逆流しないように食道入口部が閉鎖され，食塊が食道入口部から胃へ一方通行で送り込まれる．

B　脳卒中による摂食嚥下障害の分類

1　フェーズによる分類

①先行期：覚醒や注意，認知，意欲などに左右されやすい．脳卒中による神経欠落症状では，意識障害，認知症，注意障害，半側空間無視などがあげられる．その他，味覚・嗅覚の問題もある．加齢や気分変動なども，食への意欲低下に影響を与えやすい．
②準備期：口腔および咀しゃくに関わる構造と機能に左右されやすい．口唇の閉鎖，咀しゃく，ストローの場合は吸啜などの問題がある．開閉口や咀しゃくは三叉神経，口唇の閉鎖は顔面神経支配である．

③口腔期：口腔から咽頭への送り込みが悪いと食塊形成不良〜送り込みが困難で口腔内に溜まる．奥舌に食物を乗せると咽頭まで送りこめることもある．また食塊として咽頭に送り込めずだらだらと咽頭に流れこむ状態では，先に流れこんだ液体が咽頭期前に気管内へ流入してしまう可能性がある（図2a）．この相では舌の巧みな運動（舌下神経）の他，やはり下顎や口唇の協調も必要である．

④咽頭期：嚥下反射の遅延や食塊流入のまとまりの悪さ，嚥下反射時の口腔からの圧の弱さなどは嚥下中および嚥下後，これらの混合型誤嚥（図2b, c）の原因となる．
嚥下反射が惹起されても輪状咽頭筋の弛緩不全により食道入口部が開かず通過しないパターンはWallenberg症候群でしばしば認め，喉頭挙上不良もよく併存している．

⑤食道期：食道から胃への送り込みの障害は蠕動運動障害による停滞や逆流として認められる．脳幹病変による球麻痺に併存していることがある．アカラシアや腫瘍など食道疾患を除外する．長期絶食による廃用，乾燥なども修飾しうる．

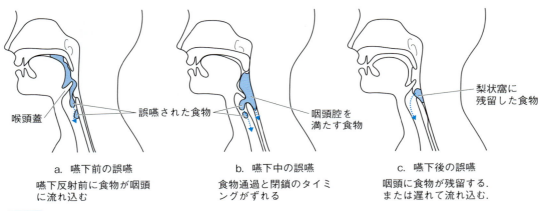

図2　嚥下反射中およびその前後の誤嚥パターン
動態の確定はVFによって診断される．重複的な問題を抱えている例も多い．
（藤島一郎．脳卒中の摂食・嚥下障害．第2版．東京：医歯薬出版；2005. p.29[1]より改変）

2　病態による分類

　脳血管障害では，多発性脳病変による仮性球麻痺，脳幹病変による球麻痺が嚥下障害を残す病態として代表的である．一側性大脳病変でも，脳血管障害の急性期にはその3割が嚥下障害（誤嚥）を呈するが，これらの多くは1カ月程度で改善する場合が多い．自験例では，テント上の片側病変の初発脳卒中のうち，回復期リハ病棟入院時に経口摂取が不能であった重症例でも，回復期リハ介入中に8割以上がお楽しみ食摂取を再獲得，代替栄養は4割以上が離脱できた．代替栄養が離脱できない要因として急性期病院での肺炎合併症，重度の能力障害などがあげられた．経口摂取再獲得の転帰に負の影響を及ぼすと考えられる要因について過去の報告では，高齢や重症の能力障害のほか，嚥下造影（VF）所見[2]，脳損傷部位では両側病変[3]や前頭葉〜島皮質[4]などをあげた研究が複数認められた．

また，脳幹病変では，一側の大脳半球病変よりも誤嚥の頻度が多いといわれている．Wallenberg症候群もその代表的な病態の1つだが，特に疑核や孤束核が障害されると限局的な小病変でありながら，重度障害が残存することがある（15-3章参照）．

C 診察，診断

食事時間以外の間欠期にむせることもしばしばみられるので，生活時間全般にわたる観察が重要である．また脳卒中患者では，咽喉頭や気管の重度感覚障害や慢性誤嚥による感覚閾値の上昇から咳嗽反射が惹起されず，むせない誤嚥も多い．むせない誤嚥はむせる誤嚥よりも肺炎を起こしやすいともいわれている．この場合，誤嚥の判断には，むせの有無よりも客観評価のウエイトが高くなる．

▌1 摂食嚥下障害の初期評価前に行うチェック項目

まずは表1に示すような全身状態や神経学的所見のチェックを行うことが望ましい．

表1 摂食嚥下障害の初期評価前に行うチェック項目

大項目	内容	注意点など
意識レベル	覚醒度，コマンドに対する反応，協力性，意思表示手段	
高次脳機能障害	注意の配分，持続，切替，転導性の亢進，半側空間無視，身体失認，口部顔面失行の有無など	認知症の既往，病前の摂食嚥下状態
脳神経徴候	流涎・口角下垂の有無，軟口蓋挙上，軟口蓋振戦の有無，挺舌，咽頭反射など．口腔内衛生状態	左右差もみる．
付随する神経徴候	頸部・体幹の固縮の有無と可動性の制限，姿勢異常，前頭葉症状とくに原始反射の有無	
呼吸機能	呼吸パターン，代償呼吸の有無，咳嗽（湿性），咳払い，喀出力，気管切開チューブの種類	
発声，構音	嗄声・湿性声・構音障害・開鼻声の有無	
安静度	ヘッドアップ，座位耐性，座位バランス	評価肢位に伴う異常反射や異常姿勢の誘発や，起立性低血圧も確認
感染症	熱型，バイタル，SpO_2，CRP，胸部X線	陳旧性の肺炎像も確認
栄養状態	体型，BMI，体重変化，アルブミン，プレアルブミン，ヘモグロビン，コリンエステラーゼ，リンパ球など	
服薬内容	抗精神作用，筋弛緩作用，錐体外路症状を引き起こしうる薬剤，抗コリン薬など口渇を招く薬剤など	

▌2 ベッドサイド評価（図3）

a．脳血管障害急性期の初期評価開始基準

意識レベルはJCS1桁か，少なくとも意識障害や神経徴候の進行が停止している状態であり，感

染を疑う発熱や重篤な心肺合併症がなく全身状態が安定していることが前提である．極力傾眠状態でなく従命が最善な状態で行う．スクリーニングは口腔内が清潔で湿潤していることが安全性かつ過小評価にならないために大切であり，口腔ケアを行う．また口腔ケアの刺激による覚醒の向上が期待できる．

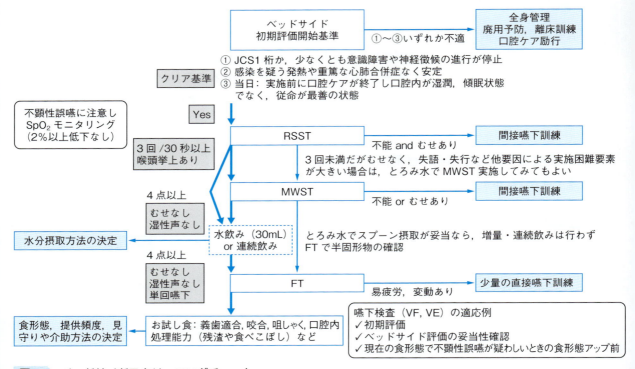

図3 ベッドサイドスクリーニングチャート
RSST: repetitive saliva swallowing test, MWST: modified water swallowing test, FT: food test

b．ベッドサイドスクリーニングテストの進め方[5]

　反復唾液嚥下テスト（RSST: repetitive saliva swallowing test）や改訂水飲みテスト（MWST: modified water swallowing test），フードテスト（FT: food test）が標準化されており初期評価で簡単に行える．評価時の覚せい度や協力，施行姿勢，リクライニング角度なども記録しておく．

1）反復唾液嚥下テスト（RSST）

　患者に空嚥下を反復してもらい，嚥下反射の随意的な惹起能力を評価するスクリーニング法．口腔乾燥がある場合には湿潤させてから施行する．

　方法：人先指で舌骨，中指で甲状軟骨を触知した状態で空嚥下を指示し，30秒間に何回空嚥下が行えるかを数える．

＜評価＞　30秒間に3回以上であれば良好，2回以下であれば不良．

　原法は触診のみであるが，聴診器での嚥下音の確認と触診を併用すると評価が正確になる．喉頭隆起が完全に中指を乗り越えた場合に1回と数え，30秒間に3回未満の場合にテスト陽性，すなわ

ち問題ありとする．誤嚥症例を同定する感度は 0.98，特異度は 0.66 と報告されている．つまりテスト陰性 3 回以上であれば誤嚥の確率はかなり低いといえる．一方，テスト陽性（3 回未満）のときに実際に誤嚥する確率は 75％程度にとどまることにも留意する．また，かなり意図的な嚥下能力をみることになるので，口部顔面失行や，意図が高まると能力の低下する失語症や前頭葉障害の患者では過小評価になりうる．

2）改訂水飲みテスト（MWST）[3]

3 mL の冷水を口腔内に入れて嚥下反射誘発の有無，むせ，呼吸の変化を評価する．とろみ水で評価した場合は，どの程度の濃度か明記しておく．

＜評価＞

1 点　嚥下なし，むせまたは呼吸変化を伴う．

2 点　嚥下あり，呼吸変化を伴う．

3 点　嚥下あり，呼吸変化はないが，むせあるいは湿性嗄声を伴う．

4 点　嚥下あり，呼吸変化なし，むせ，湿性嗄声なし．

5 点　4 点に加え，追加嚥下運動（空嚥下）が 30 秒以内に 2 回以上可能．

判定不能　口から出す，無反応．

カットオフ 3 点で，感度 0.70，特異度は 0.88 とされている．

> ▶ コラム：酸素飽和度モニター下でのベッドサイドスクリーニング
>
> ● 誤嚥の評価：発声障害，構音障害，咽頭反射の異常，空咳困難，嚥下後のせきこみ，湿性声などの組み合わせは感度 86％，特異度 30％，偽陰性 14％，偽陽性 70％．そこで酸素飽和度モニター（2％以上の低下）のもと水飲みテストを行うと感度 100％，特異度 71％と上昇する[6]．不顕性誤嚥の検出感度が上昇するためである．

手順：

1．シリンジで冷水を 3 mL 計量する．

2．利き手でシリンジを持ち，逆手の指を，RSST の要領で舌骨と甲状軟骨上に置く．

3．口腔底にゆっくりいれて嚥下するように指示する．

4．嚥下を触診で確認する．

　①嚥下がなく無反応の場合，評価不能で終了．

　②嚥下がなく，むせなどの反応があれば，1 点で終了．

　③嚥下があり，著しいむせ込み（呼吸切迫）を認めたら 2 点で終了．

　④嚥下があり，むせを認めたら 3 点で終了．

5．嚥下が起こったあと，「エー」などと発声させ湿性嗄声を確認する．

　①湿性嗄声があれば，3 点で終了．

6．湿性嗄声がなければ，反復嚥下を 2 回行わせる．

　①30 秒以内に 2 回できなければ 4 点で終了．

　②30 秒以内に 3 回可能であれば，再度，はじめから検査を施行．

7．最大で 2 回繰り返し，合計 3 回の施行に問題なければ，5 点で評価終了．

3）フードテスト（FT）

ティースプーン1杯（3〜4g）のゼリーなど半固形物を嚥下させてその状態を観察する．嚥下が可能な場合には，さらに2回の嚥下運動を追加して評価する．評点が4点以上の場合は，最大3回まで施行し，最も悪い評点を記載する．

＜評点＞

 1点 嚥下なし，むせまたは呼吸変化を伴う．

 2点 嚥下あり，呼吸変化を伴う．

 3点 嚥下あり，呼吸変化はないが，むせあるいは湿性嗄声や口腔内残留を伴う．

 4点 嚥下あり，呼吸変化なし，むせ，湿性嗄声なし，追加嚥下で口腔内残留は消失．

 5点 4点に加え，追加嚥下運動（空嚥下）が30秒以内に2回以上可能．

図3にベッドサイドスクリーニングチャートを示す．

D 検 査

摂食嚥下障害の病態やリアルタイムの動態を評価する方法として，嚥下造影検査と嚥下内視鏡検査が代表的である．リハ医はこの手技を習得し，看護師やセラピストなど多職種で結果を共有し協議，患者家族に適切に説明し，摂食嚥下リハビリの方針を決定する．特に回復期リハ期は最もチャレンジを行うべき時であり，摂食嚥下機能の再獲得が自宅復帰や患者のQOL，家族の介護意欲を左右するといっても過言でない．適切な検査を適切なタイミングで安全に行えるよう，理解と経験を深めることは必須である．日本摂食・嚥下リハビリテーション学会医療検討委員会が嚥下造影検査および嚥下内視鏡検査の手順を詳しくまとめ，学会ウェブサイトにも公開しているのでぜひ参考にされたい[7,8]．

1 嚥下造影検査（videofluoroscopic examination of swallowing: VF）[7]

X線透視下で造影剤の入った模擬食品を嚥下させる．図2にあげた嚥下反射前後の誤嚥パターンはこの方法でのみ確認できる．通常側面像で実施するが，左右差の評価が必要な場合は正面像を追加，食道相の問題が考えられる場合は横隔膜下も合わせて観察する．誤嚥が疑わしい場合は，終了後に肺野に造影剤濃染像がないか単純X線写真を確認する．通常硫酸バリウムを希釈して，評価したいトロミの粘度に調整して使用したり，バリウムパウダーを混ぜたゼラチンゼリーやクッキーを調理して評価する．ただし特にごく少量でも誤嚥のおそれが強く重篤化しやすい重症患者の初期評価には，非イオン系造影剤（イソビストなど）を用いる．

経口摂取を長期間行っていない患者には，あらかじめ口腔内のアイスマッサージなど間接練習を繰り返し行ったり，覚醒のよい時間帯を選び，過度の緊張を招かないよう信頼関係を築いて実施するなど工夫が必要である．

吸引器やSpO$_2$モニターは必携である．

透視は被曝量が多くなるため，腹部にプロテクターをつけたり，漫然と透視時間を延ばさないよう，手順と観察ポイントをよく絞り，被曝の軽減に留意する．

表2 VF の観察項目

検査食の動態	解剖学的構造の異常・動き
口唇からのこぼれ	形態学的異常（口腔）
咀しゃく状態	口唇の開閉
食塊形成	下顎の動き
口腔残留（前庭部・口底部・舌背部）	舌の動き
咽頭への取り込み	舌軟口蓋閉鎖
早期咽頭流入	形態的異常（咽頭）
咽頭通過	舌根部の動き
誤嚥・喉頭侵入とその量	鼻咽腔閉鎖
口腔への逆流	舌背の動き
鼻咽腔への逆流	喉頭挙上
咽頭残留*（喉頭蓋谷・梨状窩）	喉頭蓋の動き
食道入口部の通過	喉頭閉鎖
	咽頭壁の収縮
*咽頭滞留：嚥下反射が起こらずにそのまま残った場合は「滞留」または「貯留」とする	食道入口部の開大
食道残留	形態学的異常（食道の蛇行・外部からの圧迫など）
食道内逆流	食道蠕動
胃食道逆流	下食道括約筋部の開大

（二藤隆春, 他. 日摂食嚥下リハ会誌. 2014; 18: 166-86[7]より改変）

表3 嚥下造影検査と嚥下内視鏡検査の比較

	嚥下造影検査	嚥下内視鏡検査
被曝	有	無
場所的制約	有	無
時間的制約	不利	有利
実際の摂食時評価	不可	可
準備期・口腔期の評価	可	不可 *
咽頭期の評価	可	可
食道期の評価	可	不可

*固形物の咀嚼嚥下時に咽頭に送られてくる食塊の状態を見ることで間接的に口腔内の食塊形成を評価することはできる.
（武原　格, 他. 日摂食嚥下リハ会誌. 2013; 17: 87-99[8]より改変）

▌2　嚥下内視鏡検査（videoendoscopic examination of swallowing: VE）[8]

　喉頭内視鏡を用いて直接観察下に着色水を嚥下させ，嚥下反射惹起のタイミング，着色水の咽頭残留および誤嚥の程度を評価する. 患者が普段摂食している食品あるいは摂食したい食品で検査を行う. 通常，患者の嚥下障害の程度に応じてゼリーやとろみ水，検査したい食品で行う. 内視鏡検査においては赤味がかった色合いのものは咽頭粘膜との識別が困難となり，透明な液体も唾液や分泌液と判別できないので避ける方が望ましい.
　球麻痺はよい適応であり，非嚥下課題で，声帯の動きや咽喉頭の知覚低下，咳嗽反射，その左右

差も合わせて観察する．また，ベッドサイドで実施可能なため重症患者の咽頭の唾液貯留やそのクリアランスの観察に有用．SpO₂モニターや血圧計，吸引器は必需である．

E 評価実践のコツ

1 検査法の選択やバイアス

嚥下評価には，過大評価も過小評価もありうる．特に前頭葉障害や認知症など，主に先行〜準備期に問題を抱えている場合は，ベッドサイドより非日常的な検査室のほうが適度の緊張でプラスに働く可能性がある．逆に日常は反映されにくく，現状問題がうまく再現されにくいことになる．摂食に対して万全のタイミングを図るには，疲労や注入食で満腹でない時間帯や，尿意や疼痛など見過ごされがちな干渉要因は極力排して挑むほうがよい．高次脳機能障害を有する場合，自発的で自然な状況設定よりも，意図が高まると能力が低下してしまう事例も多く，その場合は検査のシチュエーションでは全般的に過小評価になりがちである．失語症などで状況理解が低下している場合も，ベッドサイドでの嚥下評価よりも食堂やデイルームなど，非言語的に理解しやすい食事配膳環境をセッティングしチャレンジすると，思いがけなく良好な経過をたどる場合が少なくない．

2 安全で妥当な検査のために

検査前の口腔ケアや，アイスマッサージなどによる間接嚥下訓練は，医原性の誤嚥性肺炎予防や，検査前のウォーミングアップとして欠かさない．また口腔内が乾燥していると嚥下機能は過小評価されやすく，口腔ケアで湿潤していることも，嚥下のプライミングとして重要である．咽頭の唾液貯留は，容易にオーバーフロー誤嚥を招きやすく，事前に咳嗽喀出や吸引でクリアランスをよくしておく．moist はプラスだが，wet はマイナスということである．

ポジショニングは，普段摂食している姿勢を最初に検査する．長期絶食後や，重症患者の初期評価時には，安全重視し30°仰臥位，頸部前屈位から開始し，安全を確かめながら徐々に角度を上げていく．ポータブルの内視鏡に比べ，透視はその装置構造によってはめざすポジショニングが作りにくい場合もあるが，介助用チルト型車いすを使うなどして極力安楽な姿勢を作る工夫をする．

3 事例による検査の選択のコツ

- 最重症：唾液誤嚥の確認を行いたいが，離床がハイリスクの場合はベッドサイド VE で唾液貯留（左右差），口腔刺激によるクリアランス評価が可能である．ただし嚥下反射自体はホワイトアウトするため誤嚥か嚥下成功かはわかりにくい．少量の色素液にとろみをつけて唾液動態として観察すると，誤嚥もしくは気管内へのだらだらとした垂れ込みの有無がわかりやすい．直接嚥下訓練開始の確認時にも行う．
- 食形態の変更：ベッドサイド観察で順調なら逐一検査をはさむ必要はないが，特に臨床経過との乖離があり，誤嚥がないようにみえて唾液の増加や間欠期のむせ，熱型にくすぶりがあるような場合は行うことが望ましい．その場合，基本的に VF を実施する．
- Wallenberg 症候群：球麻痺の確認には VE が有意義である．特に左右差の観察は，頸部回旋法な

ど介入プランを決定するのに大切である．ただし，食道相にも逆流などの問題があったり，喉頭挙上の障害なども観察が必要なことが多く，各相の評価には VF を行う．

▌4 急性期から回復期の摂食嚥下評価における医師の役割

急性期では，嚥下に関わるスタッフが少なく医師自らが評価し判断することも多い．経鼻栄養からの移行はチャレンジでもあり，漫然と未評価のまま時が過ぎるのは望ましくない．前述の唾液反復嚥下や改訂水飲みテストの詳細を遵守する必要はないが，参考にしながら，初期段階のベッドサイドスクリーニングは医師主導で行えることが望ましい（12-12 章参照）．その場合の手順は以下である．

①アクティブな感染状態や意識障害の除外

②検査前の口腔ケアをしながら口腔刺激に対する咳嗽や嚥下反射の確認

③半固形（とろみ水）のティースプーン介助飲水による口腔処理と嚥下反射の観察

④湿性咳嗽やむせの出現の有無の確認

⑤クリアすれば，自己飲水や連続飲みへの移行，固形や液体の観察への順次移行

急性期の簡易なベッドサイド評価の例として，GSS（the Gugging Swallowing Screen）[9]は，間接評価として 15 分間以上の持続覚醒状態，自発喀出，唾液嚥下，嚥下テストとして半固形，液体，固体の順に嚥下，むせ，流涎，嚥下後声質変化を観察しスコア化，食形態の決定をおこなうもので，迅速で妥当な評価であると報告されている．

VF，VE などの嚥下機能検査は，患者家族に視覚化して説明できるメリットも大きく，ビデオに残し再現するようシステム作りをする．できればマイクも準備し発声や咳嗽の同時音声を残しておくことが望ましい．可能な限り家族に立ち会ってもらいながら同時に説明すると，現状を把握しやすく，受容やその後のベッドサイドでの介助指導にも有意義である．その場合は検査前室にモニターを置くなど家族に無駄な被曝がないように十分配慮する．

文献

1) 藤島一郎．脳卒中の摂食・嚥下障害．第 2 版．東京：医歯薬出版；2005．p. 19-29.

2) Mann G, et al. Swallowing function after stroke prognosis and prognostic factors at 6 months. Stroke. 1999; 30: 744-8.

3) 寺岡史人，他．脳卒中に伴う嚥下障害の予後予測—経口摂取の可否に影響する因子の検討—リハビリテーション医学．2004; 41: 421-8.

4) Broadley S, et al. Predicting prolonged dysphagia in acute stroke: The Royal Adelaide Prognostic Index for Dysphagic Stroke（RAPIDS）. Dysphagia. 2005; 20: 303-10.

5) 日本摂食・嚥下リハビリテーション学会医療検討委員会．摂食・嚥下障害の評価（簡易版）日本摂食・嚥下リハビリテーション学会医療検討委員会案．日摂食嚥下リハ会誌．2011; 15: 96-101.

6) 日本リハビリテーション病院・施設協会，急性期・回復期リハビリテーション検討委員会，編．脳卒中急性期治療とリハビリテーション．東京：南江堂；2006．p. 119-22.

7) 二藤隆春，他．嚥下造影の検査法（詳細版）．日本摂食嚥下リハビリテーション学会医療検討委員会 2014 年度版．日摂食嚥下リハ会誌．2014; 18: 166-86.

8) 武原格，他．日本摂食・嚥下リハビリテーション学会医療検討委員会．嚥下内視鏡検査の手順 2012 改訂（修正版）．日摂食嚥下リハ会誌．2013; 17: 87-99.

9) Trapl M, Enderle P, Nowotny M, et al. Dysphagia bedside screening for acute-stroke patients: the Gugging Swallowing Screen. Stroke. 2007; 38: 2948-52.　　　　　　　　　　　〈畠中めぐみ〉

5 脳卒中の診断（病型診断など）

Point

- 「Time is Brain」といわれるように脳卒中治療の成否は，治療開始までの迅速で適切な診断に左右されるといっても過言でない．
- 脳卒中を疑う場合は，バイタルサインの監視下，速やかに病歴聴取や診察を開始し，優先度・重要度を加味した系統だった診断プロセスを踏む．
- 脳梗塞は急性期の rt-PA や血管内治療を含む治療法選択，再発予防・リスク管理のために原因，病態の鑑別診断を行う．
- TIA は脳梗塞の前駆症状としての注意深い扱いが必要である．
- 出血性脳卒中は，意識レベルや脳圧亢進に気をつけ，迅速に脳外科コンサルテーションを行う．

「Time is Brain」といわれるように，脳卒中治療の成否は，いかに早く診断し適切な治療が開始できるかが鍵である．それには，市中のみならず院内でも急な変調に対して脳卒中を鑑別診断として疑うことから始まり，バイタルサインの監視下，迅速に病歴聴取や診察を開始し，優先度・重要度を加味した系統だった診断過程が大切である．

A 診断手順

脳卒中診断チャート（図1）および診断のための検査（表1）の要点は以下のとおりである．

- ポイントをしぼった病歴聴取と身体所見を同時に行う．起床時完成や家族や第三者に意識障害で発見された場合などは最終未発症確認時刻（通常状態を確認した直近の時刻）を聴取する．既往歴特に常用薬も聞き取りを行う．抗血栓薬内服の場合は最終内服時刻も確認する．
- バイタルサイン，呼吸状態はその確保も並行して実施する．
- SpO_2は誤嚥性肺炎の併発時など低酸素血症の目安に有意義だが，神経疾患など中枢性の呼吸障害の場合にしばしばみられる CO_2 貯留は，動脈血ガスでの判定が必要になる．
- 意識レベルの確認（JCS，GCS）
- 神経学的所見，特に脳幹反射の異常・共同偏視の有無，髄膜刺激症状は重篤な状態であるかどうかの判断において重要である．局所神経徴候は NIHSS を参考に要領よく実施する．
- 末梢静脈路の確保と同時採血（血算，生化学，凝固系），低血糖は意識障害鑑別のうち高頻度であり，残血で簡易血糖測定も行う．

120　II．実践篇

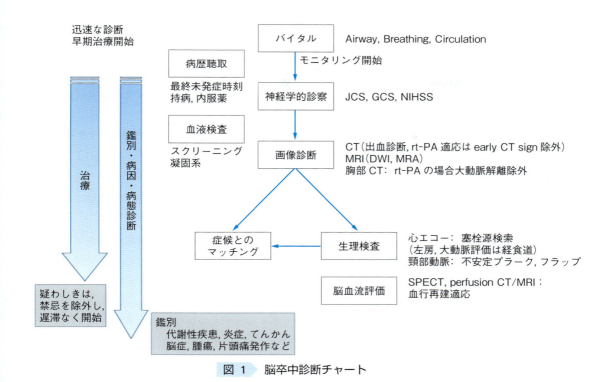

図 1 脳卒中診断チャート

表 1 脳卒中診断のために実施される検査

カテゴリー	検査名	付記
神経学的診察	JCS, GCS, NIHSS	基本．ストレッチャー上で実施可能
	ヘルニア徴候	特に呼吸，瞳孔不同，脳幹反射など
	神経学的検査	超緊急時には NIHSS で可，非脳卒中との鑑別にはフルスタディ
画像診断	頭部 CT	CT は出血性疾患やおよび early CT sign（MELT 基準）のチェック目的，虚血の場合はできれば MRI
	頭部 MRI/MRA	急性期診断は DWI．無症候性病変（虚血変化，微小出血など）
	胸部 CT	rt-PA 適応を検討する場合は実施，大動脈解離の除外
	脳血管造影	動脈の形態・動態評価．造影剤必要．動脈瘤，血管奇形や腫瘍性疾患の鑑別，血管内治療や血行再建術適応の判断
	脳灌流検査（perfusionCT/MRI, SPECT など）	造影剤や核種投与必要．超急性期に実施されることは少なく残存虚血等評価から血行再建術適応の検討に使用．ダイアモックスなど薬剤投与による副作用に注意必要
生理検査	心臓エコー	塞栓源精査（左房や大動脈プラーク評価は経食道は有利）
	頸部動脈エコー	不安定プラーク，頸動脈の有意狭窄，大動脈解離時のフラップの有無など
	脳波	てんかん性疾患，代謝性疾患などの鑑別
血液検査		生化学，血算，凝固系，HbA1c 簡易血糖測定での速やかな低血糖除外

- ここまでは基本的なメディカルチェックとして10分以内に実施する．ここまでで脳卒中による急変を強く疑う場合は専門医コンサルトの準備を始める．
- 鑑別診断（脳原性か），特に虚血性脳疾患の場合は診断過程を手間取ることでrt-PA適応を逃さないよう，判断評価項目も並行して実施する．可及的速やかに治療が開始できることは，進行や再発予防とともに合併症リスクを最小限に食い止める目的でも重要である．
- 画像診断は，超急性期の出血性病変はMRIよりCTのほうが感度よく簡便に撮像できる．rt-PA適応はearly CT sign（4-1章，6章表2参照）がないことを確認する手順だが，MRIが緊急対応できる施設の場合はそれを割愛し，MRI特に拡散強調画像で急性期病巣診断とMRAによる責任血管の同定をすることが多い．またrt-PA実施前には大動脈解離の除外が必要であり，頸部動脈エコー，胸部X線やCTで除外診断を行う．
- 胸部X線と心電図12誘導はルーチンとして実施するが，肺うっ血や心筋虚血のスクリーニングは，原因検索のみならず補液負荷や薬剤選択のうえで必要不可欠である．心電図モニターは発作性心房細動の検出において発症後からの持続監視が感度を向上させる．心エコーは心機能スクリーニングのほか，塞栓源検索，特に左房や左心耳血栓の存在は再発の高いリスクであり緊急を要す．頸部動脈の評価は内頸動脈領域の広範な虚血や分水界域梗塞，進行性脳卒中の場合などに，頭蓋内動脈と同等に可及的速やかな評価が望ましい．この場合は頸部MRAや，不安定プラークの評価目的で頸部動脈エコーを行う．
- 脳動脈の形態評価の場合，脳血管造影は侵襲的であるため血管内治療の適応判断や脳動脈瘤，血管奇形やもやもや病の診断などを除けば，非侵襲的なCTAやMRA（4-2章参照）で代用することが多い．
- 脳灌流評価にはSPECT，ダイナミックスや予備能の評価にはperfusionCT/MRIなどがあげられる．前者には核種，後者には造影剤を使用する．急性期診断に行われる場合は，緊急血行再建術の検討など限定的である．
- 脳卒中によく似た症状を示し，鑑別が必要な病態としては代謝性脳症，炎症，てんかん（非痙攣性で意識障害を呈する場合もある），脳腫瘍（痙攣で発症したり，腫瘍内出血の場合は脳卒中のような突発の局所神経徴候を呈したりする），片頭痛発作などがあげられる．意識障害の場合は，AIUEOTIPS（表2）を参考に鑑別診断を行う．多発性脳梗塞を既往にもつ場合，意識障害や歩行障害など巣症状の急性増悪を，脱水や感染を契機に認めることがあり，拡散強調画像を用いた再発の診断とともに，尿路や呼吸器系をはじめとする感染症のスクリーニングが重要である．

表 2	意識障害の鑑別（AIUEOTIPS）	
A	Alcoholism, Acidosis	急性アルコール中毒，代謝性アシドーシス
I	Insulin	インスリン（低血糖，糖尿病性ケトアシドーシス）
U	Uremia	尿毒症
E	Endocrine, Encephalopathy	内分泌疾患，肝性脳症
O	Oxygen, Opiate	低酸素血症，麻薬
T	Trauma, Temperature, Tumor	外傷，体温異常，脳腫瘍
I	Infection	感染症（髄膜炎，脳炎）
P	Psychiatric, Porphyria, Pharmacology	精神疾患，ポルフィリア，薬剤性
S	Syncope, Stroke, Seizure, Shock	失神，脳卒中，けいれん，ショック

B 脳卒中分類

　脳卒中は，突発する局所的な脳血流障害が関与する疾患群であり，脳卒中の分類には NINDS-Ⅲ がよく引用される[1]．病型には血管閉塞による虚血性（脳梗塞）約80%，血管破裂による出血性（脳出血やくも膜下出血）20%に大別される．引き起こされる症状が24時間以内のものは一過性脳虚血発作（TIA: transient ischemic attack）とよばれるが，緊急症であることは脳卒中と同様であり，注意深く迅速な対処が必要である（表3，4）．

表 3 脳卒中分類

A．無症候性（Asymptomatic）
B．局所性脳機能障害（Focal Brain Dysfunction）
　1．一過性脳虚血発作（Transient Ischemic Attacs）
　　（TIAs）
　2．脳卒中（Stroke）
　　a．時間的側面（Temporal profile）
　　　1）改善（Improving）
　　　2）増悪（Worsening）
　　　3）変動なし（Stable stroke）
　　b．病型（Type of stroke）
　　　1）脳出血（Brain hemorrhage）
　　　2）くも膜下出血（Subarachnoid hemorrhage）
　　　　（SAH）
　　　3）動静脈奇形からの頭蓋内出血（Intracranial hemorrhage from arteriovenous malformation）（AVM）

　　　4）脳梗塞（Brain infarction）
　　　　a）発症機序による分類（Mechanism）
　　　　　（1）血栓性（Thrombotic）
　　　　　（2）塞栓性（Embolic）
　　　　　（3）血行力学性（Hemodynamic）
　　　　b）臨床病型による分類（Clinical categories）
　　　　　（1）アテローム血栓性（Atherothrombotic）
　　　　　（2）心原性塞栓症（Cardioembolic）
　　　　　（3）ラクナ（Lacunar）
　　　　　（4）その他（Other）
　　　　c）部位（血管支配）による症候
　　　　　（Symptoms and signs by site）
　　　　　（1）内頸動脈（Internal carotid artery）
　　　　　（2）中大脳動脈（Middle cerebral artery）
　　　　　（3）前大脳動脈（Anterior cerebral artery）
　　　　　（4）椎骨脳底動脈（Vertebrobasillar system）
　　　　　　（a）椎骨動脈（Vertebral artery）
　　　　　　（b）脳底動脈（Basillar artery）
　　　　　　（c）後大脳動脈（Posterior cerebral artery）
　C．血管性認知症（Vascular Dementia）
　D．高血圧脳症（Hypertensive Encephalopaty）

5．脳卒中の診断（病型診断など）　123

表 4	動脈部位別分類とその症候	
前方循環	内頸動脈	局在・軽症から，中大脳動脈ときに前大脳動脈を含むと意識障害を合併する重症まで多彩．watershed infarction では両側性や無症候のときもある
		眼動脈で一過性黒内障，一側視力低下，瞳孔異常，Horner 徴候など
		前脈絡叢動脈起始部で対側の片麻痺，感覚障害，半盲（Monakow 症候群）
	中大脳動脈	対側の片麻痺（上肢優位が多い），感覚障害，優位半球で失語症，劣位半球で空間認知障害など
	前大脳動脈	対側の片麻痺（下肢優位が多い），感覚障害，脳梁離断症候群，前頭葉徴候など
		前交通動脈，動脈瘤破裂やクリップ術後に記銘力障害，感情障害，判断力低下，行動異常，人格変化など
後方循環	椎骨脳底動脈	局在・軽症から重症意識障害まで多彩
		小脳，脳幹徴候（脳神経障害，運動麻痺，感覚障害，失調，構音嚥下障害，注視麻痺など）
		脳底動脈先端症候群（両側の中脳，視床背側〜正中部，後頭葉や内側側頭葉）で両側動眼神経麻痺，注視麻痺，意識障害，無為，記憶障害など
	後大脳動脈	同名半盲，記憶障害，精神症状など

（秋口一郎，他．改訂・神経疾患診察の手引き．東京：エーザイ；2011，後藤文男，他．臨床のための神経機能解剖学．東京：中外医学社；1992）

C 脳卒中各論

■1 脳梗塞

　治療の選択，特に再発予防策を決定する上で機序や病型の検討は欠かせず，症状の特徴や精査を組み合わせ検討する．

a．発症機序による脳梗塞分類

1）血栓性

● 動脈硬化部位に付着した血栓が閉塞をきたす．

2）塞栓性

● 塞栓源（栓子）が動脈を塞いで生じる．

● 栓子の性質は色々（血栓が多いが，コレステリン，空気など）．

● 大動脈や主幹動脈近位部にできた不安定プラークから血栓が遊離して遠位を塞ぐ（動脈原性塞栓，artery to artery embolism）．

● 奇異性塞栓（静脈系血栓が体循環の右左シャントを通じて脳内に至る）．例：深部静脈血栓症，卵円孔開存，心房中隔欠損症，肺動静脈瘻など．

3）血行力学性

● ベースに狭窄病変（特に主幹部位の高度狭窄など）があり，急激な血圧の低下や高度脱水など脳灌流の低下をきたしたときに起こるといわれている．分水界域に虚血病変がしばしば認められる（watershed infarction）（図2，3）．

124　Ⅱ．実践篇

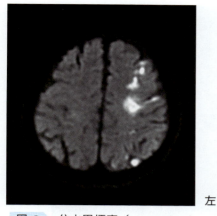

右　　　　　　　　　　　左
図2　分水界梗塞（watershed infarction）の例（拡散強調画像）

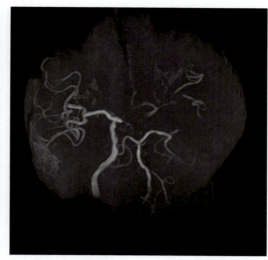

右　　　　　　　　　　　左
図3　同一症例のMRA（左内頸動脈閉塞）

b．臨床病型による脳梗塞分類

1）アテローム血栓性梗塞
- 頭蓋内外の主幹動脈に生じた動脈硬化が原因．
- TIA先行，起床時完成，階段状進行などがしばしばみられる．

2）心原性脳塞栓（図4）
- 心臓内でできた血栓が塞栓源となり動脈内で閉塞．
- 心房細動や，慢性心不全や心筋梗塞による壁運動異常を基礎疾患にもつことが多く，高齢化に伴い増加傾向．
- 活動時発症，突発完成が典型的．
- 早期に溶けて（早期再開通），急激な症状改善例もあるが，出血性梗塞（梗塞内に出血性変化）になりやすい．

3）ラクナ梗塞
- 穿通枝が高血圧のために狭窄し閉塞．
- 穿通枝遠位部閉塞で1.5 cm未満の梗塞，症状の古典的分類にラクナ症候群（表5）．
- 軽症のことが多いが，一部は進行性経過をたどることもある．

4）BAD（Branch atheromatous disease）
- NINDS-IIIではその他の分類に相当するが臨床的に重要．
- ラクナよりも近位部の親動脈から穿通枝入口部の範囲のアテロームにより穿通枝中枢側の閉塞を起こす．
- 初期症状や病変はラクナ梗塞に類似も，サイズはラクナより大きめで，経過中の拡大もしばしばみられる．
- 症状進行しやすく，治療抵抗性．

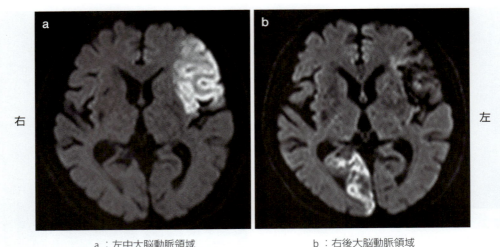

a：左中大脳動脈領域　　　　　　　　b：右後大脳動脈領域
図 4 心原性脳塞栓症 MRI 拡散強調画像

表 5 ▶ ラクナ梗塞の古典的な症候群

名称	症状	責任病巣例（反対側）
pure motor hemiparesis（純粋運動性片麻痺）	感覚障害のない顔面・上下肢麻痺	内包後脚，放線冠，橋傍正中部，延髄腹側
pure sensory stroke（純粋感覚型脳卒中）	運動麻痺のない片側感覚低下や異常感覚	視床後腹側核，放線冠，視床外側～内包後脚
ataxic hemiparesis（失調性片麻痺）	片麻痺と，小脳性運動失調（同側に多い）や体幹失調	内包後脚，放線冠，橋底部
dysarthria-clumsy hand syndrome（構音障害・不器用手症候群）	上肢の動作拙劣，構音障害，下位脳神経麻痺	放線冠，橋底部
sensorimotor stroke（感覚運動型脳卒中）	顔面・上下肢麻痺と感覚障害	内包，放線冠，視床，基底核

（近藤克則, 他編. 脳卒中リハビリテーション. 早期リハからケアマネジメントまで. 東京: 医歯薬出版; 2000. p. 24）

2　一過性脳虚血発作（transient ischemic attack：TIA）

　先に述べたとおり，たとえ症状は一過性であっても早晩脳梗塞に進展するリスクの高い緊急症であり，脳卒中治療ガイドライン 2015 でも「TIA を疑えば可及的速やかに発症機序を確定し，脳梗塞発症予防のための治療を直ちに開始しなくてはならない（グレード A）」と，高いエビデンスレベルで推奨されている．ただし，TIA 類似症状でも，一様に重点管理することは難しいシチュエーションも多く，TIA 後の脳梗塞発症早期リスクの評価に，ABCD²スコア[2]を参考にするとよい．

　Age：60 歳以上（1 点）

　Blood pressure：血圧＞140/90 mmHg（1 点）

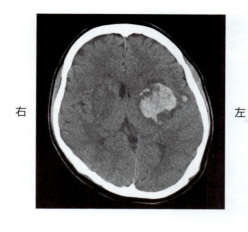

図 5　被殻出血の CT

Clinical feature：臨床症状片麻痺（2点），麻痺を伴わない言語障害（1点）
Duration of symptoms：持続時間 60 分以上（2点），10～59 分（1点）
Diabetes：糖尿病あり（1点）

6点以上では 8.1％，4～5点では 4.1％，3点以下では 1.0％で 2日以内に脳梗塞を発症した．3点以上で緊急入院を勧め，1日以内に治療を開始すると脳梗塞の発症を 80％減少させた．

3　脳出血

　原因は高血圧性が最も多く，その場合，被殻（40～50％，図 5）・視床（25～30％）・小脳・橋が好発部位である．脳出血の急性期画像診断は，MRI では血腫の超急性期は T1，T2 強調画像ともに等信号であり，CT 検査で高濃度域を確認するほうが簡便かつ有用な場合もあることに注意する．高血圧性か否かは高血圧の存在，好発部位，画像検査による異常血管や腫瘍など他原因の否定が必要だが，特に皮質下出血やくも膜下腔への波及がみられる場合は，脳動静脈奇形，もやもや病，アミロイドアンギオパチー，腫瘍など他器質疾患による出血を疑い，CT/MR アンギオや造影などでの精査を考慮する．視床など深部出血の場合は急性期脳室穿破を呈することがあり，テント下出血と同様に急性水頭症の併発がないか注意深くフォローする．

　手術適応について脳外科への専門科コンサルテーションが必要なのは，意識障害を伴う急性期皮質下～被殻出血の volume reduction や減圧術，急性水頭症合併例の脳室ドレナージ術などである（図 5）．

4　くも膜下出血

　脳動脈瘤の破裂が原因の 80～90％を占める．突発する激しい頭痛は嘔気や嘔吐，ときに意識障害を伴うことがある．神経所見は，髄膜刺激徴候（項部硬直，Kernig 徴候など）陽性が代表的だが，出血量が少ない場合は陰性のこともあり，頭痛を主訴とする患者の精査において血性髄液の証明が確定診断になる場合もある．血腫を形成し脳実質を圧迫している場合や，血管攣縮による脳梗塞合併例はその局所神経脱落症状を呈する．画像診断は，CT によるくも膜下腔の高濃度（図 6），CT アンギオや血管造影による動脈瘤評価があげられる．

　脳外科疾患であり，再出血予防のための動脈瘤手術，急性期水頭症に対する脳室ドレナージ術な

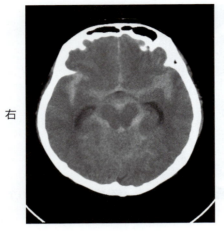

右　左

図6　くも膜下出血のCT（右椎骨動脈解離）

表6　くも膜下出血重症度分類

A. Hunt and Kosnik 分類（1974）

Grade	内容
0	未破裂の動脈瘤
Ⅰ	無症状か，最小限の頭痛および軽度の項部硬直をみる
Ⅰa	急性の髄膜あるいは脳症状をみないが，固定した神経学的失調のあるもの
Ⅱ	中等度から強度の頭痛，項部硬直をみるが，脳神経麻痺以外の神経学的失調はみられない
Ⅲ	傾眠状態，錯乱状態，または軽度の巣症状を示すもの
Ⅳ	混迷状態で，中等度から重篤な片麻痺があり，早期除脳硬直および自律神経障害を伴うこともある
Ⅴ	深昏睡状態で除脳硬直を示し，瀕死の様相を示すもの

B. WFNS 分類（1983）

Grade	GCS	主要な局所神経症状（失語あるいは片麻痺）
Ⅰ	15	なし
Ⅱ	14〜13	なし
Ⅲ	14〜13	あり
Ⅳ	12〜7	有無は不問
Ⅴ	6〜3	有無は不問

ど，意識レベルや神経症状から重症度を判定し，治療方針が決定される．グレードが高いほど予後が悪い（表6）[3,4]．

D　その他の脳血管障害

1　動脈解離

欧米では頭蓋外内頸動脈に多いが，本邦では頭蓋内の椎骨動脈に多くみられる．項部や頸部痛を

伴うことが多い．首のストレッチや怒責など運動誘発が原因となることが多いといわれているが，安静時でも生じうる（特発性）．脳梗塞（解離部の閉塞や形成された血栓に起因する artery to artery embolism による）とくも膜下出血（解離の進行による）の原因となり，その併存もある．リスクファクターの少ない若年者の脳卒中では特に動脈解離の可能性について検討する．画像診断は MRA や血管造影で intimal flap, double lumen pearl & strings, string sign のいずれかの所見が認められるとより確実となる．急性期の閉塞は 3～6 カ月後に 60～80％で再開通することが報告されている．

2 もやもや病（Willis 動脈輪閉塞症）

小児期では虚血発作で発症し，成人では脳出血の原因となることが多い．内頸動脈終末部の閉塞性変化と，側副血行として発達する穿通枝のもやもや血管が特徴である（図7）．灌流評価で虚血が証明される場合，血行再建の有効性が指摘されている．成人では，初回の脳卒中発症後に特徴的な血管所見から診断されることが多い．

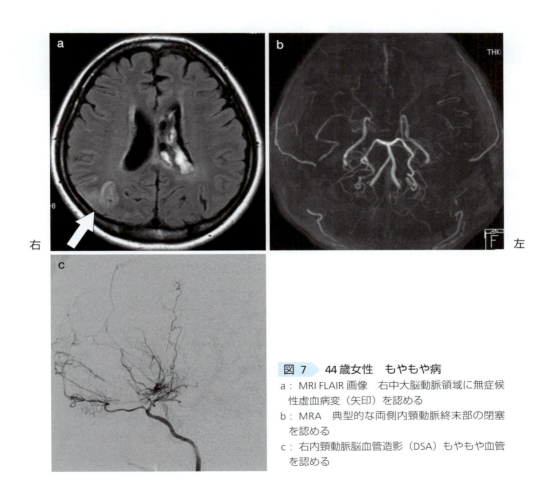

図7 44歳女性　もやもや病
a：MRI FLAIR 画像　右中大脳動脈領域に無症候性虚血病変（矢印）を認める
b：MRA　典型的な両側内頸動脈終末部の閉塞を認める
c：右内頸動脈脳血管造影（DSA）もやもや血管を認める

3 脳静脈・静脈洞閉塞症

　脳卒中のなかで頻度は多くないが，うっ血，脳圧亢進を伴い痙攣発症することが多く，痙攣の鑑別として気をつけておくべき疾患である．ピル内服，凝固異常や悪性腫瘍などの基礎疾患に注意が必要である．大脳鎌近傍の前頭頭頂葉や後頭葉に動脈血管支配に沿わない出血性梗塞（図8）や，強い浮腫を伴う場合は本疾患を疑う．診断には MR venography が有効である（図9）．

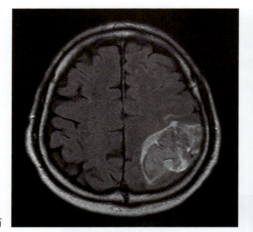

図8　静脈性脳梗塞の MRI FLAIR
一部出血性変化を伴う．

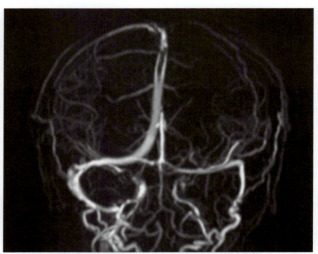

図9　同一症例の MR venography
上矢状静脈洞の一部閉塞を認める．

4 脳アミロイドアンギオパチー（cerebral amyloid angiopathy：CAA）

　脳血管へのアミロイド沈着をベースとして脳出血，白質脳症をきたす．臨床像としては大脳の葉型あるいは小脳の出血であり，再発性で高齢者に多い．高血圧性脳出血との鑑別は容易ではなく，確定は病理診断となる．MRI の T_2^* 画像での後頭葉に多い多発血管腫様病変や，くも膜下の出血痕などは参考所見として有用である．

1) Special report from the National Institute of Neurological Disorders and Stroke. Classification of cerebrovascular diseases Ⅲ. Stroke. 1990; 21: 637-76.
2) Rothwell PM, Giles MF, Chandratheva A, et al. Effect of urgent treatment of transient ischaemic attack and minor stroke on early recurrent stroke（EXPRESS study）: a prospective population-based sequential comparison. Lancet. 2007; 370: 1432-42.
3) Hunt WE, Kosnik EJ. Timing and perioperative care in intracranial aneurysm surgery. Clin Neurosurg. 1974; 21: 79-89.
4) Report of World Federation of Neurological Surgeons Committee on a Universal Subarachnoid Hemorrhage Grading Scale. J Neurosurg. 1988; 68: 985-6.

〈河野悌司　畠中めぐみ〉

6 脳卒中の急性期治療

Point

- 脳卒中の急性期治療は脳卒中（ケア）ユニットという，脳卒中専門の多職種医療スタッフが厳重なモニター監視下で，濃厚な治療と早期からの豊富なリハを計画的かつ組織的に行う体制が良好な予後をもたらす．
- 診断や治療選択に至るまでの速やかで適切な鑑別や重症度評価が，急性期治療の成否を左右する．
- 脳梗塞の新規発症のみならず，回復期リハ病棟入院中の院内再発疑い例に対して，血栓溶解療法の適応を見逃さない迅速な診療やコンサルト体制が求められる．
- 高血圧性脳出血の外科手術の適応は，救命，進行する意識障害の抑止，髄液流通の閉塞解除などが主であり，血腫の減量，脳室ドレナージなどがあげられる．
- くも膜下出血発症時の意識障害の程度は，再出血予防のための破裂動脈瘤の治療適応や転帰を左右する．
- バイタルサインの管理，特に血圧のコントロールは病型に応じて厳密に行う．

A 脳卒中の急性期治療の基本骨格

脳卒中の急性期治療の成功の可否は，生命予後だけでなく機能障害やひいては要介護状態など永続的な後遺症に直結するため，救急外来での初期対応（5章参照）に並行して，早期に適切に開始されることが大切である．

脳卒中の急性期治療の基本骨格は以下にまとめられる．

①脳卒中ユニットといわれる脳卒中急性期に特化した，習熟したスタッフによる治療と合併症予防，早期リハ提供環境

②病型に即した適切で効率的な治療の選択

エビデンスに準拠しつつ，病態や基礎疾患に応じてカスタマイズ

③急性期合併症予防や重症化予防，予後を左右するバイタルサイン管理

④合併症発症時の早期治療開始（10章参照）

⑤急性期を脱したあと，残存した機能・能力障害に対する継ぎ目なく速やかな充実したリハ環境の提供，特に急性期から回復期への連携体制（地域連携の構築やクリティカルパスの利用など）

本章では，脳卒中ユニット，急性期治療の初動，病型別の急性期治療，バイタルサイン管理につ

いて概説する.

B 脳卒中ユニット，脳卒中ケアユニット

　1990 年代から 2000 年代初頭にかけて，欧州を中心とした脳卒中ユニット（stroke unit）という多角的チームアプローチ環境に関する無作為化比較試験が行われ国際的なコンセンサスが得られている．脳卒中ユニットは多職種で構成した脳卒中専門チームが早期リハ開始も含め一貫した治療を行う環境であり，その有効性は，死亡率および再発率の低下，長期的な日常生活動作（ADL）と生活の質（QOL）の改善，機能予後改善，在宅復帰率の増加，在院日数の短縮などに認められた[1]．充実したモニタリング環境では，生命予後や発作性心房細動の検出率の向上などにもメリットがある．

　本邦では脳卒中専門 ICU として，SCU（stroke care unit：脳卒中ケアユニット）と通称することが多く，多職種医療スタッフが厳重なモニター監視下で濃厚な治療と早期からの豊富なリハを計画的かつ組織的に行う脳卒中急性期専門病棟のことで，2006 年から一定の施設基準をみたす SCU の入院医療管理料を認めたこともあり徐々に普及してきた．脳卒中治療ガイドライン 2015 でも，欧米の脳卒中ユニットの数々のメタアナリシス結果から全般的に高い推奨レベルとなっている[2]．

C 病型に即した適切で効率的な治療の選択まで

　ポイントを絞った病歴聴取や身体所見，意識レベルと麻痺の確認を段取りよく行い，画像診断ではまず虚血性・出血性・非脳卒中の鑑別を行う（5 章参照）．

　病歴や身体所見から脳卒中を疑うと，直ちに実施する画像診断で，CT では高濃度域（出血）と，early CT sign の判読を行う．出血の診断は容易だが，後者の診断は習熟を要すため，専門医に速やかなコンサルトが望ましい．

　脳梗塞の治療法の選択は，病名および病型を判断しつつ脳卒中治療ガイドラインのエビデンスに準拠しながら，病態や全身状態，基礎疾患にあわせて治療内容はカスタマイズする．脳出血やくも膜下出血の場合は速やかに降圧治療を開始する．出血が否定された場合は，降圧は基本的に病型診断が確定するまで見合わせ，治療可能時間域を考慮しながら，血栓溶解療法の積極的適応および適応外（禁忌）項目を速やかにチェックしていく．

D 診断別各論

1 脳梗塞

a．血栓溶解療法（静脈内投与）

　静注用の血栓溶解療法には遺伝子組換え組織プラスミノーゲンアクチベータ（rt-PA）のうちアルテプラーゼが保険適応である．アルテプラーゼ静注療法（0.6 mg/kg）により，3 カ月後の転帰良好な例は有意に増加する一方で症候性頭蓋内出血は約 3〜10 倍増え，5〜20% にみられることから，適正使用の遵守は必須である．画像検査が 24 時間対応で，治療前後や出血などに対する脳神経外科

132　Ⅱ．実践篇

的処置を含む集中治療/ケアのための十分な専門要員と設備が整備されている施設（SCU）で行われるべきである．アルテプラーゼ使用開始後のエビデンス（ECASS Ⅲなど）の蓄積により，2012年10月日本脳卒中学会からrt-PA静注療法適正使用指針が第2版に改訂された[3]．見直しの要点は，アルテプラーゼ投与の適応が拡大傾向にあり（表1），たとえば発症3時間以内から4.5時間以内の投与開始まで許容されること，また発症3ヵ月以内の再発は適応外だったが発症1ヵ月以降は治療

表1 rt-PA静注療法適正使用指針第2版における推奨項目の主な変更点

推奨項目	初回版	第2版
治療開始可能時間	発症から3時間以内	発症から4.5時間以内
脳梗塞の既往	3ヵ月以内の脳梗塞は禁忌	1ヵ月以内の脳梗塞は，適応外 ※直近の脳梗塞の出血性変化がCT上で高吸収域所見として残っている場合は，1ヵ月を過ぎていても適応外
胸部大動脈解離，胸部大動脈瘤	記載なし	胸部大動脈解離が強く疑われる場合は適応外，胸部大動脈瘤の存在が判明している場合は慎重投与
凝固マーカーの異常値	ワルファリン内服中PT-INR>1.7，ヘパリン投与中APTTの延長は，禁忌	抗凝固療法中ないし凝固異常症において，PT-INRが1.7を超える場合やaPTTが前後の1.5倍を超える場合は適応外
画像所見	頭部CTで広汎な早期虚血性変化は禁忌	頭部CTやMRIでの広汎な早期虚血性変化の存在は適応外
年齢	75歳以上は慎重投与	81歳以上は慎重投与
3ヵ月以内の心筋梗塞	記載なし	慎重投与
NIHSS	23以上は慎重投与	26以上は慎重投与
JCS	100以上は慎重投与	記載なし
軽症例や症状が急速に改善して軽症化する症例	確認事項として記載（適応外相応）	慎重投与
痙攣	禁忌	慎重投与
脳動脈瘤・頭蓋内腫瘍・脳動静脈奇形・もやもや病	禁忌	慎重投与
適応の判定と説明・同意	治療による利益・不利益を本人，家族に十分説明し，理解を得た上での同意が必要である．	適応例に対しては，利益・不利益について可能な限り患者ないし代諾者に説明し，同意を得ることが望ましいが，それは必須条項ではなく，代諾者不在であるがゆえに患者が本治療を受けられないような事態は避けるべきである． 慎重投与に対しては，患者ないし代諾者への十分な説明に基づく同意取得が必要である．代諾者が不在の場合に備えて，各施設における最近の治療成績に基づいた本治療法の可否に関する方針を，予め確定しておく．その上で代諾者不在時には，診療チームによる合議によって適切と判断された場合に限り，治療し得る．
SCUないしそれに準じた病院での管理	最短でも治療開始後36時間まで	治療開始後24時間以上
治療開始後の24時間の抗血栓療法	禁止	治療開始後の24時間は，抗血栓療法の制限が重要．基本的には，24時間以内は抗凝固薬，抗血小板薬血栓溶解薬を投与しない．ただし血管造影時や深部静脈血栓症予防目的のヘパリン（1万単位以下）は使用可能であるが，頭蓋内出血の危険性を考慮する．

SCU; stroke care unit
（峰松一夫, 他. 脳卒中. 2012; 34: 443-80[3]より改変）

表 2 アルテプラーゼ静注療法のチェックリスト

適応外（禁忌）	あり	なし
発症〜治療開始時刻 4.5 時間超	☐	☐
※発症時刻（最終未発症確認時刻）［　：　］　※治療開始（予定）時刻［　：　］		
既往歴		
被外傷性頭蓋内出血	☐	☐
1 カ月以内の脳梗塞（一過性脳虚血発作を含まない）	☐	☐
3 カ月以内の重篤な頭部脊髄の外傷あるいは手術	☐	☐
21 日以内の消化管あるいは尿路出血	☐	☐
14 日以内の大手術あるいは頭部以外の重篤な外傷	☐	☐
治療薬の過敏症	☐	☐
臨床所見		
くも膜下出血（疑）	☐	☐
急性大動脈解離の合併	☐	☐
出血の合併（頭蓋内，消化管，尿路，後腹膜，喀血）	☐	☐
収縮期血圧（降圧療法後も 185 mmHg 以上）	☐	☐
拡張期血圧（降圧療法後も 110 mmHg 以上）	☐	☐
重篤な肝障害	☐	☐
急性膵炎	☐	☐
血液所見		
血糖異常（＜50 mg/dL，または＞400 mg/dL）	☐	☐
血小板 100,000/mm³以下	☐	☐
血液所見：抗凝固療法中ないし凝固異常症において		
PT-INR＞1.7	☐	☐
aPTT の延長（前値の 1.5 倍［目安として約 40 秒］を超える）	☐	☐
CT/MR 所見		
広汎な早期虚血性変化	☐	☐
圧排所見（正中構造偏位）	☐	☐

慎重投与（適応の可否を慎重に検討する）	あり	なし
年齢　　81 歳以上	☐	☐
既往歴		
10 日以内の生検・外傷	☐	☐
10 日以内の分娩・流早産	☐	☐
1 カ月以上経過した脳梗塞（とくに糖尿病合併例）	☐	☐
3 カ月以内の心筋梗塞	☐	☐
蛋白製剤アレルギー	☐	☐
神経症候		
NIHSS 値 26 以上	☐	☐
軽症	☐	☐
症候の急速な軽症化	☐	☐
痙攣（既往歴などからてんかんの可能性が高ければ適応外）	☐	☐
臨床所見		
脳動脈瘤・頭蓋内腫瘍・脳動静脈奇形・もやもや病	☐	☐
胸部大動脈瘤	☐	☐
消化管潰瘍・憩室炎，大腸炎	☐	☐
活動性結核	☐	☐
糖尿病性出血性網膜症・出血性眼症	☐	☐
血栓溶解薬，抗血栓薬投与中（とくに経口抗凝固薬投与中）	☐	☐
※抗Xa 薬やダビガトランの服薬患者の本治療の有効性と安全性は確立しておらず，		
治療の適否を慎重に判断せねばならない．		
月経期間中	☐	☐
重篤な腎障害	☐	☐
コントロール不良の糖尿病	☐	☐
感染性心内膜炎	☐	☐

＜注意事項＞
1．1 項目でも「適応外」に該当すれば実施しない．
2．1 項目でも「慎重投与」に該当すれば，適応の可否を慎重に検討し，治療を実施する場合は患者本人・家族に正確に説明し同意を得る必要がある．
3．「慎重投与」のうち，下線をつけた 4 項目に該当する患者に対して発症 3 時間以降に投与する場合は，個々の症例ごとに適応の可否を慎重に検討する必要がある．
（峰松一夫，他．脳卒中．2012; 34: 443-80）[3]

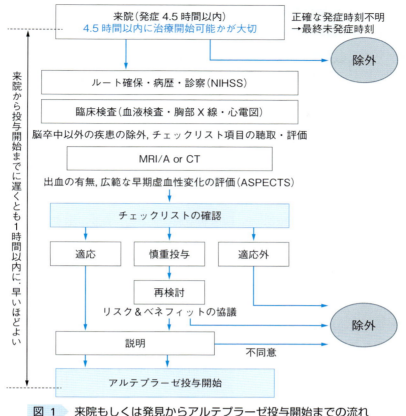

図 1 来院もしくは発見からアルテプラーゼ投与開始までの流れ
(峰松一夫, 他. 脳卒中. 2012; 34: 443-80)[3]

対象となったこと，ワルファリン内服が禁忌でなく PT-INR 値によっては対象になりうることなどがあげられる．また，non-vitamin K antagonist oral anticoagulant: NOAC (9章参照) 内服中の治療の可否について明確な指標はなく，また適切なマーカーもないため PT-INR，APTT，最終内服時間を参考にする．

つまり脳梗塞の新規発症のみならず，回復期リハ病棟入院中の患者で再発が疑われる場合，血栓溶解療法の適応を見逃さない迅速な診療や院内外へのコンサルト体制が求められる．発症後 4.5 時間以内でも，治療開始が早いほど良好な転帰が期待できる．また，発症時刻が不明な場合は，最終未発症確認時刻（普段と変わらない状態が確認された最後の時刻）を発症時刻とする必要がある．緊急時に冷静に対応できるよう，チェックリスト（表 2）や診断チャート（図 1），院内外の専門医コンサルトの手順などはマニュアルとして整備しておくとよい．

b．血管内治療（経動脈選択的血栓溶解療法，再開通療法）

急性期に血栓溶解療法を行う場合，適応症例には rt-PA（アルテプラーゼ）静注療法を優先する．前述したように，実施できる時間幅が狭く禁忌となる患者も多い．

血管内治療のうち，血栓溶解薬（ウロキナーゼ）の局所動注療法は，脳卒中治療ガイドライン 2015 では神経脱落症状を有する中大脳動脈塞栓性閉塞において，来院時の症候が中等度以下で，

CT上梗塞巣を認めないか軽微な梗塞にとどまり，発症から6時間以内に治療開始が可能な症例に対してグレードB，その他の部位では勧告を行うための十分な研究の蓄積がない.

頭蓋内血栓回収デバイスを用いた機械的再開通療法については，欧米では2014年に発症後6時間以内の急性期脳梗塞において，rt-PA静注療法の治療適応外またはrt-PA治療後再開通が得られなかった患者を対象とした場合の有効性が示されている．日本でも，Merciリトリーバー（2010年），Penumbraシステム（2011年）が承認され，ステント型血栓回収デバイスとしてSolitaire FR（2013年），Trevo ProVue（2014年）が承認された．2015年には日本脳卒中学会，日本脳神経外科学会，日本脳神経血管内治療学会の3学会合同指針作成委員会の経皮経管的脳血栓回収用機器適正使用指針が第2版にアップデートされており，本療法を適切な適応と手技によって行うことを求めている[4].

c．臨床病型別急性期薬物治療（表3）

血栓溶解療法以外の急性期薬物療法[2]を，臨床病型別にまとめ，表3に示す．病型，病態の速やかな把握に努め，抗血小板もしくは抗凝固療法のいずれかを選択し，投与中の頭蓋内出血性変化（特に心原性脳塞栓で多い）の有無の画像フォローや，ストレス潰瘍による消化管出血など合併症予防に留意する．脳保護薬は病型によらない適応があるが，多臓器，特に重篤な腎障害例では禁忌であり，また比較的高額で経験的には短期間投与にとどめられることが多い.

進行の有無や重症度の推移は急性期薬物治療計画を適宜見直す要素となる．進行性脳卒中の場合はヘパリンへの切り替えや血漿増量薬による十分な脳血流確保が行われる．頭蓋内圧亢進や正中偏位を伴うようなmass effectの強い場合には脳浮腫治療薬を併用するが，血漿増量薬や脳浮腫治療薬

表3　臨床病型別急性期薬物療法（血栓溶解療法以外）のまとめ

用途	薬剤一般名	ラクナ梗塞	アテローム血栓性梗塞	心原性脳塞栓
脳保護薬	エダラボン	発症後24時間以内，投与期間は14日以内．30 mg/30分．1日2回．肝腎機能障害や血液障害に注意．		
抗血小板療法	アスピリン	160〜300 mg（発症48時間以内に開始）		適応なし
	シロスタゾール	200 mg/日（アスピリンなど通常治療への追加，非心原性）		適応なし
	オザグレルナトリウム	急性期（発症5日以内）の脳血栓症（心原性脳塞栓を除く脳梗塞），160 mg/日の点滴投与		禁忌
抗凝固療法	アルガトロバン	保険適応なし	発症48時間以内で病変最大径が1.5 cmを超すような脳梗塞	禁忌
	ヘパリン	発症48時間以内では考慮してよいが十分な根拠なし（経験的に進行性脳卒中や心原性脳塞栓にAPTTを前値の1.5〜2倍を目安に調節持続点滴される）		
脳浮腫治療薬	高張グリセロール（10%）	必要なし	頭蓋内圧亢進を伴う大きな脳梗塞	
	マンニトール	必要なし	十分な根拠なし	
血液希釈（血漿増量薬）	デキストラン	考慮してもよいが十分な根拠なし		
抗潰瘍薬	PPI，H₂ブロッカーなど	高齢者や重症では消化管出血の予防的静脈内投与		

II．実践篇

は心不全誘発に注意し，加齢変化や虚血性心疾患など基礎疾患を十分考慮する．

脳梗塞急性期の高血圧は反応性の血圧上昇であり，降圧薬の投与なしでも下降することが多い．また，脳血流を血圧変動下でも一定に保つ自動調整能の障害により，血圧低下により脳血流の急激な低下を惹起するリスクもある．よって，過度の血圧上昇がみられる場合にのみ，臓器障害を防ぐため慎重に行う．また，超急性期に血栓溶解療法を行う場合は，再開通後の大出血予防のために積極的な降圧を行う（**本章 E 参照**）．

d．脳梗塞の急性期外科的治療

開頭外減圧術は，中大脳動脈灌流域を含む広範な片側大脳半球梗塞において，下記を満たせば発症 48 時間以内に硬膜形成を伴う外減圧術により 1 年後の生存率と mRS を改善したことから[5]，グレード A で推奨されている．

①年齢が 16〜60 歳まで

②NIHSS score＞15

③NIHSS score の意識水準が 1 以上

④CT にて中大脳動脈領域の梗塞が少なくとも 50％以上あるか，拡散強調 MR 画像で脳梗塞が 145 cm^3 を超える症例

⑤症状発現 48 時間以内

小脳梗塞急性期では，急変を未然に察知するために，頻回の意識レベル確認と，CT による水頭症や脳幹部圧迫のチェックを厳密に行う．水頭症や脳幹圧迫による意識障害例で，脳室ドレナージ術や減圧開頭術が行われる．効果に対する十分な科学的根拠はない．

また頸部頸動脈狭窄に対する，脳梗塞急性期の緊急内膜剥離術や血管形成術，ステント留置術などについて，症例集積研究のエビデンスレベルにとどまっており，勧告を行うための十分な資料がない．

e．一過性脳虚血発作（TIA）

病型診断（**5 章参照**）でも述べたように，TIA は脳血管の緊急症として脳梗塞に準じた対応が必要である．可及的速やかに発症機序を確定し，発症予防のための治療を直ちに開始する．TIA は急速回復例にあたるため血栓溶解療法の適応にはならないが，頭蓋外に高度狭窄を認める動脈原性梗塞の場合や血行力学性機序（同一症候の TIA 反復や進行），シャワー状多発の心原性脳塞栓（多血管領域におよぶ多彩な症状）など再発や進行の多大なリスクを抱えている場合も少なくないため，頭蓋内外の画像診断，心原性塞栓検索，血清学的検査などひととおりスクリーニングし，機序に応じた薬剤選択とバイタル管理をする．

▎2　出血性脳卒中

脳卒中を疑う急性の神経徴候や意識レベルの変化，血圧上昇などを認めた場合，生命維持に関わる呼吸・循環動態の確保，神経徴候の診察を並行して行い画像診断まで迅速に進める．

画像診断で出血性病変を診断，もしくは虚血性病変を否定したら，まず血圧降下治療を開始し再出血や心不全などのリスクを軽減する（**本章 E 参照**）．脳神経外科にコンサルトが必要な一部の患者を見逃さないために，治療方針の決定や救命に必要な血管評価や外科処置適応の病態などをあら

かじめ把握しておくことがリハに携わる医師にも必要である.

a．脳出血の手術適応

　脳出血急性期の早期手術の有用性を検討した RCT やメタアナリシスでは，患者グループや手術方法が不均一であり，脳卒中治療ガイドライン 2015 でも開頭手術の項のエビデンスグレードが低い傾向がある.

　一般的に脳出血における減量手術（volume reduction）の主な目的は，救命や，進行する意識障害の抑止や，髄液流通の閉塞解除などである．手術と初期保存的治療を比較して機能予後に優位性のエビデンスが明確には認められないため，方針選択には，出血部位や出血量と早急な減圧の必要性とのバランス，侵襲による神経症状の増悪や新たな出現を防ぐアプローチ方法などに留意する．急性水頭症が重症度に影響している場合は，数日間の脳室ドレナージを単独もしくは併用して行う.

- 出血部位に関係なく，血腫量 10 mL 未満の小出血または神経学的所見が軽微な所見は手術を行わない.
- 被殻出血，皮質下出血は血腫量，血腫による圧迫所見が高度な場合には手術適応を考慮する.
- 視床，脳幹出血は深部のため血腫除去は通常行わず，脳室穿破や脳室拡大を認め急性水頭症が意識障害に影響を及ぼしていると考えられる場合は脳室ドレナージを検討する.
- 小脳出血では血腫サイズ，神経徴候の増悪，水頭症合併，脳幹圧迫やヘルニア徴候（水頭症の有無を問わない）を伴う場合は速やかに血腫除去や減圧手術を行う.
- 脳室内出血は脳動静脈奇形やもやもや病など脳血管の異常による可能性が高く，血管撮影などにて出血源を検索することが望ましい．脳動静脈奇形では再発も多くみられる.

　開頭血腫除去術のほか，相対的に低侵襲的な定位的血腫除去，内視鏡的血腫除去，定位脳手術などがあるが，その選択に関して確固たるものはなく施設ごとにまちまちである.

b．くも膜下出血の手術適応

　くも膜下出血の予後によく相関するのは発症時の意識障害の程度である．また予後を悪化させるのは再出血と遅発性脳血管攣縮である．再出血予防には，迅速で的確な診断，専門医への速やかなコンサルト，十分な鎮静，鎮痛，降圧，破裂脳動脈に対する適切な治療があげられる.

　破裂脳動脈瘤に対する治療法の選択は，重症度（5章表6参照）で分けて考える．重症でない例（重症度分類のグレードⅠ～Ⅲ）では年齢，全身合併症，治療の難度（部位や形状）などの制約がない限り発症 72 時間以内の早期に再出血予防処置を行う．比較的重症例（グレードⅣ）では年齢や動脈瘤の部位などから相対的適応となるが，外減圧や血腫除去などによるベネフィットもある場合は処置を前向きに検討する．最重症例（グレードⅤ）では原則として処置の適応はないが，状態の改善がみられれば考慮してもよい．動脈瘤頸部クリッピング術に代表される外科的治療と，コイル塞栓術など血管内治療の選択は，治療体制や経験値など施設特性にも左右されるが，患者ごとに年齢，全身麻酔リスク，脳動脈瘤の形態，多発，サイズなどから，慎重に検討する．術後の再破裂や脳血管攣縮などのリスクも多いため，至適血圧，循環量，電解質管理など周術期の集中管理も，一貫した充実した専門医療体制が望ましい.

c．手術以外の抗浮腫療法

　高張グリセロール静脈内投与は頭蓋内亢進を伴う大きな脳出血の急性期に行ってもよいが，心負

荷に注意する．マンニトールの急速投与に明確な根拠はないが，脳圧亢進の急激な進行や mass effect に随伴してヘルニア徴候など臨床所見が増悪した場合は使用することがある．副腎皮質ホルモンの有効性は認められていない．頭蓋内亢進に対してヘッドアップにより上半身を 30° 程度挙上する場合は，治療に随伴して血管内脱水がある場合には注意する．

E バイタルサイン管理

a．血圧管理

脳卒中の病型にかかわらず，超急性期にはほとんどの例で血圧上昇がみられるが降圧は慎重に行う必要がある．血行動態の視点では，脳血管障害急性期には脳血流自動調節能が破綻しており，わずかな血圧下降でも脳血流は低下し，ペナンブラ領域の血流低下を招き不可逆的な傷害部位の拡大を招きうる．また，虚血部位の血管反応性は著しく低下しており，血管拡張作用のある降圧薬を投与しても，健常部分の血管のみ拡張し病巣自体の血流は減少する脳内盗血現象を生じる可能性がある．

降圧療法の目的は，過度な血圧上昇による主要臓器の障害を防ぐため，血栓溶解や血管内治療，手術療法後の出血合併症予防のため，脳血管障害再発予防のため，などがあげられる．臨床的には，超急性期の血圧上昇は，ストレス，頭痛，頭蓋内圧亢進，尿閉などによる反応性の要素が大きく関与しており，その誘因除去により徐々に自然下降することも少なくないため，安静や，疼痛軽減，導尿などのケアにも十分配慮し，薬剤のみで調節を試みると過剰降圧になりうることに留意する．

降圧や目標値による機能回復予後への効果に，十分なエビデンスはない．脳卒中治療ガイドライン 2015[2]，高血圧治療ガイドライン 2014[6] などに準じる．

高血圧治療ガイドライン 2014 による，脳血管障害を合併する高血圧治療のまとめを表 4 に示す．脳梗塞の場合は自動調節能が回復するとされる発症 1 ヵ月程度まで，降圧目標ラインは高めで設定するが一様に求められているわけではなく，抗血栓治療を行ったあとはその治療指針に従って厳重なモニタリングを行い，また高血圧に関連した臓器障害の有無，早期離床など活動度などに合わせた個人ごとのマネジメントを行う．

脳出血の急性期は血圧管理が重要であるが，脳卒中治療ガイドライン 2015 では新たなエビデンスが追加され，できるだけ早期に収縮期血圧を 140 mmHg 未満に低下させること，降圧薬としてカルシウム拮抗薬（ニカルジピン）の微量点滴静注が推奨された．経口可能であれば，点滴から内服治療への切り替えを検討するが，早期にカルシウム拮抗薬，アンジオテンシン変換酵素（ACE）阻害薬，アンジオテンシン受容体拮抗薬（ARB），利尿薬が勧められる．

破裂脳動脈瘤によるくも膜下出血では，転帰を左右する再出血は発症 24 時間，特に 6 時間以内に多いといわれており，早期降圧の成功はその予防に重要である．ただし収縮期血圧の目標設定は，米国脳卒中協会（AHA/ASA）ガイドラインでは 160 mmHg 未満だが，それより低値でも再出血したり，頭蓋内圧亢進状況下では降圧による脳灌流圧低下が虚血を増悪させたりするので，明確な基準は確立されていない．鎮静や鎮痛，呼吸循環など全身の包括的な全身管理が大切である．

表 4 脳血管障害を合併する高血圧の治療（高血圧治療ガイドライン 2014）

		降圧治療対象	降圧目標	降圧薬
超急性期 （発症 24 時間以内）	脳梗塞　発症 4.5 時間以内 発症 24 時間以内	血栓溶解療法予定患者[*1] SBP＞185 mmHg または DBP＞110 mmHg 血栓溶解療法を行わない患者 SBP＞220 mmHg または DBP＞120 mmHg	血栓溶解療法施行中 および施行後 24 時 間＜180/105 mmHg 前値の 85〜90%	ニカルジピン，ジルチ アゼム，ニトログリセ リンやニトロプルシド の微量点滴静注
	脳出血	SBP＞180 mmHg または MBP＞130 mmHg SBP 150〜180 mmHg	前値の 80%[*2] SBP 140 mmHg 程度	
	くも膜下出血 （破裂脳動脈瘤で発症から 脳動脈瘤処置まで）	SBP＞160 mmHg	前値の 80%[*3]	
急性期 （発症 2 週以内）	脳梗塞	SBP＞220 mmHg または DBP＞120 mmHg	前値の 85〜90%	ニカルジピン，ジルチ アゼム，ニトログリセ リンやニトロプルシド の微量点滴静注 または経口薬（Ca 拮 抗薬，ACE 阻害薬， ARB，利尿薬）
	脳出血	SBP＞180 mmHg または MBP＞130 mmHg SBP 150〜180 mmHg	前値の 80%[*2] SBP 140 mmHg 程度	
亜急性期 （発症 3〜4 週）	脳梗塞	SBP＞220 mmHg または DBP＞120 mmHg SBP 180〜220 mmHg で頸動 脈または脳主幹動脈に 50% 以上の狭窄のない患者	前値の 85〜90%	経口薬（Ca 拮抗薬， ACE 阻害薬，ARB，利 尿薬）
	脳出血	SBP＞180 mmHg MBP＞130 mmHg SBP 150〜180 mmHg	前値の 80% SBP 140 mmHg 程度	
慢性期 （発症 1 カ月以後）	脳梗塞	SBP≧140 mmHg	＜140/90 mmHg[*4]	
	脳出血 くも膜下出血	SBP≧140 mmHg	＜140/90 mmHg[*5]	

SBP：収縮期血圧，DBP：拡張期血圧，MBP：平均動脈血圧，ACE：アンギオテンシン変換酵素，ARB：アンギオテンシン II 受容体拮抗薬

[*1]血栓回収療法予定患者については，血栓溶解療法に準じる.

[*2]重症で頭蓋内圧亢進が予想される症例では血圧低下に伴い脳灌流圧が低下し，症状を悪化させるあるいは急性腎障害を併発する可能性があるので慎重に降圧する.

[*3]重症で頭蓋内圧亢進が予想される症例，急性期脳梗塞や脳血管攣縮の併発例では血圧低下に伴い脳灌流圧が低下し症状を悪化させる可能性があるので慎重に降圧する.

[*4]降圧は緩徐に行い，両側頸動脈高度狭窄，脳主幹動脈閉塞の場合には，特に下げすぎに注意する. ラクナ梗塞，抗血栓薬併用時の場合は，さらに低いレベル 130/80 mmHg 未満を目指す.

[*5]可能な症例は 130/80 mmHg 未満を目指す.

（日本高血圧学会高血圧治療ガイドライン作成委員会，編. 高血圧治療ガイドライン 2014. 東京: 日本高血圧学会; 2014)[6]

b．呼吸循環管理

　軽症から中等症の脳卒中患者に対してルーチンに酸素投与を行うことの有用性はない. また，高圧酸素療法の有用性は十分に検討されていない. 急性期の脳幹障害による呼吸循環中枢の障害，意

識障害下などでは，高 CO_2 血症に惹起される頭蓋内圧亢進の予防のため適切な補助換気が必要である．人工換気下では軽度の過換気で PCO_2 を 30〜35 mmHg とすると脳圧の 25〜30％減少が期待できるが，過度の過換気では逆に頭蓋内圧が上昇しやすいため，30 mmHg 未満に低下しないよう注意する．脳卒中関連の急性呼吸促迫症候群（ARDS）やくも膜下出血では神経原性の肺水腫，たこつぼ心筋症などにも注意する．

人工呼吸器関連肺炎は，誤嚥，吸入，呼吸器回路汚染，医療従事者からの接触感染などが原因として考えられる．極力早期の離脱に努めるほか，口腔ケア，半座位，早期離床，不要な吸入の禁止，スタッフの手指消毒，栄養管理などを励行する．

c．深部静脈血栓症および肺塞栓の予防

下肢の麻痺を有した例だけでなく，治療上安静や鎮静中の場合，急性期の深部静脈血栓症および肺塞栓症は好発合併症であることに留意し，予防的対処と早期発見する視点が重要である．予防には抗凝固療法が推奨されるが，頭蓋内外の出血リスクが増加するため，ルーチンに投与することまでは勧められない．脳梗塞に対する抗血小板療法やデキストラン投与などは深部静脈血栓症や肺塞栓症のリスクを減少させない，つまり抗凝固療法の代用にはならないことに注意が必要である．積極的予防策が図れないため弾性ストッキングを着用する場合は皮膚損傷の発生に注意する．抗血栓治療と原疾患治療とのバランスが難しいことも少なくないため，不動状態の回避，受動的関節可動域練習，D-dimer 測定，血栓性静脈炎所見の早期発見など，ケアによる予防も強化する．

d．体温管理

脳卒中急性期の発熱の原因は，感染症，中枢性発熱などが考えられる．中枢性発熱は転帰不良因子であり，脳梗塞に対する低体温療法の併用が行われることがあるが，有効性の検討は十分行われていない．解熱剤による平熱療法も同様である．急性期に感染症を併発することは多く，その管理は予防や早期発見の観点から十分行う（10 章参照）．

1) Stroke Unit Trialists' Collaboration. Organised inpatient (stroke unit) care for stroke. Cochrane Database of Systematic Reviews 2013, Issue 9. Art. No.: CD000197. DOI: 10.1002/14651858. CD000197. pub3.
2) 日本脳卒中学会脳卒中ガイドライン委員会，編．脳卒中治療ガイドライン 2015．東京：協和企画；2015．
3) 峰松一夫，他．rt-PA（アルテプラーゼ）静注療法適正治療指針（第 2 版）．脳卒中．2012；34：443-80．
4) 日本脳卒中学会，日本脳神経外科学会，日本脳神経血管内治療学会，3 学会合同指針作成委員会．経皮経管的脳血栓回収用機器適正使用指針第 2 版．脳卒中．2015；37：259-79．
5) Vahedi K, Hofmeijer J, Juettler E, et al. Early decompressive surgery in malignant infarction of the middle cerebral artery: a pooled analysis of three randomized controlled trials. Lancet Neurol. 2007；6：215-22.
6) 日本高血圧学会高血圧治療ガイドライン作成委員会，編．高血圧治療ガイドライン 2014．東京：日本高血圧学会；2014．

〈河野悌司　畠中めぐみ〉

7 脳卒中の急性期リハ

Point

● 急性期リハのエビデンスは，「早く，多く，専門的に，チームで介入」に要約される．
● 早期離床は，従来の全身状態安定が前提の安静重視から，廃用や合併症の予防的視点，リハ医療の資源強化（診療報酬，人員配置）や在院日数の短縮化を背景として，後遺症の低減をめざし，より重篤な病態にも早期から積極的な介入が行われるようになってきた．
● 正確な病型診断は安全な離床の大前提であり，迅速に行う．
● 離床および急性期リハはすべて医師の指示のもとに始動するため，リハ処方を遅らせず，リハ制限の基準を指示し安全で円滑な離床プログラムを進める．
● 急性期の医学的管理を過ぎたら，リハの密度や内容にも留意し，必要に応じて回復期リハなどリハ比重の高い資源への継ぎ目ない移行をめざす．

A はじめに〜急性期リハのエビデンス，早く・多く・専門的に〜

　急性期リハのエビデンスは，早期に開始し，専門的・集学的にチーム介入を多く行うことにある．本邦の脳卒中治療ガイドライン 2015 でも，廃用症候群を予防し早期の ADL 向上と社会復帰を図るために，組織化された場でチームによる十分なリスク管理を行いながら可及的速やかに積極的なリハを行うことが高いグレードで推奨されている[1]．

　この議論に一石を投じたのが 2015 年の AVERT Ⅲ 試験という，大規模な 5 カ国共同多施設ランダム化比較試験[2]である．脳卒中発症 24 時間以内（平均 18.5 時間）に開始した超早期離床群は通常ケア群に比べ，3 カ月後の転帰良好（mRS2 以下）割合が有意に低かったのである．ただし，通常ケア群でも初回離床まで 22.4 時間と短いことから，超早期離床を否定するものではない．超早期といえども一律な介入をするのではなく病態や病型に合わせたカスタマイズが必要であるといえる．最近の日本の DPC データ解析では，脳梗塞発症後 3 日以内のリハ開始とリハ量が急性期病院退院時の ADL 改善に寄与していた[3]．

B 早期離床の考え方

　近年，廃用症候群や合併症の予防的視点，リハ医療の資源強化（診療報酬，人員配置），在院日数の短縮化の社会背景などから，より重篤な病態にも早期から積極的な介入が行われるようになって

きた．早期離床の考え方は従来，意識障害がないか軽微（JCS 1桁まで），麻痺の進行がなく，バイタルサインが変動していないこと，肺炎や発熱など合併症がないことなど，全身状態が変動なく安定していることを前提に行われることが常識的であった．離床開始が遅れる要因としては，スタッフの認識不足や過度の安静神話，どのような病態・全身状態であれば離床させてもよいかという離床開始基準の指標が設けられていないことなどが考えられる．また開始後の発熱や合併症に対して，安易にリハ休止や中止を行うがゆえになかなか離床が進まないという問題もある．

脳卒中の多くの合併症は不動や臥床遷延により悪化しうること，むしろ早期離床により合併症が予防できうること，必ずしも主治療や合併症治療のなかに安静臥床が必須ではないことなどを理解し（8章参照），リハ処方が遅れないシステム構築が効果的である．

C 早期リハのための医学的管理

1 病態病型別の早期リハ開始までのアセスメントと全身管理[1,4]

早期離床を大きなトラブルなく成功させるには，不安定虚血や強い脳浮腫など，安静状態でも変動しうる頭蓋内の高度な問題や，体動により容易に悪化しそうな全身合併症の除外が大切である．治療する主科とリハ管理の科が併診管理する場合は十分な連携に心がけ，リアルタイムに全身状態の変化を共有する．

1）意識レベルの確認：意識障害が重篤でなく（JCS 10程度まで），ヘルニア徴候がないこと．

2）重症度評価（NIHSS）：リハ開始前24時間以内に神経症状の進行がないこと．

3）禁忌となる全身合併症の除外：重篤な心不全や不安定狭心症など不安定な循環動態，急性腎不全，輸血が必要あるいはバイタルが不安定な急性消化管出血，D-dimer上昇を伴う下肢近位部や下大静脈の新鮮な深部静脈血栓あるいは肺血栓塞栓症など．

4）可及的速やかに病巣と病型の診断を行う．

5）脳梗塞のうちラクナ梗塞は比較的安定しているが，BAD（Branch atheromatous disease）（5章参照）との区別が困難で数日内に病巣拡大することもある．中大脳動脈の狭窄や壁不整の有無を注意する．アテローム血栓性脳梗塞では主幹動脈や頭蓋外動脈の閉塞や高度狭窄があると，動脈原性梗塞の再発や症状が進行することもあるため，開始を1日程度遅らせたり軽い強度で開始したりする．とくに分水界域の梗塞（watershed infarction）では，頭蓋内病変サイズは大きくなくても主幹動脈に高度狭窄を有し軽微な血圧変化で重篤な進行を招くこともあるので，頸動脈エコーによる狭窄や血流確認を迅速に行い，数日内の神経症状の増悪に注意する．心原性脳塞栓症では初日のうちに心エコーで左房内遊離血栓や壁運動異常，心不全の有無をチェックし，問題があれば原疾患治療を優先する．心原性の血管閉塞は血栓溶解療法だけでなく自然再開通することもあり出血性梗塞をきたしやすい．ただし症状増悪を伴わない程度の出血性変化のみでリハを中止する必要はない．

6）出血性卒中の場合，早期にリハを開始してよいが，血腫の増大や急性水頭症による症状進行や頭蓋内圧亢進症状が観察の注意点である．待機的手術の場合は術前にリハを実施してもよいが，その場合は脳ヘルニア徴候がないことを必ず開始前に確認する．リハでは息こらえや

7．脳卒中の急性期リハ　143

頭位下垂，疼痛誘発など，脳圧亢進を惹起するような介入に注意する．術後の離床は早期に再開するが，チューブ類や創部，頭位，感染徴候などに気をつける．とくに外減圧や脳室ドレナージ実施中の頭痛の訴えは，脳圧の亢進だけでなく脳圧低下が原因となることがあり，頭位や姿勢変換と頭痛出現のタイミングは診断の参考になる．

> ### ▶ コラム：持続心電図モニターは功か罪か？
>
> - 脳梗塞急性期の病型診断のうち，発作性心房細動の検出は鍵を握る証拠の1つである．持続心電図モニターによる発作性心房細動の検出は24時間Holter心電図に比べ優れているといわれている．高杉らの報告[5]では，塞栓源不明の脳塞栓症と考えられた患者の病型診断で，3日間以上の持続心電図モニターにより20%の患者から発作性心房細動を検出し，単回の24時間Holter心電図の1%を大きく凌いだ．一方で有用なモニター期間は少なくとも3日間以上，なかには1カ月以上などと一定の見解はないが，検出精度を上げるためには観察期間は重要であり，30日間のイベントモニターや植込み型心臓モニターなどが研究されている．脳卒中ユニットで長期持続心電図モニターによる有効性を，間欠的なバイタル測定と比較したメタアナリシス[6]では，いずれも研究規模が小さいため致命的合併症や死亡，非自立度など転帰にも，不動による合併症にも，一定のエビデンスは見いだされていない．

▌2 急性期リハ処方の要点〜すべては医師の決断と行動から〜

離床および急性期リハはすべて医師の指示のもとに始動する．医師の発行するリハ処方箋にもとづき各職種がリハの初期計画を立案し実施する．前述のように正確な病態・病型診断と，それに準じた評価は，安全な離床開始の大前提だが，そこでとどまらず処方オーダーと共に，リハ制限の基準を指示しておけば，看護師や療法士は日々の変化を観察しながら離床拡大プログラムを進めやすくなる．

1）患者家族にインフォームドコンセントを行う

リハの目的，内容，起こりうる合併症の説明のほか，リハ目標とその到達にかかる期間の見込みなどまで言及できれば理想的であるが，現実的には急性期ほど神経徴候の変化も予後も予測しにくいことが多い．よって，早期離床のメリット（合併症予防や廃用症候群予防，重症化軽減），リスク管理下のもと実施すること，万一有害事象が生じた場合には適切に対応すること，現治療が落ち着きしだいリハを強化していくことなどを中心に説明し，患者家族の不安軽減や信頼関係の構築に努める．

2）リハ処方箋の作成

＜処方内容と手順＞

①リハ処方箋への記載：発症日，リハ開始日，主病名，病態，基礎疾患

②目的：急性期では歩行再獲得やADL向上の具体的予測が困難な場合も多く，その場合は合併症予防に関する内容でも構わない．例）肺炎予防，褥瘡予防，拘縮，廃用症候群予防など．

③目標とその達成期間：原疾患加療中（期間の目安），機能障害や能力低下を残す場合は回復期リハ病棟への移行の可能性など．家族への説明内容

④リハ指示（理学療法，作業療法，言語療法）：本章D参照

144 Ⅱ．実践篇

⑤バイタル指示，中止・休止基準（**8章参照**），リハ制限（頭位，床上〜ベッドサイド，荷重，DVT に対するモビライゼーションの可否，禁忌姿勢など），リハ注意点（出血傾向，易感染性，院内感染制御，血糖，カテーテル類など）

⑥署名

3）リハ処方を遅らせないシステム構築は大切であり，院内の脳卒中治療パスを設け，そのなかにリハオーダーを登録し備忘的に活用するのもよい．

D 急性期リハ管理の要点

いかなる重症度でも必要なことは，合併症予防のための良肢位保持（ポジショニング）と体位のバリエーション，口腔ケア，褥瘡予防，深部静脈血栓予防，疼痛緩和などである．褥瘡は床上期だけでなく，車いす座位時間が延びてきた時期の座面による発生にも気をつける．

バイタル管理はリハ中止・休止基準を参考（**8章参照**）に，離床時の収縮期血圧上限と離床開始後の変動上限を設定する．なお rt-PA 静注療法後など特別なバイタル監視マニュアルのあるものはそれぞれ遵守する．

治療に伴う合併症にも留意する．脳梗塞の場合は血栓溶解療法をはじめとする各種治療による出血性変化，脳灌流量増加のための補液負荷による心負荷，脳浮腫や心不全治療による体循環量の低下，血糖変動などに注意する．

円滑な離床のために，気管内チューブや血管内・尿道カテーテル留置からの離脱を積極的に図る．カテーテル類の速やかな離脱は困難でも，早期に留置状態は終了し間欠管理にすることが望ましい．尿道カテーテルは抜去後すぐは尿閉状態でも安易に再挿入せず，間欠導尿を行いながら神経因性膀胱に対する治療を並行するとよい．

離床開始ができない重症の場合でも，管理下でバイタルサインが目標管理範囲内で落ち着いている場合は，ベッド上で拘縮予防のための関節可動域（ROM）訓練と健側筋力訓練は最低限実施する．セラピストには日々のリハ開始前に，前日からの治療内容の変化や治療方針を看護師に確認するよう指示しておく．血圧や脈拍をモニタリングしながら愛護的に実施し，低負荷でも容易にバイタルサインが変動し目標範囲を大きく逸脱し，気分不良や顔色変化など何らかの症状を随伴する場合はやむを得ず休止する．

病型・重症度にかかわらず，急性期から十分な栄養補給が必要である．頭蓋内圧亢進を伴わず嘔吐のリスクが低ければ消化管経由の栄養管理を優先して検討する．経口摂取開始前にはベッドサイドの嚥下スクリーニングを実施する（**4-4章参照**）．嚥下障害があれば経鼻胃管からの投与を検討する．

合併症発生時には，迅速かつ系統的に対応する．リハ中止や休止は，状態により調整が必要だが，漫然とリハ休止状態が続かないようにする．再度安静臥床が強化された期間でも，廃用予防は大切であり，ROM 訓練や誤嚥性肺炎予防のポジショニングのバリエーション，抗重力姿勢時間の設定（半座位や端座位など）に心がける．

早期離床を含む急性期リハの進め方の概要を表1に示す．リハ内容は可能な範囲で積極的に，

表 1 急性期リハの具体的な進め方：座位から立位，歩行・ADL 練習へ

姿勢・リハ場所など	注意点と要点
臥位 　拘縮・褥瘡・肺炎予防	良肢位，体位変換，適切な頭位挙上（唾液誤嚥予防），口腔ケア 排痰促進，ROM 訓練（時に抵抗を加える），可能なら非麻痺側の筋力維持
座位（ベッド上），寝返り	ベッド上での長座位は適切な体幹保持（介助ときに自助具併用） 寝返りや体位変換時の協力指導（ヒップアップやベッド柵把持）
端座位〜ベッドサイド 　車いす乗車経験	足の接地を意識，姿勢保持，体軸の意識づけ カテーテル類の抜去事故に注意，整理し可及的速やかな離脱（抜去もしくは持続・留置から間欠的な処置に移行）． 注意：DVT があれば離床初期の肺塞栓発症に注意
起立位，起居など基本動作 　自室中心に徐々に拡大 　車いす乗車時間の延長，反復	心血管系の過負荷に注意し，短時間ずつ頻回に実施 看護師の手技統一，家族へのケア参加指導 モニター類の整理開始
立位安定（保持）と移乗訓練 　ベッドサイド〜リハ室 　車いすの環境設定	日中の車いす離床時間の拡大 車いすの操作・駆動指導開始 ADL（整容や更衣）練習開始，作業療法
歩行練習 　病室〜廊下・リハ室	早期装具療法，PT 介助での成功体験から自立度向上をめざしたアプローチ． （立位保持が困難なのに無理をしても自立に結びつかない）

　ベッド上からベッドサイドへ，受動運動から抗重力活動も加味した能動運動へ転換する（次頁コラム参照）．これには特別な器具は不要であり，用手的に抵抗を加えたり，ケアのなかでは全介助状態から，部分的でも協力ができるよう指導（体位変換時の体重移動やおむつ交換時のヒップアップなど）したりすることも有益な転換方法のひとつである．

　ベッド上座位から端座位，さらにベッドサイドでの生活時間が設けられる時期には作業療法が役割を発揮する．寝食分離を意識し，ベッド上のオーバーテーブルから車いす移乗での摂食環境の移行を図る．介助下での成功体験「できる ADL」から，「している ADL」セルフケアに移行するには，改造したカトラリーやトランスファーボードなど自助具の導入なども有用である．またリハ室の利用がバイタル管理上難しいときでも，むしろ病室での ADL 練習は意義深い．ベッド周囲環境はレイアウトだけでなくカレンダーや時計など見当識改善に配慮したセッティングが望ましい．

　また早期からリハやケアに家族参加を促すことは病態理解や受容の助けにもなる．

　早期歩行経験を達成する 1 つの手段として早期装具療法があげられる．これには抗重力姿勢を支持するために長下肢装具など支持性，剛性の高い装具がよく用いられる．リハ室に各種装具を試用品として備えておけばスムーズな経験が図れるが，治療用装具として作製する場合は，今後の汎用性も考慮したハイブリッドタイプが望ましい（12-6 章参照）．

> **コラム：ROM 訓練は能動運動の代わりになるか？**

● 上肢を固定して，能動運動とマシンサポート下による受動運動との，筋電活動と脳賦活を調べた．同じ関節角度の反復運動でも筋活動は受動運動のほうが少なく（図 1A）一次運動野の賦活も少なかった（図 1B，C）．このことから，受動運動と能動運動は同等の効果があるとはいえないので，関節可動域訓練中でも極力声をかけながら能動的な要素を促したり，抵抗を加えた運動にしたほうが効果的といえるだろう．

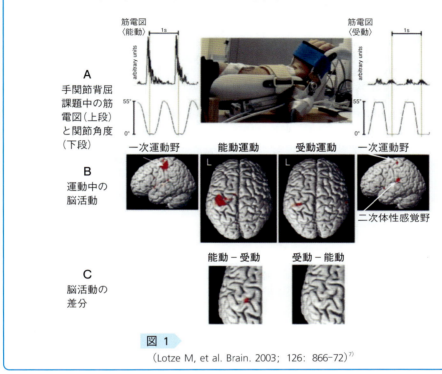

A 手関節背屈課題中の筋電図（上段）と関節角度（下段）
B 運動中の脳活動
C 脳活動の差分

図 1
（Lotze M, et al. Brain. 2003; 126: 866-72）[7]

E 円滑な回復期リハへの連携[8]

　急性期の医学的管理が一段落すると，リハの密度や内容を強化するべく，必要に応じて回復期リハ病棟などリハ比重の高い資源への継ぎ目ない移行をめざす．近年は脳卒中地域連携パスの導入で，施設間の連携強化の取り組みが各地域で行われており，患者情報の過不足ない情報共有や速やかな転院調整などがより洗練されてくると，入院期間短縮だけでなく転帰改善も期待される．

　なお，海外では急性期治療から数週間までの早期に退院支援（ESD：early supported discharge）を行い在院日数の短縮，ADL および QOL の向上，長期効果，医療費削減などの成果をあげている[9]が，これには後方支援制度の充実が不可欠である．日本とは医療制度や社会保障制度が異なり，本邦では急性期と回復期リハ期間を含めた入院加療期間が数カ月以上と長い傾向にある．

1) 日本脳卒中学会脳卒中ガイドライン委員会, 編. 1-5. 病型別リハビリテーション（特に急性期）. 脳卒中治療ガイドライン 2015. 東京: 協和企画; 2015. p. 279-80.
2) The AVERT Trial Collaboration group. Efficacy and safety of very early mobilisation within 24 h of stroke onset (AVERT): a randomised controlled trial. Lancet. 2015; 386: 46-55.
3) Yagi M, Yasunaga H, Matsui H, et al. Impact of rehabilitation on outcomes in patients with ischemic stroke: A nationwide retrospective cohort study in Japan. Stroke. 2017; 48: 740-6.
4) 原　寛美. 超急性期から開始する脳卒中リハビリテーションの理論とリスク管理. In: 原　寛美, 編. 脳卒中理学療法の理論と技術. 東京: メジカルレビュー社; 2013. p. 164-90.
5) 高杉純司, 山上　宏, 豊田一則, 他. 入院時に塞栓源不明の脳塞栓症と考えられた患者における病型診断. Neurosonology. 2015; 28: 17-20.
6) Ciccone A, Celani MG, Chiaramonte R, et al. Continuous versus intermittent physiological monitoring for acute stroke. Cochrane Database of Systematic Reviews 2013, Issue 5. Art. No.: CD008444. DOI: 10.1002/14651858. CD008444. pub2.
7) Lotze M, Braun C, Birbaumer N, et al. Motor learning elicited by voluntary drive. Brain. 2003; 126: 866-72.
8) 日本脳卒中学会脳卒中ガイドライン委員会, 編. 1-1. 脳卒中リハビリテーションの流れ. 脳卒中治療ガイドライン 2015. 東京: 協和企画; 2015. p. 271.
9) Fearon P, Langhorne P, Early Supported Discharge Trialists. Services for reducing duration of hospital care for acute stroke patients. Cochrane Database of Systematic Reviews 2012, Issue 9. Art. No.: CD000443. DOI: 10.1002/14651858. CD000443. pub3.

〈畠中めぐみ〉

8 脳卒中リハのリスク管理

Point

- リハ医療において急性期から全身状態不安定や合併症併存の状況におかれている患者を管理する機会が増えている.
- 合併症予防にリスク予測は重要であり, そのために起こりうる合併症を様々な視点から把握しておく.
- 進行や合併症リスクを恐れて過度な安静指示や離床制限などを行うと患者には廃用などの不利益を招きうる. 急性期からの離床は, 状態を悪化させないリスク管理視点だけでなく, より予後をよくするという積極的視点をバランスよくもつ必要がある.
- 日本リハ医学会が提唱したリハの中止基準は, 比較的モニタリングしやすい内容であり参考にするとよい.
  - 血圧の上限設定に病型や病態, 発症からの時期により至適目標が異なり, 適宜見直していく.
  - 病前の体力や活動度, リハ開始に至るまでの臥床安静による影響などを加味して, ハイリスクの場合はより厳密にするなど, 微調整する

超高齢社会でリハのニーズが高まるほか, 医療技術の向上による脳卒中死亡率低下や医療制度の変遷などから, リハ医療において全身状態が不安定であったり, 合併症併存の状況におかれている患者を管理する機会が増えている. 急性期からの離床は, 症状を進行させないこと, 合併症をよく管理することなど, 状態を悪化させない視点と, 極力生存率および機能をよくすることなど, より予後をよくするという積極的視点をバランスよくもちあわせておくことが大切である. 合併症リスクを恐れて過度な安静指示や離床制限などを行うと, 患者には廃用などの不利益を招きうる. リハ医療におけるリスクを十分把握し, それに対する予防強化, 発生時の早期発見と早期治療, 過度な安静や炎症による消耗などから生じる全身状態のさらなる悪化を防ぐ.

A リスク予測のために〜合併症の特性を知る〜

合併症管理ではそのリスクを予測し, それを予防することがもっとも効果的である. そのためには, まず合併症とその特性の知識をもつことが必要となる.

1 合併症の好発時期

Indredavik らは, 脳卒中発症1週間以内に63.8％の患者が何らかの合併症を併存すると述べてい

る（図1）．急性期脳卒中の場合は，梗塞や浮腫拡大による進行や，梗塞内出血や水頭症によるヘルニア徴候や頭蓋内圧亢進症状や，易血栓傾向や異常高血圧による頭蓋内再発などは，脳卒中ユニットなどによる専門的スタッフと巡視環境で，神経徴候を頻繁に観察し，バイタルサインをよくモニタリングするよう注意すれば，比較的早期発見が可能である．急性期の発熱は中枢性の局在のないものと決めつけず，尿路・呼吸器系や，カテーテル・ドレナージ類などのデバイス関連など感染症にも注意し，血液培養（2セット）をはじめとする起因菌検索を行う．高熱は頭蓋内圧亢進や痙攣閾値低下に影響するため，解熱は積極的に行う．心房細動，特に心腔内血栓がある場合は全身塞栓症

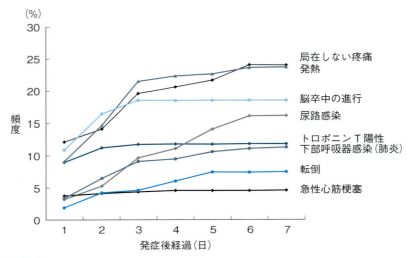

図1 脳卒中急性期に多い合併症：1週以内（Indredavik B, et al. Stroke. 2008; 39: 414-20[1]より改変）

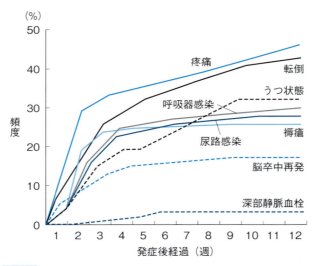

図2 脳卒中患者の合併症累積率：12週以内（Langhorne P, et al. Stroke. 2000; 31: 1223-9[2]より改変）

にも注意しよく観察することが大切である.

　亜急性期以降，経過とともに増加する合併症は，転倒，抑うつ，疼痛，しびれなどがあげられる（図2）．いずれも積極的リハや円滑な退院計画の妨げになりうるため，チームアプローチによる予防・軽減・治療が望ましい（10章参照）.

2　合併症の頻度（10章参照）

　リスク管理上，頻度の多いものを把握し注視するのは，ケアのマンパワー配分をはじめとする効率的な病棟管理に有用である．一方で，低頻度合併症を知っておくことは早期発見・早期治療につながり，重篤化予防や合併症の連鎖を食い止めることができる．また病棟の特性（患者，スタッフ配置，環境など）によって，治療成績だけでなく合併症の特徴も意外と異なるため，自施設の傾向を，症例検討や年次統計などで把握することも有意義である.

3　患者特性との関連

　疾患ごとの好発時期や頻度だけでなく，患者特性による横断的・縦断的傾向を把握することは，その予防に大切である．感染症や脳卒中の進行は重症なほど多い傾向があるのはいうまでもないが，転倒に関しては最重症や最軽症の患者よりも，なんとか離床できる程度の中等症レベルのほうに多い．縦断的にみると比較的早期の，新しい身体図式に不慣れな状態で起こる転倒は，離床期から回復期リハ移行早期に多く，慣れれば減る傾向にあるが，回復期リハ中期以降の活動性の向上に伴う車いすから歩行への過渡期や，退院前の焦りの時期も転倒の好発時期である．身体能力・心理背景など個人因子のほか，環境変化など多様な要因に対して包括的に把握することが予防に大切である.

B　リハ中のバイタルサイン管理

　古典的な循環管理の指標であるアンダーソン・土肥の分類[3]は，うっ血性心不全に対する運動を対象にしたもので，労作の強度を脈拍や血圧がよく反映することを前提に考えられている（図3）．血圧や脈拍，身体所見の観察の指標を提示しておりリハ中に比較的モニタリングしやすい平易な内容である．現在ではそれをもとにして日本リハビリテーション医学会が提唱したリハの中止基準を参考にするとよい（表1）[4].

　これを基本とし，脳卒中の場合には血圧の上限設定を，疾患や病態，発症からの時期により変更する．病前の体力や活動度，リハ開始に至るまでの期間（遅れるほど廃用症候群の要素が修飾している）などを加味して，ハイリスクの場合はより厳密にするなど，微調整するとよい（図4）．心臓ペースメーカー，βブロッカーや抗コリン薬，シロスタゾールなど治療薬の影響で脈拍数が参考になりにくい事例もあることを十分考慮する．また，床上や起き上がり動作など基本的動作でも片麻痺発症後は相対的に重い労作（運動負荷）になりやすい．頭蓋内外の高度動脈狭窄や関節に痛みを誘発しやすい病態（拘縮や中枢性麻痺，炎症など）を併発すると，軽労作でも迷走神経反射や，その重症化（失神，心停止）や遷延化を招くことがある.

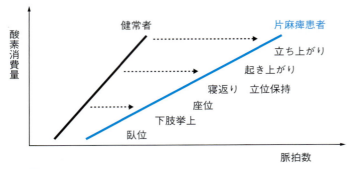

図 3 ▶ 片麻痺と運動負荷のイメージ図
脈拍と労作度はよく相関
同じ動作でも，片麻痺などの機能障害があると，より重労作となる．

表 1 ▶ リハビリテーションの中止基準

1. 積極的なリハビリテーションを実施しない場合
   ①安静時脈拍 40/分以下または 120/分以上
   ②安静時収縮期血圧 70 mmHg 以下または 200 mmHg 以上
   ③安静時拡張期血圧 120 mmHg 以上
   ④労作性狭心症の方
   ⑤心房細動のある方で著しい徐脈または頻脈がある場合
   ⑥心筋梗塞発症直後で循環動態が不良な場合
   ⑦著しい不整脈がある場合
   ⑧安静時胸痛がある場合
   ⑨リハビリテーション実施前にすでに動悸，息切れ，胸痛のあるもの
   ⑩座位でめまい，冷や汗，嘔気などがある場合
   ⑪安静時体温が 38℃以上
   ⑫安静時酸素飽和度（SpO_2）が 90%以下

2. 途中でリハビリテーションを中止する場合
   ①中等度以上の呼吸困難，めまい，嘔気，狭心痛，頭痛，強い疲労感などが出現した場合
   ②脈拍が 140/分を超えた場合
   ③運動時収縮期血圧が 40 mmHg 以上，または拡張期血圧が 20 mmHg 以上上昇した場合
   ④頻呼吸（30 回/分以上），息切れが出現した場合
   ⑤運動により不整脈が増加した場合
   ⑥徐脈が出現した場合
   ⑦意識状態の悪化

3. いったんリハビリテーションを中止し，回復を待って再開する場合
   ①脈拍数が運動時の 30%を超えた場合，ただし 2 分間の安静で 10%以下に戻らない場合は，以後のリハビリテーションを中止するか，またはきわめて軽労作のものにきりかえる．
   ②脈拍数が 120/分を超えた場合
   ③1 分間に 10 回以下の期外収縮が出現した場合
   ④軽い動悸，息切れが出現した場合

4. その他の注意が必要な場合
   ①血尿の出現
   ②喀痰量が増加している場合
   ③体重が増加している場合
   ④倦怠感がある場合
   ⑤食欲不振時・空腹時
   ⑥下肢の浮腫が増加している場合

（日本リハビリテーション医学会診療ガイドライン委員会，編．リハビリテーション医療における安全管理・推進のためのガイドライン．東京：医歯薬出版；2006[4]より改変）

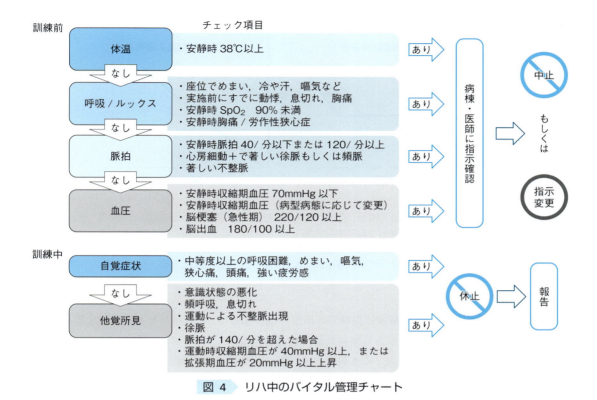

図4　リハ中のバイタル管理チャート

C　リハリスク管理：各論

1　早期離床の上で注意すべき脳卒中の病態

　脳卒中の早期離床を行う上で，再発や症状進行，重篤な合併症をきたしうる病態の場合は，それらを予防しつつ遅滞なく離床計画が進められることが望ましい．増悪予測因子（病態）の観察研究はあってもその対応について十分な証拠はないため，脳卒中治療ガイドライン2015では離床時期を個別に行うことを考慮してもよいという病態列挙にとどまる[5]（詳細は7章参照）．

2　血圧管理

　脳卒中の血圧管理は病型・病因・時期によって治療方針や目標値が異なる．脳卒中治療ガイドライン2015[6]や高血圧治療ガイドライン2014[7]を参考にして初期目標値を設定するが，前述のリハ中止基準を画一的に利用してしまうのは望ましくないため，日内変動や日差変動をみながら個別に微調整していく．

　薬剤は超急性期は経静脈的に投与である．ペルジピン®は高血圧性緊急症として保険適応があり頻用されるが，脳出血急性期には止血が終了していない場合禁忌とされているので注意する．内服への切り替え〔ACE（アンギオテンシン変換酵素）阻害薬，ARB（アンギオテンシンⅡ受容体拮抗薬），

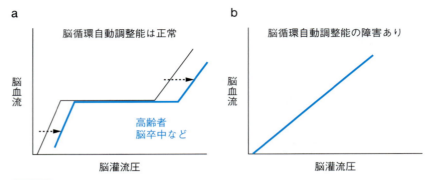

図 5
脳循環自動調節能が正常なら，血圧が変化しても，一定の範囲なら脳血流は一定に保たれている（a）．高齢者や脳卒中の場合は，その一定の脳血流が保たれる血圧域が高めにシフトしている場合がある（青線）．脳卒中急性期で，自動調節能が破綻していると，血圧が低下するとそのまま脳血流が低下することが考えられる（b）．

Ca 拮抗薬，降圧利尿薬など〕の基本は長時間作用型を選択するが，経管投与などで粉砕する場合は，薬物動態に変化を及ぼす可能性があり事前に薬剤情報を得る．

　重症で頭蓋内圧亢進を伴う症例，くも膜下出血で脳血管攣縮の併発例，両側頸動脈高度狭窄例，脳主幹動脈閉塞例などは血圧低下に伴い脳灌流圧が低下し（図 5）症状を悪化させる可能性があるため慎重に降圧を行う．なお，疼痛，呼吸苦，感染，尿閉（膀胱内圧上昇），不穏，ストレスなどで二次的に血圧が上昇している場合もあり，見逃している原因がないか注意する．降圧薬で目標値を超える過剰な血圧低下を認めた場合は，麻痺の増悪や意識レベルの変動など，神経徴候の悪化がないか頻回に神経学的診察を行う．

　目標値の目安を以下に列挙する（6 章表 4 参照）．

1）急性期

脳出血：収縮期 180 mmHg 未満，平均 130 mmHg 未満を目標
脳梗塞：収縮期 220 mmHg 以上または拡張期 120 mmHg 以上，大動脈解離，急性心筋梗塞，心不全，腎不全合併例などで降圧するがそれ以外では積極的には降圧しない（血圧低下と平行して脳血流も低下し梗塞範囲の拡大の可能性あり）．ただし，血栓溶解療法中と終了後 24 時間は出血リスク軽減のため収縮期 180 mmHg，拡張期 105 mmHg 以下を目標に静脈投与の降圧療法を行う．

2）慢性期

発症 1 カ月以降をめやすに，またこの時期から脳循環自動調節能の回復もみられるといわれており，漫然と多剤投与を行い過剰降圧にならないよう注意する．最終降圧目標をめざして降圧薬を調整する．

3 血糖管理

　脳卒中の急性期は，血圧だけでなく血糖も上昇傾向にある．入院後の血糖管理のうえで，糖尿病既往や，発症前の治療内容，HbA1c の推移や血糖コントロールの状況，合併症の有無（心血管系疾

患の有無，自律神経障害，網膜症，腎症，手根管症候群や足病変など整形外科的問題）などを聴取し把握につとめる．また急性期は運動量の低下，感染症，内服中断，抗脳浮腫薬（グリセロールなど）による糖質負荷などで血糖コントロールは不安定になりやすいため，スライディングスケールの使用やインスリン強化療法を行う．高血糖を理由に投与カロリーを過剰に抑えるのは望ましくなく，基礎代謝や高侵襲であることを踏まえた栄養管理に留意する．

リハ管理のうえでは，糖尿病は NIHSS を悪化させる単独リスクであるともいわれているため，症状の進行に気をつけながら，離床と血糖の安定化を図る．容易に低血糖をきたしやすい場合，食事前の時間枠は避けるなどスケジュール調整を行う．皮膚の脆弱性，易感染性，創傷治癒遅延などが考えられ，足病変や皮膚外傷，褥瘡に注意する．安定してくると，栄養量は負荷量や活動度にあわせて必要量の見直しを行う．慢性期の薬剤選択は，自己管理（内服，血糖測定，インスリン自己注射），介護協力者の存在，食事管理のコンプライアンス，療養先（自宅，介護施設）など，患者をとりまく環境やマンパワーの整備や指導も大事な要因である．

4 転倒・外傷リスク管理

転倒・外傷リスク管理をするうえで，個人単位の分析には，内的要因として身体要因，外的要因としてマンパワーなど人的環境・部屋環境やリハ機器など物的環境に分類して整理すると考えやすい（図6）．脳卒中リハの入院環境で考えた場合，図7のようにリスク要因は多様にあげられ，これに1日のスケジュールの危険なタイミング（時間帯），入院中の長期時間軸での心理要因（早期の未経験，後期のあせりや確認行動など）を配慮する．自己評価が実能力より高い場合（「できるはず」の思い込みや高次脳機能障害による病識の欠如や低下など）も転倒の大きなリスク要因である．転倒予防には，リハ・ケアスタッフの役割が大きいが，医師は，医学的には病態の正しい把握，内服の整理，早期抜去や持続から間欠への移行などカテーテル類の整理，チームリーダーとしての方針の統一と各部署の行動指導，家族への説明，コメディカル教育などに努める．患者指導は心理背景を十分理解のうえ，病態受容や段階的な短期ゴール設定とその成功体験で，日々の満足度を維持していくよう配慮する．「できない」「してはいけない」ことばかりを強調しても受容は進まず，信頼

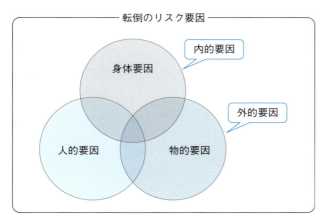

図6　転倒リスク要因

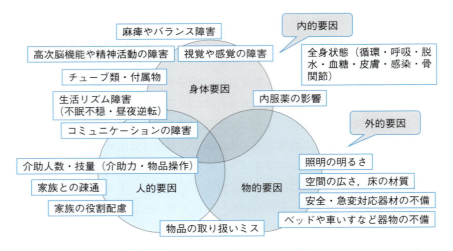

図7 離床訓練に関わるリスク要因

関係も低下する原因になりうる．過剰な安全配慮で，行動制限や抑制的な対策が過ぎて，患者の不利益にならない注意も必要である．

> ### ▶ コラム：リハ部門の安全管理—医師の役割
>
> - 医師のリハ処方箋にはバイタル指示や禁止事項など安全面への記載を行う．
> - 病棟のみならずリハ室など訓練領域の医療機器の整備に留意し，医師は配置や取り扱いに習熟する：血圧計，ストレッチャー，救急カート，アンビューバッグ，酸素ボンベ，吸引器，パルスオキシメーター，Automated External Defibrillator：AED など
> - Basic Life Support：BLS など急変対応について，日常的なコメディカル教育に心がける．
>
> 例）リハ室の危険予知トレーニングの実際（図8）
> リハ中の急変は，リハ室や病室，廊下や階段などいたる場所で生じる可能性がある．療法士の初期対応や医師看護師など病棟管理スタッフとの連携など，救急対応力は日常的に意識しておかないと肝心な時にうまく機能しない問題に見舞われる．当院では危険予知トレーニングのひとつに，リハ中の脳卒中患者急変（意識消失，嘔吐を伴う意識障害，けいれん発作など）を想定した救急シミュレーション勉強会を定期的に行っている．このことで，身近な問題点を整理し物品調達や掲示物の整理，対応マニュアルの見直しを行っている．現場で少人数で行うシミュレーションは緊迫感を体感しやすく，反復的な修練により，チームとして協力・連動することができる．

① 病棟管理者会議で企画構成

「季節柄,嘔吐セットの指導をしましょうね」「疑似吐物は蛍光色にします」病棟管理職会議で企画を練り,シナリオを企画スタッフが作成

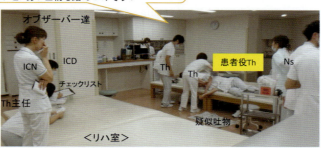

② 病棟リハ室でシミュレーション

例)嘔吐を伴う意識障害患者の発生

嘔吐の初期対応って,思ったよりどうしたらいいのか分からなかった!脳卒中だから再発も?意識レベルも確認しないと.あっ吐物も踏んづけそう!

次回も同じテーマで復習しましょうね.導入方法を見直しましょう

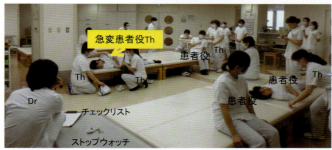

例)けいれんを伴う急変

周辺患者の安全確保,不安緩和も重要

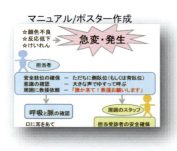

③ 問題点を整理し物品調達や掲示物の整理,マニュアル改訂

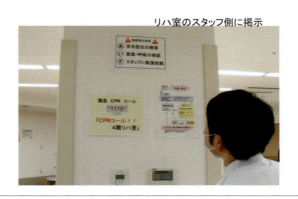

図 8　急変初期対応の個人スキル獲得およびリハ室と病棟との人的連携をめざしたシミュレーション形式の危険予知トレーニング
Th: 療法士, Ns: 看護師, Dr: 医師, MSW: 医療ソーシャルワーカー, ICN: 感染制御看護師, ICD: 感染制御医師

文献

1) Indredavik B, Rohweder G, Naalsund E, et al. Medical complications in a comprehensive stroke unit and an early supported discharge service. Stroke. 2008; 39: 414-20.

2) Langhorne P, Stott DJ, Robertson L, et al. Medical complications after stroke a multicenter study. Stroke. 2000; 31: 1223-9.

3) 土肥　豊. リハビリテーション医のための循環器入門(1). 総合リハビリテーション. 1979; 7: 58-63.

4) 日本リハビリテーション医学会診療ガイドライン委員会, 編. リハビリテーション医療における安全管理・推進のためのガイドライン. 東京: 医歯薬出版; 2006. p.26-31.

5) 日本脳卒中学会脳卒中ガイドライン委員会, 編. 1-5 病型別リハビリテーション (特に急性期). 脳卒中治療ガイドライン 2015. 東京: 協和企画; 2015. p.279-80.

6) 日本脳卒中学会脳卒中ガイドライン委員会, 編. 1-1. 脳卒中超急性期の呼吸循環代謝管理(2)血圧. 脳卒中治療ガイドライン 2015. 東京: 協和企画; 2015. p.6-7.

7) 臓器障害を合併する高血圧. 日本高血圧学会高血圧治療ガイドライン作成委員会, 編. 高血圧治療ガイドライン 2014. 東京: ライフサイエンス出版; 2014. p.58-74.

〈畠中めぐみ〉

9 脳卒中の再発予防

Point

- 脳卒中の再発率は概して高いが，再発予防に対する患者意識や理解が伴わず再発予防が中断する例が少なくない．
- 回復期リハ期間中には，退院後の生活を想定した視点をもち，再発予防薬，危険因子管理，生活習慣是正など多角的なアプローチと，それらの長期継続をめざした指導やフォロー環境調整などを行う．
- 慢性期の抗血栓療法は，非心原性脳梗塞には抗血小板薬，心原性には抗凝固薬を選択する．後者には NOAC が相次いで登場し，非弁膜症性心房細動を有する患者の重要な選択肢となったが，適正使用に留意する．
- 高血圧に対するアプローチは，リスク管理のなかで最も重要度が高く，病型や治療，基礎疾患などに応じた目標設定を行い慎重かつ細やかに管理する．

脳卒中患者の再発率は高い．久山町のコホート研究[1]において，初発脳卒中患者の 10 年の累積再発率は 1 年間で 12.8％，5 年間で 35.3％，10 年間で 51.3％であった．32 年間の追跡の結果，脳卒中の再発率の推移は病型ごとに異なるパターンを示し，くも膜下出血では 70％と脳梗塞（55.6％）に比べて有意に高く（p＜0.005，相対危険度＝2.89），再発の 66.7％が初発後 3 カ月以内に発生した．脳出血の 10 年間の累積再発率は 55.6％で，再発の 58.3％が初発後 1 年以内に発症した．脳梗塞の再発数は経過年数とともに増加する傾向がみられ，心原性脳梗塞の再発率（75.2％）はラクナ梗塞（46.8％）に比べ有意に高かった（p＝0.049，相対危険度＝1.76）．ラクナ梗塞とアテローム血栓性脳梗塞では，10 年間の累積再発率は年齢とともに高くなったが，他の病型では再発率と年齢の相関はみられなかった．

2007 年に日本脳卒中協会が監修した患者意識調査によると，5 人に 1 人が自己判断で通院を中断した．その最大の理由が必要性を感じない，4 人に 1 人が抗血小板薬を処方通り服用できていない，3 人に 1 人が再発予防薬を生涯服用する必要性があることを知らないなど，脳梗塞発症後の再発予防に関する理解や意識の不十分さであった．再発や治療に対する不安を大半の患者が抱く一方，再発予防の薬剤を服用中止するのは効果を感じないという理由が最も多く，内服後の即時効果を自覚しない薬剤の長期継続の動機づけの難しさを物語っている．またスウェーデンのコホート研究では，脳卒中発症後 2 年の時点で退院時に処方された薬剤を継続内服している患者の割合は，降圧薬 74％，抗血小板薬 64％，スタチン 56％，ワルファリン 45％とかなり低かった[2]．急性期からの脳卒中ユニット介入のほか，高齢者で他疾患に対する治療継続や施設生活など厳重な管理下のほうが継

続しやすいが，若年で他疾患の治療歴がなかったり，気分低下が伴ったりする場合は中断の傾向が強かった．

そこで回復期リハ期間中には，単に入院中の再発予防だけでなく退院後の生活を想定した管理をすることが大切で，再発予防薬の選択や再評価，危険因子の管理，生活習慣の是正など多角的なアプローチと，それらが長期にわたり継続できるように患者・家族への指導と精神的支援，かかりつけ医への橋渡しなどを行う．

A 再発予防の基本

まず虚血でも出血でも，脳卒中の原因検索は重要である．非典型的な病変や高血圧を伴わないような経過には頭蓋内の血管異常や腫瘍性病変を除外するための追加画像検査を行う．高血圧があっても，担癌状態や併存疾患による凝固線溶系の異常なども認める場合があり，低頻度ながら再発予防のアプローチが大きく異なる疾患を見落とさないように注意する．

再発予防の大きな2大柱は予防薬と危険因子の管理である．

危険因子は，年齢，性別，家族歴など修正不可能な因子もあるが，管理可能な高血圧や糖尿病などの基礎疾患や，改善可能な喫煙・大量飲酒などの嗜好や生活リズムなどの生活習慣は，薬剤師，管理栄養士や看護師と協働し多角的管理を行う．

病型，病因により危険因子は重みづけが異なる（図1）．虚血性脳卒中の場合は，高血圧の管理は病型によって多少目標設定が異なる．ラクナ梗塞では厳密な血圧管理が重要視されるが，主幹動脈の高度狭窄・閉塞例では過度の降圧による低灌流に注意する．糖尿病，脂質異常などの管理は厳密に行う．臨床病型，つまり心原性か非心原性かで急性期治療のみならず再発予防の抗血栓療法の薬剤選択が異なるため循環器系精査は重要である．出血性脳卒中の場合，高血圧に対する降圧療法，大量飲酒者への節酒および喫煙者への禁煙の継続指導などが共通する推奨である[3]．糖尿病や肥満者への保健指導や是正勧告が脳出血予防にとって有効かどうかの科学的根拠はないが，糖尿病と高血圧の併存が合併症の増悪因子であったり，体重減量が高血圧管理に有効であったりすることから，

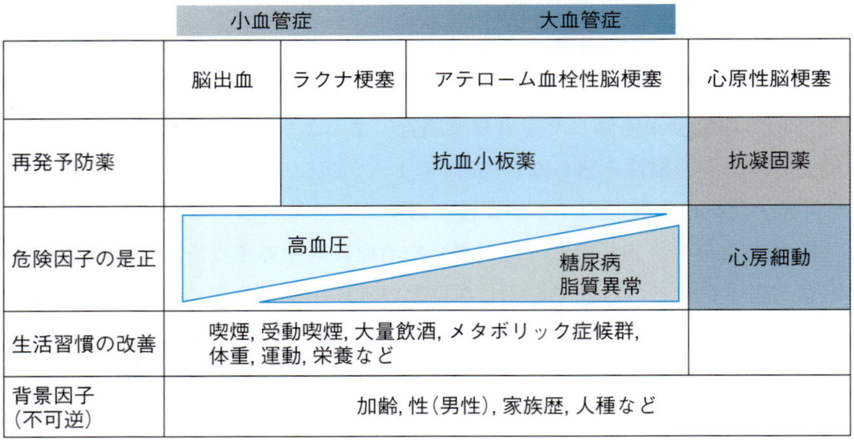

	脳出血	ラクナ梗塞	アテローム血栓性脳梗塞	心原性脳梗塞
		小血管症	大血管症	
再発予防薬			抗血小板薬	抗凝固薬
危険因子の是正		高血圧	糖尿病 脂質異常	心房細動
生活習慣の改善	喫煙，受動喫煙，大量飲酒，メタボリック症候群，体重，運動，栄養など			
背景因子（不可逆）	加齢，性（男性），家族歴，人種など			

図 1 再発予防のポイント

交絡する因子として包括的に改善をめざすことが望ましい.

B 非心原性脳梗塞慢性期再発予防のための抗血栓療法

非心原性梗塞には抗血小板療法を行う. 本邦で使用可能な抗血小板薬で, アスピリン 75〜100 mg/日, クロピドグレル 75 mg/日, シロスタゾール 200 mg/日は脳卒中治療ガイドライン 2015[4]でグレード A, チクロピジン 200 mg/日はグレード B である.

1 アスピリン

アスピリンはシクロオキシゲナーゼを非可逆的に阻害し, 安価で使用経験も長く最もよく使用されている. Antithrombotic Trialists' Collaborations のメタアナリシス[5]では, アスピリンはコントロールと比較して脳梗塞再発が 22％減少するが, 出血性脳卒中は 1.67 倍増加した. 現在までの脳梗塞再発予防効果に関する国際的な見解は年齢や性別にかかわらず頭蓋内外の出血合併症によるリスクを上回る. ただし消化管出血予防に, 既往に注意することや制酸剤を併用すること, 日本人は欧米に比べ脳出血のリスクが高いことや, アスピリン内服下での脳出血は重症化し転帰の悪い症例が多いことに注意が必要である.

2 チエノピリジン（主にクロピドグレル）

クロピドグレルとチクロピジンは ADP 受容体である P2Y12 を非可逆的に阻害するチエノピリジン系に分類される. チエノピリジンは 2009 年に発表されたコクランレビューによるメタアナリシスで, 脳梗塞既往患者の脳梗塞をアスピリンより 15％有意に減少させ, 消化管出血が有意に少なかった[6]. チクロピジンより血液系, 肝機能の合併症が少なく忍容性の高いクロピドグレルが主に使用される.

3 シロスタゾール

シロスタゾールは cAMP を分解するホスホジエステラーゼ III を阻害し抗血小板作用以外に内皮保護作用なども有する. アスピリンと比較した脳梗塞再発予防に対するメタアナリシスでは, 有意に脳出血発症が少なかった[7]. ラクナ梗塞にも有用である. 頻脈と頭痛の副作用は, 投与初期からみられるが, 忍容性があれば通常量のままでも慣れてくる場合がある. うっ血性心不全には禁忌, 虚血性心疾患には慎重投与となっている.

4 抗血小板薬の併用療法（dual antiplatelet therapy: DAPT）

DAPT は脳卒中治療ガイドライン 2015 で, 発症早期の心原性脳塞栓症を除く脳梗塞もしくは一過性脳虚血発作患者の亜急性期までの治療法としてグレード B で推奨されている. 2 剤併用によって抗血小板作用を増強するが, 出血のリスクも上昇することに注意が必要である. アスピリン＋クロピドグレル併用療法とそれら単剤療法を 1 年以上長期継続した比較試験のメタアナリシスでは, 併用療法の脳梗塞予防に対する優位性は認められず, 重篤な消化管出血リスクが有意に高く, 頭蓋

内出血がクロピドグレル単独より有意に多かった[8]．これらから急性期からの DAPT は発症後 3 カ月を超えると原則として単剤に切り替えることが望ましい．

5 動脈解離に対する抗血小板薬[4]

虚血発症の動脈解離においては，3〜6 カ月を過ぎると脳梗塞や，動脈解離の再発の危険性は少ないことが明らかになってきた．3 カ月毎に画像検査を行い，原則として 6 カ月以降に解離部に狭窄所見が残存していれば抗血小板薬を継続するが，完全に正常化していれば継続の必要性はないと考えられている．

▶ コラム：抗血栓薬の中止・休薬[4]

抗血小板薬の長期服用患者の，内服中止・休薬に伴う虚血性脳卒中もしくは TIA の発症は中止・休薬の 6〜10 日以内に生じることが多い．侵襲検査や処置，周術期では，不用意な中止休薬に伴う血栓塞栓症のリスクを回避したいところである．歯科 3 学会合同の「科学的根拠に基づく抗血栓療法患者の抜歯に関するガイドライン〈2015 年改訂版〉」[9]や 6 学会合同の「抗血栓薬服用者に対する消化器内視鏡診療ガイドライン」[10]を参照されたい．手技の侵襲度と出血時の止血処置の難易度をリスク別に分け，また抗血小板薬の作用機序から代替や置換について見解を述べている．
（例）
- 出血時の対処が容易な処置・小手術（抜歯，白内障手術など）では抗血小板薬を続行する．
- 出血低危険度の消化器内視鏡では抗血小板薬の種類によらず休薬なく施行してよい．
- 出血高危険度の消化器内視鏡では，アスピリン以外の抗血小板薬単独内服の場合には休薬を原則とし，休薬はチエノピリジン誘導体が 5〜7 日間，それ以外は 1 日間とし，血栓塞栓症の発症リスクが高い例ではアスピリンもしくはシロスタゾールへの置換を考慮する（抗凝固薬内服患者は原則ハイリスクとして，ヘパリン置換を考慮する）．
- 抗血栓薬休薬後の服薬開始は内視鏡的に止血が確認できた時点から行う．

▶ MEMO：抗血小板薬服薬中の頭蓋内出血リスクを減らすために

- アジア人種は欧米人に比べて脳出血リスクが 2 倍以上，特に微小出血の有無でリスクは 10 倍といわれている．抗血小板薬服用中の頭蓋内出血リスクを減らすために，以下が大事といわれている．
①アスピリン以外の抗血小板薬を使用する．
②抗血小板薬の併用療法は避ける．
③血圧の管理がきわめて重要であり，目標収縮期血圧を 130 mmHg 未満にする．

C 心原性脳梗塞慢性期再発予防のための抗血栓療法

心原性の脳梗塞のなかで最も多い原因は心房細動である．心房細動のある脳梗塞患者の再発予防には抗凝固療法が勧められる[4]．ワルファリンはビタミン K 依存性の血液凝固第 II，VII，IX，X 因

子の産生を抑制し，安価で強力な抗凝固作用を示す．半減期は約36時間，維持量から開始し，治療域はPT-INRを指標に2.0～3.0（70歳以上は1.6～2.6）とする．ビタミンKを多く含む食品や，他薬剤との相互作用も多くあり，モニタリングや服薬指導に注意を要する．2011年のダビガトランを筆頭に，ビタミンKに依存しない新規抗凝固薬が発売され，NOAC（non-vitamin K antagonist oral anticoagulant）もしくは直接作用型経口抗凝固薬（direct oral anticoagulant：DOAC）と分類されている．NOACが直接阻害するのは，ダビガトランが活性化第II因子（トロンビン：IIa），リバーロキサバン，アピキサバン，エドキサバンが活性化第X因子（Xa）でありいずれも効果出現が早い適応である．"弁膜症性"心房細動とは，人工弁（機械弁，生体弁）置換術後もしくはリウマチ性僧帽弁疾患（おもに狭窄症）を指し，僧帽弁修復術（僧帽弁輪縫縮術や僧帽弁形成術）後やリウマチ性でない僧帽弁閉鎖不全症は非弁膜症性心房細動（NVAF）に含まれる．脳卒中治療ガイドライン2015では，NVAFに対して，頭蓋内出血を含め重篤な出血合併症はワルファリンに比較して少ないため，NOACをまず考慮するよう勧めている[4]．臨床研究のメタアナリシスはいくつか発表されており，NOACはワルファリンと比較して，脳卒中または全身塞栓症，頭蓋内出血が有意に少なかった[11,12]．消化管出血についてはNOACのほうが劣性という報告もある[13]が，サブ解析では非劣性との報告もある．臨床的には食事による相互作用がないこと，薬剤相互作用も比較的少ないこと，安全治療域が広く薬効モニタリングが基本的に必要なくこまめな用量調節が不要なことも使いやすさにあげられる．NOACは直接阻害で効果発現が早い一方，半減期が短く中断による急激な効果減弱をきたしうる．またワルファリンにおけるPT-INRのような治療域判定の指標がないため，内服遵守や飲み忘れた際の服薬方法など指導の徹底が欠かせない．ワルファリンに比べかなり高価であり，服薬の自己中止にならないよう事前の説明やコスト負担への納得も必要である．NOACごとの禁忌，減量基準（腎機能，年齢，体重など），薬剤相互作用などを遵守し，各薬剤の選択と用量調節を行うが，NOACの安易な減量・低用量投与例も少なからず見受けられ，注意が必要である．

　機械弁置換術後のNOACの有用性はワルファリンに比べ劣っており使用してはいけない．また，拡張性心筋症やリウマチ性心臓病などの器質的心疾患を有する症例にはワルファリンが第1選択であり，INR 2.0～3.0に維持するよう強く勧めている．NVAF患者に抗凝固療法の代わりに抗血小板薬を投与することは，単剤および併用ともに推奨されず，代替療法にはならない．

▶ コラム：ワルファリンとTTR（time in therapeutic range）

●症例は72歳男性．右中大脳動脈領域の心原性脳塞栓症に対してワルファリンが開始され，第24病日に回復期リハ病棟に転院．PT-INR 1.6～2.6に設定，内服薬は看護師管理とした．ワルファリン内服量の微調整をしても治療域に入りにくく，健康のためにと家族が市販の野菜ジュースを持ち込んでいることが判明．間食中止の指導とワルファリンを増量，いったん効果あるようにみえたが週2回の測定でも変動あり，至適量決定に至らない．
　TTRとは，薬物の治療幅が適正範囲に収まる日数が全診療期間に占める比率である．
　TTR＝有効域の日数÷全観察期間日数（％）
　ワルファリン治療ではPT-INRのTTRは60％以上が望ましいとされている．本例ではTTR 49％，併用薬や生活習慣，服薬管理などを十分整理しても低値であり，ワルファリンからNOACへ切り替えた．なおTTRは臨床研究においてもモニタリングされることが望ましい．

D 再発予防としての手術療法

　脳梗塞の再発予防として侵襲治療の検討対象になりうるものの1つに頸動脈病変があげられる. 病変側なら症候性として頸動脈高度〜中等度狭窄や不安定プラークや潰瘍形成を認める病変, 非病変側なら頸動脈高度狭窄に対して, 頸動脈内膜剥離術もしくは頸動脈ステント留置術が推奨される. ただし, 抗血小板療法, 降圧療法, 脂質低下療法などを含む最良の内科的治療が前提であり, それに追加して手術および周術期管理に熟練した術者と施設で慎重に適応を検討することが望ましい.

　もやもや病については虚血発症に対する血行再建術が脳梗塞および TIA のリスク軽減, 術後 ADL の改善, 長期的高次脳機能転帰の改善につながることなどが報告されてきた[4]. 出血発症に対する直接血行再建術の検証が本邦で行われ, 内科的治療と比較して再出血率が有意に低下した (JAM trial)[14].

　くも膜下出血の急性期治療の手術適応は, 再発予防を目的としたものである (6章参照). 脳神経外科において開頭クリッピング術後の長期経過フォローのほか, 急性期診断で責任病変以外に未破裂脳動脈瘤も発見された場合, 患者と家族は自然経過 (年間出血率), 治療適応, 治療法の選択についてインフォームドコンセントを受けるべきである. しかし回復期や維持期において, 未破裂動脈瘤に対して強い不安や抑うつをきたすことも少なくなく, 生活指導時の心理面への配慮や, 正確な方針理解のための支援などに注意しておく.

E 危険因子の管理

　脳心血管病の包括的管理チャート[15]は, 健診などで偶発的に脳心血管病リスクを指摘され来院する患者を主な対象者としており, 二次予防を対象としたものではないが, すでに加療中の患者に対しても活用できる. 本邦の脳心血管病のリスク因子には, 高血圧, 高 LDL-C 血症, 低 HDL-C 血症, 糖尿病 (耐糖能異常), 喫煙, 多量飲酒, 肥満, 慢性腎臓病 (CKD) が重要であると考えられる. したがって, 脳心血管病予防のために留意すべきリスク因子として, ①喫煙, ②高血圧, ③糖尿病 (耐糖能異常を含む), ④脂質異常症, ⑤CKD, ⑥肥満 (特に内臓脂肪型肥満) に, ⑦加齢・性別 (男性または閉経後女性), ⑧家族歴を加えた8項目とし, 介入可能な (可逆的な) 因子については, それらの重複状態も加味してリスク管理を行う.

1 高血圧

　脳血管障害の再発予防では降圧療法が推奨される. 目標とする収縮期血圧は少なくとも 140/90 mmHg 未満とするよう強く勧められる[4]. 「日本高血圧学会ガイドライン (JSH2014)」[16]でも脳血管障害慢性期の降圧目標は 140/90 mmHg 未満としており, 両側頸動脈高度狭窄例や主幹動脈閉塞例では過剰降圧に留意する必要がある (6章表4参照). 脳出血やラクナ梗塞, 抗血小板薬内服例, 微小出血併存例では可能であればより低い血圧レベルが推奨され, 130/80 mmHg 未満を目指すことを考慮する. また, JSH2014 では, 降圧目標を年齢, 疾患別に診察室血圧, 家庭血圧を細分化した

164 Ⅱ. 実践篇

| 表 1 | JSH2014 における降圧目標 |

	診察室血圧	家庭血圧
若年，中年，前期高齢者患者 （65〜74 歳未満）	140/90 mmHg 未満	135/85 mmHg 未満
後期高齢者患者（75 歳以上）	150/90 mmHg 未満 （忍容性があれば 140/90 mmHg 未満）	145/85 mmHg 未満 （忍容性があれば 135/85 mmHg 未満）
糖尿病患者	130/80 mmHg 未満	125/75 mmHg 未満
CKD 患者（蛋白尿陽性）	130/80 mmHg 未満	125/75 mmHg 未満（目安）
脳血管障害患者，冠動脈疾患患者	140/90 mmHg 未満	135/85 mmHg 未満（目安）

（表1）．心血管病のリスクの高い糖尿病や蛋白尿陽性の CKD では低めの設定としている．年齢層では，臓器障害を伴うことが多い後期高齢者では，高めの 150/90 mmHg 未満を降圧目標とし，降圧により重要臓器の血流障害をもたらす可能性があるので症状や検査所見の変化に注意しつつ慎重に治療を進める．後期高齢者においても最終的な降圧目標は 140/90 mmHg 未満とする．目標数値が複数ある場合は，まず高めを第一段階とし，脳・心臓・腎臓など重要臓器の虚血症状や所見に注意しながら，忍容性があるようなら低め目標値への慎重な到達をめざす．

降圧薬の選択は Ca 拮抗薬，アンジオテンシン II 受容体拮抗薬（ARB）/ACE 阻害薬，利尿薬であり，1 日 1 回投与のものを優先，低用量から開始（20/10 mmHg 以上の降圧を目指す場合は初期から併用療法を考慮），副作用を減らし効果を高めるため適切な併用などが望ましい．服薬錠数や服薬回数を少なくすることや家庭血圧の測定は，アドヒアランスの向上に有用である．

高血圧の生活指導は，降圧だけでなく脂質や糖尿病管理にも相加的な効果が期待できる．

▶ MEMO：高血圧の生活指導のポイント

- 食塩以外の栄養素：野菜・果物を積極的に摂取する．魚（魚油）の積極的摂取も推奨される．
- 減量：BMI（体重［kg］/身長［m］²）25 未満が目標．目標に達しなくとも，4〜5 kg の減量で有意な降圧が得られる．
- 運動：中等度の強さの有酸素運動を中心に定期的に（毎日 30 分以上を目標に）行う．心血管病のない高血圧患者が対象で，リスクの高い患者は事前にメディカルチェックを行い，対策を講じる．
- 節酒：エタノール換算で，男性 20〜30 mL/日以下，女性 10〜20 mL/日以下に節酒する．男性で，日本酒 1 合，ビール中びん 1 本，焼酎半合弱，ウイスキー・ブランデーダブル 1 杯，ワイン 2 杯弱のいずれかに相当
- 禁煙：心血管病の強力なリスク，一部で高血圧への影響も指摘，喫煙（受動喫煙を含む）の防止に努める．
- その他：防寒や情動ストレスの管理．
- 複合的な生活習慣修正はより効果的．

2 脂質異常症

高脂血症治療薬であるスタチンが脳卒中の発症予防に重要であることは確立している．スタチン投与群で脳出血発症リスクの上昇の可能性については，メタアナリシスでは否定的であった[4]．

3 糖尿病（耐糖能異常）

糖尿病は脳梗塞の発症リスクを2〜3倍高くする独立危険因子である．血糖のコントロールが勧められるが，脳卒中の予防や再発予防効果に関するエビデンスは十分ではない．

F 回復期リハ病棟で行う生活指導の実践

再発予防薬の長期継続に脳卒中ユニットでの介入は有効であり，入院早々のタイミングから，退院後生活を見据えた再発予防計画や介入が大切である．基礎疾患の存在に気づき，生活習慣の是正に前向きになるには，問題点の羅列や否定よりも，現実を直視することのメリットを強化し，身近で小さな達成を逐次ほめていく行動変容への寄り添いアプローチが望ましい．以下に，JSH2014の「医療スタッフと患者がパートナーシップを築き，コンコーダンス（和合）医療を続ける方法」[16]を参考に，脳卒中の再発予防方法に見立てて列挙する．

- 危険因子のリスクと治療の有益性について話し合う→ネガティブや脅しになりすぎない．
- 治療の情報を口頭，紙媒体，視聴覚資材でわかりやすく提供する→わかりやすく．個人向けパンフレットやノートの作成も有効．
- 患者の合意，自主的な選択を尊重して，患者の生活にあった治療方針を決める
　→できそうなことから開始し段階的に目標修正する．抑うつや疾病受容状況にも配慮．
- 処方を単純化し服薬回数，服薬錠数を減らす→配合剤の使用，一包化調剤など．特に自己管理を行う場合，麻痺や視覚，半側空間無視，記憶障害などに配慮した方法も導入
- 家庭血圧の自己（家族）測定・記録を励行し，その結果をフィードバックする→継続の動機づけ
- 医療スタッフ（医師，看護師，薬剤師，栄養士，介護福祉士，ケアマネージャーなど），患者，家族を含めた治療支援体制を作る→かかりつけ医，ケアマネージャー，ヘルパーなど地域スタッフの協力も必須．禁煙は同居家族も一緒に頑張る姿勢が大切．
- 治療の費用について話し合う→NOACなど高コストなものは特に配慮．
- 服薬忘れの原因・理由について話し合い，特に副作用や心配，気がかりな問題に注意して，必要であれば薬剤の変更を考慮する．

文献

1) Hata J, Tanizaki Y, Kiyohara Y, et al. Ten year recurrence after first ever stroke in a Japanese community: the Hisayama study. J Neurol Neurosurg Psychiatry. 2005; 76: 368-72.

2) Glader EL, Sjölonder M, Eriksson M, et al. Persistent use of secondary preventive drugs declines rapidly during the first 2 years after stoke. Stroke. 2010; 41: 397-401.

3) Kernan WN, Ovbiagele B, Black HR, et al. American Heart Association Stroke Council, Council on Cardiovascular and Stroke Nursing, Council on Clinical Cardiology, and Council on Peripheral Vascular Disease. Guidelines for the prevention of stroke in patients with stroke and transient ischemic attack: a guideline for healthcare professionals from the American Heart Association/American Stroke

Association. Stroke. 2014; 45: 2160-236.

4) 日本脳卒中学会脳卒中ガイドライン委員会，編．脳卒中治療ガイドライン 2015．東京：協和企画；2015.

5) Antithrombotic Trialists' (ATT) Collaboration. Aspirin in the primary and secondary prevention of vascular disease: collaborative meta-analysis of individual participant data from randomised trials. Lancet. 2009; 373: 1849-60.

6) Sudlow CLM, Mason G, Maurice JB, et al. Thienopyridine derivatives versus aspirin for preventing stroke and other serious vascular events in high vascular risk patients. Cochrane Database of Systematic Reviews 2009, Issue 4. Art. No.: CD001246.

7) Kamal AK, Naqvi I, Husain MR, et al. Cilostazol versus aspirin for secondary prevention of vascular events after stroke of arterial origin. Cochrane Database of Systematic Reviews 2011, Issue 1. Art. No.: CD008076.

8) Lee M, Saver JL, Hong KS, et al. Risk-benefit profile of long-term dual-versus single-antiplatelet therapy among patients with ischemic stroke: a systematic review and meta-analysis. Ann Intern Med. 2013; 159: 463-70.

9) 日本有病者歯科医療学会，日本口腔外科学会，日本老年歯科医学会，編．科学的根拠に基づく抗血栓療法患者の抜歯に関するガイドライン〈2015 年改訂版〉．東京：学術社；2015.

10) 藤本一眞，他．抗血栓薬服用者に対する消化器内視鏡診療ガイドライン．日本消化器内視鏡学会雑誌．2012；54：2074-102.

11) Ruff CT, Giugliano RP, Braunwald E, et al. Comparison of the efficacy and safety of new oral anticoagulants with warfarin in patients with atrial fibrillation: a meta-analysis of randomised trials. Lancet. 2014; 383: 955-62.

12) Ntaios G, Pepavasileiou V, Diener HC, et al. Nonvitamin-K-antagonist oral anticoagulants in patients with atrial fibrillation and previous stroke or transient ischemic attack: a systematic review and meta-analysis of randomized controlled trials. Stroke. 2012; 43: 3298-304.

13) Culebras A, Messé SR, Chaturvedi S, et al. Summary of evidence-based guideline update: Prevention of stroke in nonvalvular atrial fibrillation Report of the Guideline Development Subcommittee of the American Academy of Neurology. Neurology. 2014; 82: 716-24.

14) Miyaimoto S, Yoshimoto T, Hashimoto N, et al. Effects of extracranial-intracranial bypass for patients with hemorrhagic moyamoya disease: results of the Japan adult moyamoya trial. Stroke. 2014; 45: 1415-21.

15) 脳心血管病予防に関する包括的リスク管理合同会議．脳心血管病予防に関する包括的リスク管理チャートについて．日本内科学会雑誌．2015；104：824-60.

16) 日本高血圧学会高血圧治療ガイドライン作成委員会，編．高血圧治療ガイドライン 2014．日本高血圧学会．東京：ライフサイエンス出版；2014.

〈河野悌司　畠中めぐみ〉

10 　脳卒中の合併症管理

Point

● 急性期は重症化予防や早期離床のために，回復期以降は安全なリハや円滑な退院計画のために脳卒中合併症管理は重要である．
● リスクの把握，予防の強化，早期発見と早期治療，誘因の除去，栄養の強化，安全管理など，誘因と個別事象に応じて対処する．

　脳卒中の合併症管理の知識を深め適切にマネジメントすることは，急性期では行うべき治療計画の完遂や重篤化予防や安全な早期離床のために，回復期以降では安全なリハや円滑な自宅・社会復帰計画の実現のために重要である．

　合併症の頻度は発症後時期や重症度によって異なる．高頻度疾患の管理はいうまでもないが，低頻度でも重篤な転帰を招きうるものを疑い，早期発見・早期治療する必要がある．

　また，リハ視点では，離床により重篤化しうる臥床安静の必要な病態以外は，安静期間を極力短縮し廃用を予防する．また離床や積極的ケアによる合併症の予防的アプローチも大切である．

A 　脳卒中合併症の疫学 （8 章参照）

　Langhorne ら[1]による英国の多施設研究では，各合併症の定義を揃え前向き調査を行い，急性期脳卒中（11％が出血，89％が梗塞もしくは不明）の約 2 カ月の入院観察期間で，85％に何らかの症候性合併症を認め，その内訳は脳卒中再発 9％，てんかん 3％，感染（尿路 23％，呼吸器 22％，その他 19％），褥瘡 21％，転倒 25％，深部静脈血栓症 2％，肺血栓塞栓症 1％，疼痛（肩 9％，他部位 34％），精神症状（抑うつ 16％，不安 14％），その他の医療行為を要した合併症（心不全，不整脈，消化管出血，便秘，関節炎など）61％であった．退院後から発症 6 カ月までの観察では診察から聞き取りへと調査方法に差異があるが，感染症や褥瘡の発症は低下する一方，転倒は 36％，投薬にまで至る例は少ないものの抑うつ感 50％，不安感 34％などは増加傾向にあった（8 章図 2 参照）．Roth ら[2]による米国のリハ病院における合併症調査では，リハ入院時（発症後日数 17.4±14.9 日）に 75％が高血圧を有するほか，60％に採血データ異常，24％に尿道カテーテル留置，22％に栄養チューブ，7％に気管切開を有した．約 1 カ月の入院リハ期間中に 75％が何らかの合併症を生じ，19％は加療のために転院を要したが，リハ入院時の白血球増多，貧血，重度の神経欠落症状，不整脈の既往がそのリスク因子であった．

　日本では超高齢化社会，急性期医療期間の短縮，回復期リハ病棟に 2008 年「質の評価」が導入さ

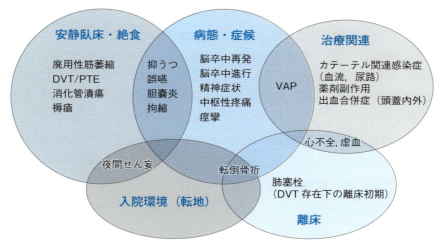

図 1 脳卒中合併症の背景別分類

れ重症患者管理の重要性が高まったことなどから，より発症早期かつ重症で多重リスクを抱える患者管理スキルが必要になっている．脳卒中治療ガイドライン 2015 でも，合併症があると生命予後のみならず機能転帰も悪くなるため，積極的に合併症予防と治療に取り組むよう勧めている[3]．

B 合併症の誘因と管理総論

合併症は，脳卒中の症候そのものもしくは症候がリスクになるもの，症候の特徴により併発しやすいもの，治療により生じやすいもの，安静臥床や絶食により誘発・増強されやすいもの，入院による環境変化（転地）の影響をうけるもの，安静より離床によって生じやすい事象などに大別される（図1）．患者の個人背景（加齢，既存障害，病前 ADL，脳卒中既往，基礎疾患など）も考慮が必要である．対策は，リスクの把握，予防の強化，早期発見と早期治療，誘因の除去，過度の安静の回避，過度の消耗の回避（適度の安静と栄養の強化），安全管理など，誘因と個別事象に応じて対処する．

以下に主な各論を述べる

C 神経・精神系

1 脳卒中再発

本邦の回復期リハ期間中における既知の報告では，脳卒中再発率は 1.2〜1.3% であり，初発病型，再発ともに心原性脳塞栓が最多であった[4,5]．心原性脳塞栓は，回復期リハ入院後早期に再発する例もあるほか，ワルファリンの PT-INR 値の管理不良例だけでなく NOAC の減量投与例にもみられ，適正管理はもとより再発しやすい病型である認識のもと注意深い観察が必要なことが示唆される．

また脳梗塞からの脳出血発症は抗血小板薬内服中に多く，血圧管理が重要である．MRIで無症候性陳旧性脳出血や微小出血が認められた場合，特に厳密な血管管理が必要である．

　回復期リハ入院時には，急性期脳梗塞治療からの流れで，降圧治療開始の見合わせ，抗血小板薬の併用（DAPT）や抗凝固薬と抗血小板薬の併用などがしばしばみられる．急性期医師と連携し急性期診療情報を十分に収集する．特に治療薬の選択の根拠，回復期リハ期間中の薬剤選択（併用から単剤管理への変更時期など）などに注意を配る．回復期リハでは入院期間中の管理だけでなく，退院後の長期的な再発予防観点（生活習慣管理，受診行動や内服アドヒアランス指導など）に留意した診療が望ましい．また脳梗塞急性期のrt-PAの適応拡大もあり，回復期リハ入院中の梗塞再発において超急性期マネジメントの選択肢の1つとして念頭に置いておく（5章，6章参照）．

2　症候性てんかん

　脳卒中後の症候性てんかんの概要は日本神経治療学会治療指針作成委員会が編集した標準的神経治療がわかりやすい[6]．脳卒中に合併するてんかん頻度の報告は，研究デザインによってまちまちだが脳卒中患者の3～12%と少なくない．また65歳以上の新規発症の症候性てんかんの原因疾患では脳卒中が最も多く30～50%を占める．

　国際多施設前向き研究では，脳卒中後痙攣の43%は24時間以内に出現した．脳卒中から痙攣発作初発までの期間が長いほど2回以上の痙攣，つまり脳卒中後てんかんへ移行する可能性も高かった[7]．虚血より出血性卒中での発症率が高い．脳梗塞では前方循環系，前頭頭頂葉や島皮質を含む皮質病変に多く，脳出血では深部より皮質型出血に多い傾向がある．脳局所やペナンブラにおける代謝性変化や血液分解産物の大脳刺激性，遅発性ではグリオーシスや炎症細胞に置換された瘢痕組織発作の焦点になると考えられている．

　症候性てんかんの多くは，局所を焦点とした部分発作あるいは部分発作の二次性全般化による全身性強直間代痙攣が多い．共同偏視は脳病変側の反対側（つまり麻痺側）に向くのが典型的である．鑑別診断やてんかん閾値を下げる原因の精査として血糖や電解質異常，代謝異常，感染症，薬剤などのほか，不整脈など心原性の病態，痙攣を初発症状とする脳卒中再発の除外も大切である．また，意識障害や行動異常が前景にたつ非痙攣性てんかん重積や，麻痺など神経脱落症状を示す発作や，発作後の一過性の運動麻痺（Todd麻痺）などでも，脳卒中再発とまぎらわしいことがあり注意が必要である．MRIではDWIで海馬や皮質が一過性の高信号になることもある．

a．治　療

①発作歴のない患者への予防的投与のエビデンスは明らかでない[3]．

②初回痙攣発作の時点で治療を開始するかどうかは，抗てんかん薬の多くは脳卒中後の神経機能回復にとって抑制性に作用するため，その病態のてんかん移行の予測や，投与のメリットとリスクのバランスを考える必要がある[8]．特に急性期の痙攣は孤発にとどまり症候性てんかんに移行することは少なく，ジアゼパムによる初期対応終了後，ルーチンとして抗てんかん薬の継続投与を開始する意義は明らかでない．一方，先に述べたように遅発性（通常脳卒中発症2週間以降）痙攣は症候性てんかんに発展することが少なからずあり，脳卒中治療ガイドライン2015では，継続的な抗てんかん薬の治療を考慮してもよいと述べている[3]．

170　Ⅱ．実践篇

表 1 症候性てんかん（部分発作）によく使われる薬剤

抗てんかん薬	作用機序	主な副作用	主な製品名
カルバマゼピン	電位依存性 NaCa チャネルブロック, モノアミン系の効果	過敏症, 血球減少, 鎮静, めまい, 運動失調, 低 Na 血症	テグレトール
フェニトイン	電位依存性 NaCa チャネルブロック	過敏症, めまい, 運動失調, 小脳萎縮, 歯肉増殖, 骨粗鬆症	アレビアチン, ヒダントール
バルプロ酸	神経伝達物質への作用を介して脳内抑制系の賦活, モノアミン系への効果	血小板減少, 振戦, 高アンモニア血症, 体重増加	デパケン, セレニカ R
ゾニサミド	電位依存性 NaCa チャネルブロック, モノアミン系への効果	腎結石, めまい, 眠気, 消化器症状, 精神症状	エクセグラン
ラモトリギン	電位依存性 NaCa チャネルブロック	Stevens-Johnson 症候群, 悪心, 倦怠感, 頭痛	ラミクタール
レベチラセタム	Ca チャンネル電流の減少（機序不明）	鎮静, 興奮, 幻覚, 人格変化	イーケプラ
トピラマート	GABA 抑制系の賦活, 電位依存性 NaCa チャネルブロック, グルタミン酸拮抗作用, モノアミン系への効果	腎結石, 緑内障, 食思不振, アシドーシス	トピナ
ガバペンチン	電位依存性 $Ca-\alpha_2-\gamma$ サブユニットチャネルブロック	眠気, 疲労, 運動失調, 体重増加, 血球減少	ガバペン

（日本神経治療学会治療指針作成委員会, 編. 神経治療, 2012; 29: 457-79[6]より改変）

③薬物の選択（表 1）: 抗てんかん薬は部分発作に有効性を示す薬剤を選択し, できる限り単剤でコントロールする. 脳卒中後ではワルファリンほか各種内服薬との薬物相互作用, 眠気やふらつきによる易転倒性の増悪, 治療薬の催痙攣性などに注意が必要である. てんかん治療ガイドライン[9]では部分発作にはカルバマゼピンが第1選択であり, フェニトイン, ゾニサミド, バルプロ酸も候補になるが, 高齢者では忍容性が低い傾向にある. 新規抗てんかん薬では, ラモトリギンとレベチラセタムには単剤適応がある. レベチラセタムは過敏症や併用禁忌薬が少なく多剤内服患者に使いやすいため使用例が増えているが, 投与初期の興奮や一過性の発作増加に注意する. ラモトリギンは Stevens-Johnson 症候群を防ぐために最大量と漸増方法が比較的厳密に規定されており, 特に併用するバルプロ酸の効果増強に留意する. トピラマートやガバペンチンは併用療法としてのみの適応である.

　抗てんかん薬の投与下では, 他の合併症や既存疾患に対する薬剤との相互作用のみならず, てんかん閾値を下げうる薬剤に注意する（表 2）.

④てんかん重積の対処: 発作時間の持続や, 意識が回復する前に次の発作が起こるような重積状態に対して, 米国てんかん学会は, 治療ガイドラインを提唱した[10]. 救急処置開始5分以内にてんかん発作がおさまらない場合にベンゾジアゼピンを第1選択に投与し, 次のステップとして, ホスフェニトインまたはレベチラセタムの静脈投与を推奨している. これらの薬剤が奏効しない場合には脳波検査を伴った継続的モニター, 持続鎮静が必要となる. 一部の薬剤は日本では未承認であり, 日本のてんかん治療ガイドラインや脳卒中治療ガイドライン 2015 などのエビデンスを参考にした当院の対応マニュアルを参照されたい（図2）.

表 2	てんかん閾値を下げる薬物
抗うつ薬	イミプラミン，アミトリプチリン，軽度ながら SSRI（選択的セロトニン取り込み阻害薬）
抗精神病薬	クロルプロマジンなどフェノチアジン系，ハロペリドール，リチウム
気管支拡張薬	アミノフィリン，テオフィリン
抗菌薬	カルバペネム系，抗菌薬および NSAID（非ステロイド性抗炎症薬）との併用
抗不整脈薬，局所麻酔薬	リドカイン
鎮痛薬	フェンタニル，コカイン
抗腫瘍薬	ビンクリスチン，メトトレキサート
筋弛緩薬	バクロフェンなど
抗ヒスタミン薬	
その他	アルコール，バルビタール酸，ベンゾジアゼピン系薬物の離脱時

（てんかん治療ガイドライン作成委員会，編．てんかん治療ガイドライン 2010．東京：医学書院；2010[9]より改変）

3 せん妄

　脳卒中の発症やそれに伴う入院加療は，せん妄発症のリスク因子である．せん妄は米国精神医学会による精神疾患の診断・統計マニュアル第5版（DSM-5）[11]では神経認知障害の中に含まれ，その診断は，主疾患とは別に，注意と意識の障害が数時間から数日間のうちの短期間で発症（変化），日内変動があり，記憶の欠落・失見当識・言語障害・知覚障害・視空間認知障害などの認知障害を伴うものである．運動量増加や活動の制御喪失，不穏，徘徊などの過活動が一般的だが，活動や会話の量・速度の低下，無気力，覚醒低下，状況把握の低下など低活動性を主とする病型もあり注意を要する．せん妄の原因は，脳卒中，電解質異常，感染症，薬物（服用・離脱）など直接的な因子に，患者素因（器質的脳障害の既往や高齢，認知症），環境変化（入院など），全身状態（疼痛，脱水，ストレス，不安），睡眠障害（昼夜リズムの乱れ，不眠など）など複合的な要素が影響しうる．

　脳卒中後せん妄合併例では，死亡率の上昇，入院在院日数の延長，退院後の高い依存度など転帰不良であるため[12]，早期介入が望ましい．予防についてはメラトニン受容体アゴニスト（ラメルテオン）の入院早期からの内服でせん妄発症率が低下したとの報告がある[13]．せん妄の治療について，エビデンスレベルの高い報告はなく科学的根拠に乏しいが，日本総合病院精神医学会によるせん妄臨床指針[14]では，誘発因子の除去に努め，感染症や電解質異常など直接因子の治療を優先して行う．薬物では非定型抗精神病薬（クエチアピン，ペロスピロン，リスペリドン，オランザピンなど），内服困難な場合はハロペリドールの注射製剤を用いるがいずれも必要最小量にとどめる．薬物の効果はあくまでも部分的であり抗精神病薬による嚥下障害の増悪にも注意しつつ，口腔ケアによる誤嚥性肺炎予防や，日中の離床や摂食機会，リハやケアによる刺激やリラクゼーションなど，チーム医療による改善に努める．

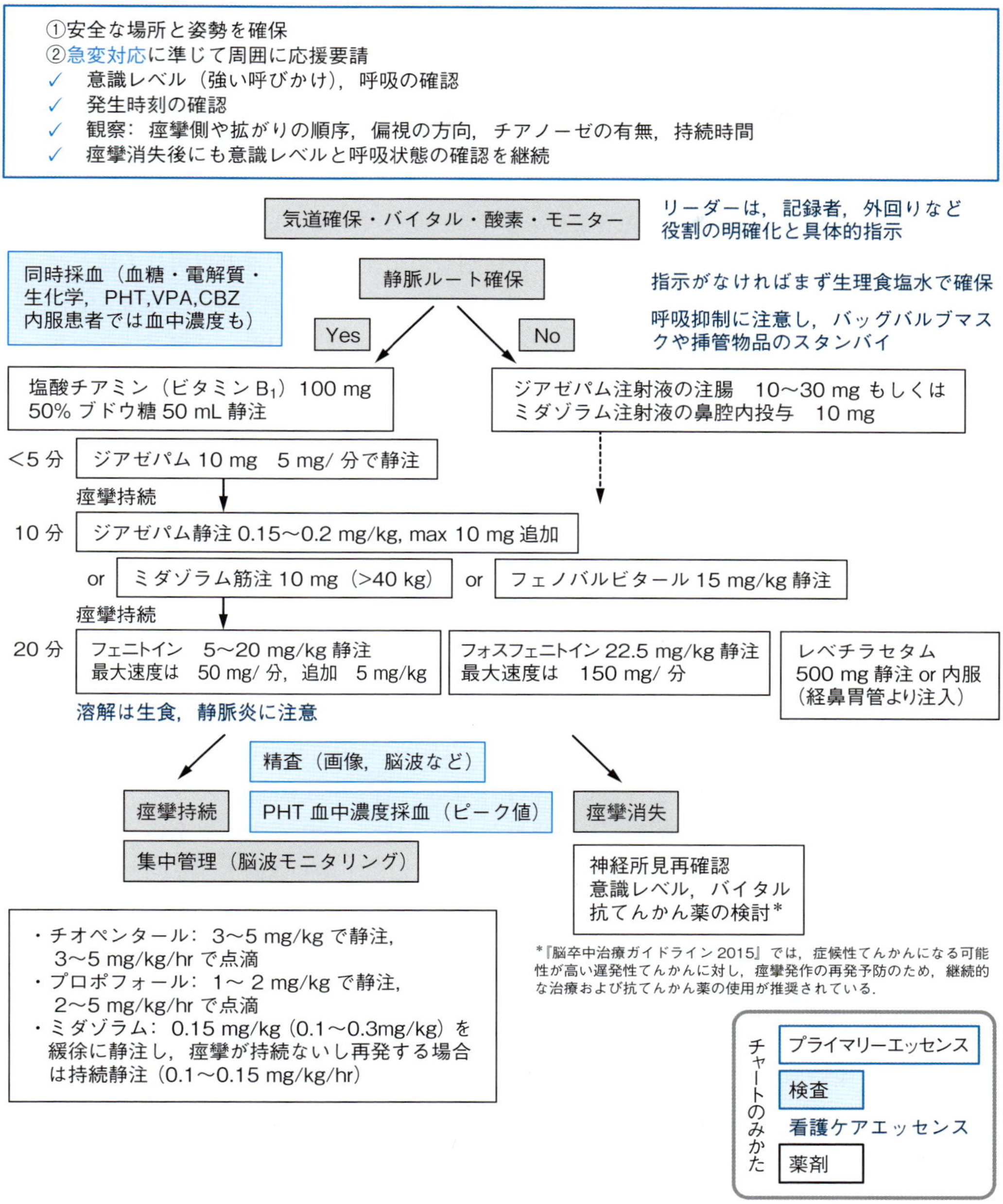

①安全な場所と姿勢を確保
②急変対応に準じて周囲に応援要請
✓　意識レベル（強い呼びかけ），呼吸の確認
✓　発生時刻の確認
✓　観察：痙攣側や拡がりの順序，偏視の方向，チアノーゼの有無，持続時間
✓　痙攣消失後にも意識レベルと呼吸状態の確認を継続

気道確保・バイタル・酸素・モニター

リーダーは，記録者，外回りなど役割の明確化と具体的指示

同時採血（血糖・電解質・生化学，PHT,VPA,CBZ内服患者では血中濃度も）

静脈ルート確保

指示がなければまず生理食塩水で確保

呼吸抑制に注意し，バッグバルブマスクや挿管物品のスタンバイ

Yes / No

塩酸チアミン（ビタミン B₁）100 mg
50% ブドウ糖 50 mL 静注

ジアゼパム注射液の注腸　10〜30 mg もしくは
ミダゾラム注射液の鼻腔内投与　10 mg

＜5分　ジアゼパム 10 mg　5 mg/ 分で静注

痙攣持続

10 分　ジアゼパム静注 0.15〜0.2 mg/kg, max 10 mg 追加

or　ミダゾラム筋注 10 mg（＞40 kg）　or　フェノバルビタール 15 mg/kg 静注

痙攣持続

20 分　フェニトイン　5〜20 mg/kg 静注
最大速度は　50 mg/ 分，追加　5 mg/kg

フォスフェニトイン 22.5 mg/kg 静注
最大速度は　150 mg/ 分

レベチラセタム
500 mg 静注 or 内服
（経鼻胃管より注入）

溶解は生食，静脈炎に注意

精査（画像，脳波など）

痙攣持続　PHT 血中濃度採血（ピーク値）　痙攣消失

集中管理（脳波モニタリング）

神経所見再確認
意識レベル，バイタル
抗てんかん薬の検討*

・チオペンタール：3〜5 mg/kg で静注，
　3〜5 mg/kg/hr で点滴
・プロポフォール：1〜2 mg/kg で静注，
　2〜5 mg/kg/hr で点滴
・ミダゾラム：0.15 mg/kg（0.1〜0.3mg/kg）を
　緩徐に静注し，痙攣が持続ないし再発する場合
　は持続静注（0.1〜0.15 mg/kg/hr）

*『脳卒中治療ガイドライン 2015』では，症候性てんかんになる可能性が高い遅発性てんかんに対し，痙攣発作の再発予防のため，継続的な治療および抗てんかん薬の使用が推奨されている.

チャートのみかた
プライマリーエッセンス
検査
看護ケアエッセンス
薬剤

図 2　痙攣発作（重積）時の病棟対応

4　脳卒中後うつ状態・アパシー

　脳卒中治療ガイドライン 2015 では，脳卒中後に 33％（18〜62％）と高率に抑うつは出現し，認知機能や身体機能，日常生活動作（ADL）を障害する因子となるため，積極的に発見するよう勧められている[3]. 脳卒中後うつ状態（post-stroke depression：PSD）は脳卒中後にみられる器質性もしくは二次性のうつ状態であるが，その病因については身体機能障害に対する単純な心理的反応だけで

は説明がつかず，直接的な脳の損傷が発症に関与していると考えられている[15]．脳病変との関連はさまざまな研究やシステマティック・レビューで数多く論じられてきたが，病変側，発症後時期や主症状による相違などについては一定のコンセンサスには至っていない．PSD は急性期でも慢性期でも発症することを前提に，病変局在や重症度によらず，患者の表情や態度をよく観察していくことが大切であるといえる．また脳卒中後の 3 人に 1 人はアパシー（apathy）を有し，抑うつや認知機能低下の合併がアパシーのない患者よりも多くかつ重度であるといわれている[16]．アパシーをPSD の部分症状として包含したものや PSD とは区別して記述したものなど見解は多様だが，アパシーは PSD の治療抵抗性だけでなくリハ効果を妨げる傾向があり[17]，注意すべき症状である．

PSD に対する薬物治療は，選択的セロトニン再取り込み阻害薬（SSRI），三環系抗うつ薬などが選ばれるが，脳の脆弱性がベースにあるため，いずれも低用量で開始し増量も緩徐に行い副作用に注意する．アパシーには，抗うつ薬よりもまずアマンタジンやドパミン作動薬を使用してもよい．リハでは，運動療法や有酸素運動，アパシーにはレクリエーションを含めた行動療法的なアプローチを行う[3,15]．重度の PSD では無理をせずむしろ休養が望ましい状態でないか専門科にコンサルトしたほうがよい．

D 静脈血栓塞栓症（venous thromboembolism: VTE）

深部静脈血栓症（deep venous thrombosis: DVT）が下肢に発生し血栓が塞栓源になり肺血栓塞栓症（pulmonary thromboembolism: PTE）をきたすと突然の意識障害や重篤な呼吸障害を引き起こし致命的となりうる．DVT と PTE を合わせて VTE とよぶ．脳卒中は意識障害や麻痺（特に左側）などの病態，長時間臥床や血管内脱水などの背景などから特に VTE を生じやすい．抗血小板薬はVTE のリスクを減少させないことに留意する．有病率は検出手順や診断方法などが一様でないため研究ごとのばらつきが大きいが，DVT 合併例では急性転化や自宅復帰率の低下が報告されており[18]，その予防や早期診断，早期治療が大切である．

骨盤・下肢の深部静脈血栓症では，病型は膝窩静脈より中枢側の中枢型と末梢側（下腿）の末梢型に分かれる[19]．中枢型では急性静脈還流障害徴候として有痛性腫脹，疼痛，色調変化が出現することもあるが，末梢型では無症候性も多く身体所見だけでは DVT の除外は難しい．D-dimer 測定はスクリーニングとして簡便だが，測定法にバリエーションが多く，また異常値になる病態が多く疾患特異性が低いことから各施設で診断のカットオフ値を検討する必要がある．つまり疑いが低い場合に，D-dimer が正常値なら DVT を除外できるが，脳卒中のような DVT ハイリスク層で無症候性 DVT のスクリーニングには下肢静脈エコーの必要性が相対的に上がる．エコーは低侵襲で感度・特異度とも高く，検査手順は血栓の範囲（中枢型か末梢型か）および，中枢端の血栓性状（安定性や器質化），血流評価（塞栓源となりうるか）などを判定する[19]．PTE の合併の確認には血液ガス，経胸壁心エコーによる右心負荷，造影 CT，静脈造影，肺シンチなどがある．

DVT の治療目標は中枢側への血栓の進展予防や，PTE の予防である．抗凝固療法はヘパリン，ワルファリンのほか，近年は非ビタミン K 依存性抗凝固薬（NOAC）の適応が拡大しており，基礎疾患，年齢などを考慮し選択する．脳卒中急性期患者の DVT 予防について，段階的弾性ストッキン

グ着用の有効性は大規模研究では証明されず[20]，皮膚トラブルが増加した．また膝下ソックスは大腿近位までの長いストッキングよりも中枢型 DVT の発生が有意に多かった[21]．間欠的空気圧迫法は DVT 予防効果が証明されているが[22]，施行の際は皮膚損傷に注意する．

> ▶ **MEMO 当院回復期リハ病棟の DVT 対策** (11 章参照)
>
> ● DVT の予防の基本は早期離床や積極的な運動である．下肢の挙上やマッサージ，自動的および他動的な足関節運動も励行する．全介助で離床できるようになっても発動性低下などで麻痺側のみならず四肢の不動が著明な場合や，車いす座位時間の漫然とした延長が DVT 発生の誘因にならないよう，皮膚損傷に気をつけつつ弾性ストッキングの着用，計画的な離床を行う．無症候性 DVT の離床阻害評価の流れは全例入院時 D-dimer でスクリーニングし，①D-dimer 上昇例，②急性期病院での治療状況や臥床遷延例，③炎症，脱水，左片麻痺，肥満，VTE の既往などハイリスク例，などは下肢静脈エコーによる精査を行う．中枢型 DVT・非器質化例について，準緊急で抗凝固療法を導入のうえ，造影 CT などで PTE を精査し，合併例では急性期治療を最優先する．DVT がエコー低輝度な不安定血栓や，中枢型の場合は下肢マッサージの中断を指示するが，離床・不動もリスクであることに留意し過剰な安静は行わない．治療効果の確認は主に D-dimer 値の経時的変化とし，下肢静脈エコーで安定（器質化もしくは消失）を確認する．抗凝固療法の継続期間は，危険因子の可逆性，特発性，永続性などを考慮して個々に決定する．

E 感染症

　初発脳卒中患者の 8 割以上に失禁，尿意切迫，夜間頻尿，失禁ストレスなど何らかの尿路系症状を認めるが 1 年後には 4 割程度に低減する[23]．尿路感染症は，これら神経因性膀胱による逆行性感染や留置した尿道カテーテル関連の汚染などが原因にあげられ，ときに急速に重篤な状態を招くため，適切なカテーテル管理，神経因性膀胱の評価と病態に応じた対応が望まれる．

　カテーテル関連尿路感染の予防のための CDC ガイドライン 2009[24]では，尿道カテーテルの適正使用について，使用および使用期間を極力抑え，手術患者においても，留置をルーチン化せず適応を見極め，術後可及的速やか（24 時間以内）に抜去するよう勧めている．実際，脳卒中急性期のケアで留置し時間尿量の測定が必要なのは急性心不全や脳浮腫などでの強制利尿や尿崩症の治療などにおける厳密な水分バランスの管理など限定的である．尿失禁管理のために尿道カテーテルを使用することは避ける．尿閉の場合は膀胱の過膨張予防のために間欠導尿を行うが，超音波膀胱スキャナを活用し過不足ない導尿間隔とする．また離床が可能になれば，尿意の表出が困難でもトイレ移乗を誘導することで排泄に成功することもあり，リハ計画のなかに積極的に導入する．長期に間欠導尿を要する場合は，清潔（非無菌）手技は許容範囲である[24]．排尿障害の評価は，尿検査，排尿パターン，残尿測定，膀胱内圧検査などを行う．特に神経因性膀胱の鑑別に排尿パターンの把握は大切であり，排尿日誌（日中と夜間の排尿回数，尿意や空振りや失禁，リハや生活イベント，飲水量など）を数日から 1 週間程度記録し専門医にコンサルトするとよい．

　急性期・慢性期ともに誤嚥性肺炎の発症頻度が高い．胸部 X 線，CT 検査では下肺野や背側の浸潤影が典型的だが，びまん性の細気管支炎像を呈することもある．抗菌薬の選択は口腔内常在菌や

10．脳卒中の合併症管理　175

嫌気性菌感染に有効な薬剤（SBT/ABPC, TAZ/PIPC, CLDMなど）が優先される．寝たきり，全身状態不良や治療中の誤嚥反復など重症例では抗菌薬の強化によって必ずしも予後が改善しないことに留意が必要である．再燃や反復予防のために，嚥下機能検査（4-4章参照），口腔ケア，摂食嚥下リハ（12-12章参照），鎮静薬・睡眠薬などの減量・中止，就寝時の上半身軽度挙上などで誤嚥リスクの軽減に努める．経鼻経管は口腔内汚染のリスクを高めるが，誤嚥性肺炎の予防のためだけに急性期に胃瘻を選択することは効果が期待できないため勧められない．誤嚥性肺炎予防に，ワクチン（インフルエンザ，肺炎球菌）の接種が推奨される[25,26]．

F 消化器系

　消化器系の合併症は，消化管の蠕動機能障害，絶食や臥床状態の長期化などから，胆泥，胆嚢炎，fecal impaction（15-7章参照），消化管のbacterial translocationによる菌血症（12-12章参照），虚血性大腸炎，急性出血性直腸潰瘍などの合併症をきたしうる．特に高次脳機能障害や麻痺側によっては局所の自覚症状や典型的な所見に乏しく，発見が遅れ思いがけず重篤な状態に至ることもあり注意が必要である．

G 転倒（8章 C-4 参照）

H 肩手症候群（12-5章 A 参照）

文献
1) Langhorne P, Stott DJ, Robertson L, et al. Medical complications after stroke a multicenter study. Stroke. 2000; 31: 1223-9.
2) Roth EJ, Lovell L, Harvey RL, et al. Incidence of and risk factors for medical complications during stroke rehabilitation. Stroke. 2001; 32: 523-529.
3) 日本脳卒中学会 脳卒中ガイドライン委員会, 編. 脳卒中治療ガイドライン2015. 東京: 協和企画; 2015.
4) 萩原のり子, 横山信彦, 井林雪郎. 回復期リハビリテーション期における脳卒中再発症例の検討—当院での連続1301症例について. 脳卒中. 2013; 35: 411-7.
5) 井上智貴, 酒向正春, 石原 健. 脳卒中1538例における回復期リハビリテーション期の脳卒中再発症例に関する検討. 脳卒中. 2009; 31: 188-96.
6) 日本神経治療学会治療指針作成委員会, 編. 日本神経治療学会標準的神経治療: 高齢発症てんかん. 神経治療. 2012; 29: 457-79.
7) Bladin CF, Alexandrov AV, Bellavance A, et al. Seizures after stroke. A prospective multicenter study. Arch Neurol. 2000; 57: 1617-22.
8) Krumholz A, Wiebe S, Gronseth GS, et al. Evidence-based guideline: Management of an unprovoked first seizure in adults: Report of the Guideline Development Subcommittee of the American Academy of Neurology and the American Epilepsy Society. Neurology. 2015; 84: 1705-13.
9) てんかん治療ガイドライン作成委員会, 編. てんかん治療ガイドライン2010. 東京: 医学書院; 2010.
10) Glauser T, Shinnar S, Gless D, et al. Evidence-based guideline: treatment of convulsive status epilepticus in children and adults: Report of the Guideline Committee of the American Epilepsy Society.

Epilepsy Currentsv. 2016; 16: 48-61.

11) American Psychiatric Association. Diagnostic and statistical manual of mental disorders, Fifth edition（DSM-5）. Washington DC: American Psychiatric Publishing; 2013.

12) Shi Q, Presutti R, Selchen D, et al. Delirium in acute stroke. A systematic review and meta-analysis. Stroke. 2012; 43: 645-9.

13) Hatta K, Kishi Y, Wada K, et al. Preventive effects of ramelteon on delirium: a randomized placebo-controlled trial. JAMA Psychiatry. 2014; 71: 397-403.

14) 日本総合病院精神医学会 せん妄指針改訂班. せん妄の臨床指針―せん妄の治療指針. 第2版 日本総合病院精神医学会治療指針 1. 東京: 星和書店; 2015.

15) 木村真人. 脳血管障害と「うつ」. 老年精神医学雑誌. 2014; 25: 25-33.

16) Caeiro L, Ferro JM, Costa J. Apathy secondary to stroke: A systematic review and meta-analysis. Cerebrovasc Dis. 2013; 35: 23-9.

17) Hama S, Yamashita H, Shigenobu M, et al. Depression or apathy and functional recovery after stroke. Int J Geriatr Phychiatry. 2007; 22: 1046-51.

18) 曽川裕一郎. 脳卒中患者における深部静脈血栓症の実態調査―日本リハビリテーション医学会リハビリテーション患者データベースの分析―. Jpn J Rehabil Med. 2012; 49: 137-41.

19) JCS Joint Working Group. Guidelines for the diagnosis, treatment and prevention of pulmonary thromboembolism and deep vein thrombosis（JCS 2009）―Digest Version―. Circ J. 2011; 75: 1258-81.

20) CLOTS Trial Collaboration. Effectiveness of thigh-length graduated compression stockings to reduce the risk of deep vein thrombosis after stroke（CLOTS trial 1）: a multicentre, randomised controlled trial. Lancet. 2009; 373: 1958-65.

21) CLOTS Trial Collaboration. Thigh-length versus below-knee stockings for deep venous thrombosis prophylaxis after stroke: a randomized trial. Ann Intern Med. 2010; 153: 553-62.

22) CLOTS Trial Collaboration. Effectiveness of intermittent pneumatic compression in reduction of risk of deep vein thrombosis in patients who have had a stroke（CLOTS 3）: a multicentre randomised controlled trial. Lancet. 2013; 382: 516-24.

23) Williams MP, Srikanth V, Bird M, et al. Urinary symptoms and natural history of urinary continence after first-ever stroke-a longitudinal population-based study. Age and Aging. 2012; 41: 371-6.

24) 満田年宏, 訳・著. カテーテル関連尿路感染予防のための CDC ガイドライン 2009. 東京: ヴァンメディカル; 2010.

25) 日本呼吸器学会 呼吸器感染症に関するガイドライン作成委員会. 医療・介護関連肺炎診療ガイドライン. 東京: 日本呼吸器学会; 2011.

26) 河野 茂. NHCAP（医療・介護関連肺炎）ガイドラインと抗菌薬使用の考え方. 日老医誌. 2012; 49: 673-9.

〈矢倉 一　畠中めぐみ〉

11　脳卒中の回復期リハ

> **Point**
> - 脳卒中後, 急性期加療により全身状態が落ちつきしだい, 速やかに回復期リハへ移行する.
> - 医師は原因疾患や併存症・合併症に関する医学的管理, 補装具処方や適合判定のほか, 再発予防および全身管理を極力簡潔にしていくマネジメントを行う.
> - 医師には, 多角的チームアプローチのなかでリーダーとして, カンファレンスでは多職種の意見に聞く耳をもち, 包括的な視点で最善と考えうるチームを統括し方針を決定すること, チーム代表者として患者家族に説明し同意を得る役割が求められる.

A　回復期リハの流れ

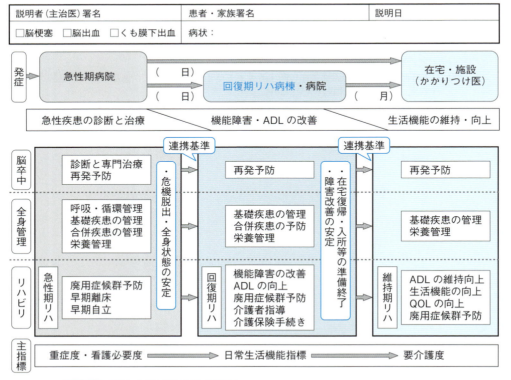

図 1　脳卒中地域連携診療計画
(一般社団法人回復期リハビリテーション病棟協会ホームページ[1]より抜粋引用)

1 急性期から回復期へ

　脳卒中急性期治療と並行して実施する急性期リハの主な役割は廃用症候群・合併症予防，早期離床である（7章参照）．後遺症が軽微で急性期から直接自宅退院が可能な例や，最重症で積極的リハが困難な例を除くと回復期リハ適応は急性期入院患者の約半数程度であり，全身状態の安定化とともに速やかに回復期リハへ移行する．本邦では，急性期ユニットと回復期リハ病棟が併設されていない場合が多く，急性期から回復期へのシームレスな連携のために，地域連携診療計画（地域連携パス）が推進されている．その概要を図1に示す．自治体などの地域単位で地域連携会議を開催し，お互いの顔のみえる関係を作り，連携のためのクリティカルパスを作成し，共通シートで必要不可欠かつ簡潔な患者診療情報を共有する．運用面では初診外来受診など事前手続きを極力短絡化し，紹介から転院までの期間を短縮している（13章参照）．

2 回復期リハ病棟の医師の役割〜回復期リハ病棟初日〜

　図2に，上段に回復期リハ病棟の入院から退院までの流れに沿った主なイベント，下段にそれに合わせた医師の役割を示している．特に入院初日は，転院後早々のトラブル回避のためにも，合併症予防や初期評価（診察や入院時精密検査），リハリスク管理や目標設定を踏まえたリハ処方箋作成や各職種への指示，患者家族との信頼関係構築など，効率的な行動が必要である．

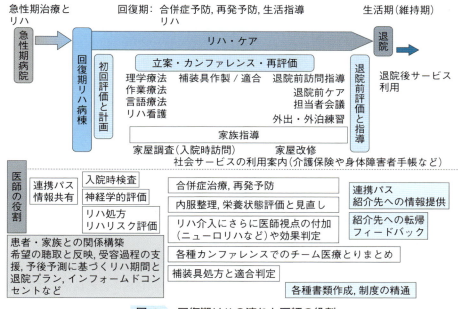

図 2　回復期リハの流れと医師の役割

a．病歴聴取

　搬送による体調変化がないことを確認し，急性期病院からの連携パスで主たる診療状況は把握しても，患者・家族から直接発症時の状況や急性期入院生活内容を聴取する時間はなるべくゆっくり割く．コミュニケーションとして，また状況説明が適切かどうかで，JCSなどではつかみきれない

当時の意識/傾眠傾向や現在の病識などの病状を推し量ることができる．また語感や口調，表情から疾病に対する感情や不快感，抑うつなどの印象をつかむ．また急性期の重点管理中には，家族だけが病状説明を受けた状況も少なくないため，現状把握の程度も観察する．神経徴候の極期が第何病日でどの程度重症であったか，転院時にはすでに回復したり，認めていない症状も含め確認することは回復過程の把握や転帰予測に役立つ．発症前の活動度，就業，通勤/通学状況や家屋状況（特に段差や階段，浴室トイレの手すりなど），趣味や余暇の過ごし方も聴取する．経済的背景をふくむ参加制約（家事，就業，就学）もリハに携わる医師として把握すべきことだが，初日には本人も疲れやすく，医師特有の診察などに重点をおく必要もあり困難な場合は，社会福祉士らの情報収集を参考にしてもよい．

▶ コラム：希望の聴取

●回復期リハ病棟では，リハ総合実施計画書の記載項目にもあるように，受容状況の評価や，本人・家族の希望の聴取と目標設定への反映などが必要である．脳卒中発症により身体も生活も一変してしまった患者と，ともに日常の平穏を失ってしまった家族が，回復期リハ病棟への転院後早期に「元どおりになりたい」と答えることを，単純に悲観や現実逃避，非受容などといえるだろうか．急性期には受容機会が得られにくい背景がある．急性期での病状説明は機能予後までの言及は難しく，家族にとってもとても現実味が乏しく記憶に残りにくい．また転院に不安を抱く患者家族に急性期治療は終わったことを強調すると，リハ次第で完全に治ると誤解を招くこともある．主治医としてリハ医療に携わる医師は，受容にむけたサポートのために信頼を得ることが大切で，それには技能と説得力を兼ね備えねばならない．初対面時の診察や説明を介したコミュニケーション，専門的な傷病・障害診察技能，合併症や再発予防治療，最新知見などの知識の応用，これらが一体化して安心感を招き，そこで初めて患者家族の心情吐露の受け止めや，現実と目標の共有といった寄り添う医療が成立する．またチーム医療のなかではコンダクターとして，多職種の意見を聞く耳をもち包括的な視点で最善と考えうる道筋を立てる．チーム代表者として患者家族への説明は，希望に含まれる具体的な項目聴取と整理，実現可能な短期目標と段階的課題，到達不可能そうなことへの代償や工夫の呈示など具体的なプランをあげて，共に進んでいく姿勢が大切である．

b．診察

身体所見では心肺腹部一般的所見のほか，褥瘡や圧迫発赤部位の有無，DVT を疑う下肢腫脹，血栓性静脈炎，肩関節亜脱臼などがないか特に注意する．

神経学的所見（3-1 章参照）は初診時にはフルスタディの評価と記録を行う．神経欠落所見だけでなく，異常のない所見もていねいに記録しておくことは，リハ経過中に疼痛やしびれの悪化や新たな所見が出現してくることや脳卒中再発を鋭敏にキャッチするためにも重要である．リハ経過中にはポイントを絞り改善の客観的評価を行うため，数値化でき，評価者による差の少ない評価スケールで月次評価（3-2 章参照）を行い，リハ総合実施計画書に反映させる．病前活動度にもよく用いられる modified Rankin Scale（mRS）は簡便で，急性期治療介入研究にもよく使用される．機能障害，つまり麻痺など神経学的異常の評価には NIH Stroke Scale（NIHSS）や Stroke Impairment Assessment Set（SIAS），Fugl-Meyer Assessment（FMA）があげられる．NIHSS は急性期評価に，ストレッ

チャー上の臥位で迅速に行えるため，rt-PA など治療方針の決定や重症化観察に使用される．SIAS は，座位で評価する簡便な中枢麻痺スケールであり運動機能は Brunnstrom の提唱した共同運動から分離運動，協調性が正常に近づいていくパターンを個々の関節運動で 5 段階評価する．簡易で麻痺像を横断的にイメージするのには便利であるが，粗大な尺度であることなどから回復期リハ期間中の回復の鋭敏さや，臨床介入の効果評価や比較検討の目的での利用は，FMA などの国際的に用いられているスケールが勝る．評価に慣れが必要であり SIAS より項目が多いため時間を要する．またリハ介入前後の上肢機能の定量的評価には，Action Research Arm Test（ARAT）や Wolf Motor Function Test（WMFT）などの物品を使用した機能スケールが国際的によく使用されている．

能力障害であれば Functional Independence Measure（FIM）や Barthel Index（BI）がよく使用される（3-2 章参照）．

麻痺側だけでなく非麻痺側の筋力評価や可動域評価もリハでは大切である．具体的には，筋萎縮，下肢近位部の筋力低下や遠位可動域制限の存在は廃用症候群の併存を疑い，多発性脳梗塞では，強制把握や手掌下顎反射などの原始反射が麻痺側は消失し非麻痺側にのみ認められることがある．

固縮や痙縮を含む筋緊張も両側で評価する．膝や股関節の可動域制限は，病歴聴取では局部の訴えがなくても，認めることがしばしある．その場合は歩行の観察のほか家庭内生活状況の聴取により無意識に代償的行動をとっており，変形性関節症などの有用な情報になる．

基本動作としては，ベッド上では寝返り，起き上がり，立ち上がり，車いすへの移乗動作，立位保持，歩行機能まで合わせて行う．小脳性運動失調，特に体幹失調や，前庭機能異常（めまい），失調性片麻痺の失調要素などは，ベッドや車いす上の診察だけでは見逃してしまう可能性があり，端座位や立位，歩行の評価も忘れず行う．また脳血管性パーキンソニズムの運動障害は上肢よりも下肢，特に小歩症やすくみ足などの歩行障害としてあらわれやすいことも念頭におく．

次に，更衣やトイレ動作，整容，車いす操作など ADL は病棟生活要素でもあり，看護師や療法士と初日合同 ADL 評価（本章 A-5 参照）を行うと情報共有がしやすく，入院当日からの安全対策にも有用である．

c．初期評価

身体/神経学的所見の初期印象は簡潔にまとめる．これら所見と急性期画像（急性期病院から情報提供要請）の責任病巣との関連を評価する．急性期画像診断技術（4-1 章参照）は進歩し MRI がポピュラーとなったが，やはり詳しく診察して，病巣と矛盾がないか，また症状の推移や修飾因子を推し量ることは基本的な作業である．脳卒中好発部位でもサイズや病巣の拡がる方向により神経欠落症状は千差万別である．また対側無症候性病変も仮性球麻痺や非麻痺側の巧緻運動低下，パーキンソニズムなど，症候をより複雑にする場合がある．

神経疾患・脳卒中・リハの集学的見地からは，これら病因，病態，障害を ICF（International Classification of Functioning, Disability and Health, 2001）の観点から整理するとよい（3-2 章, 12-1 章参照）．各項目にはプラス因子とマイナス因子がある．これらから個人特有の背景をふまえ，包括的なケア・リハ計画を立案し取り組みを行う（図 3）．

d．入院時検査

入院時検査の主な目的は，リハリスクとしての全身状態と合併症のスクリーニングと，脳卒中再

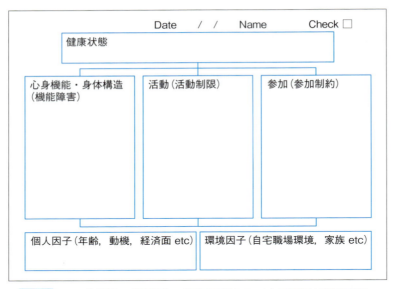

図 3 ICF 分類表：各項目にプラス因子とマイナス因子が混在する
具体的な ICF の活用例は 12-1 章図 5 参照

発予防のための病態・病因精査，基礎疾患の評価の 2 つである．

① リハ開始前のメディカルチェックは，血液検査，尿検査，便潜血，心電図，胸腹部 X 線などの一般的スクリーニングを全例に行う．これらは脳卒中クリニカルパスや電子カルテでのセット登録を適宜利用しながら過不足なく行うとよい．バイタルサインを用いたリハ中止基準は簡便で有用だが，心原性脳塞栓，高齢，糖尿病などによる無痛性心筋虚血，高度不整脈，ペースメーカー埋め込みなど循環器系のハイリスク者には経胸壁心エコー，主幹動脈の高度狭窄例では頸部動脈エコーなどを適宜追加し，リハ開始前に精査すべきである．また離床やリハアプローチの視点では下肢深部静脈血栓（DVT）や肺血栓塞栓（PTE）のスクリーニングが重要である．臥床中心の重症例のみならず，離床期にある患者でも急性期臥床や治療の一環の鎮静経験などで形成された DVT，意識障害下の PTE などは急性期病院でも指摘されないまま回復期リハに移行してくることも少なくない．当院では転院当日に全例で D-dimer 値スクリーニングを行い，カットオフを超える場合や身体所見上疑わしい場合は当日中に下肢静脈エコーや下肢静脈/肺動脈造影 CT を実施している（10 章参照）．膝窩より近位部の器質化していない血栓や骨盤内・下大静脈の DVT，もしくは PTE を有する場合などはリハでもモビライゼーションを控えたり，さらには治療を優先したりする必要もあり，治療方針決定を急ぐ．

リハ管理面では感染症スクリーニングも重要である．近年市中でも耐性菌保有率が上昇し，急性期に抗菌薬加療をうけた患者も多いため，転院例では感染症歴のある部位やスクリーニングとして鼻咽腔などから検体採取し，病原菌とくに耐性菌の検出状況を確認しておく．保菌・感染状態の判断は主治医が行うが，いずれでも標準予防策を徹底し，手洗い，手指消毒や個人防護具の使用などを適切に行い，過剰や誤った対策による患者の不利益に注意する．分泌物の

多い気切孔の飛沫や失禁など周囲が汚染しやすい排泄物からの検出，高次脳機能障害などで行動制限の約束が守れない場合などは，経路別対策が十分講じられない．その場合は保菌であっても周囲に波及するリスクが高いと考え，環境感染対策の強化，患者手指衛生介助の強化など柔軟な対応を検討する．

　起立性低血圧が疑われる場合は，ベッドサイドでの血圧変動や座位耐性（7章参照），チルト台での段階的頭位挙上による血圧低下の診断を行う．呼吸機能はスパイロメーター，運動耐容能はトレッドミルやダブルマスターテストなどの負荷検査があるが，麻痺や認知面，運動器などの問題から実施困難な場合，リハは低負荷から開始し症状をみながら徐々に増やしていく．
②脳卒中の原因検索は急性期に行われていることが大半だが，運動負荷に影響しうるリスクを再評価する．発作性心房細動は長期に及ぶモニター観察により初めて指摘されることもある．血管系リスクは血液検査スクリーニングにて脂質代謝異常，糖尿病などの基礎疾患をチェックする．大幅な血糖変動や心筋虚血の潜在，視力障害や疼痛などの訴えなどが回復期リハ病棟で露呈した場合は運動負荷を控えるべき病態の除外を要す．また，緊急性はなくても，難治性高血圧の場合は内分泌異常，24時間血圧でのトレンド把握，眼底検査で網膜の動脈硬化や網膜症の併存などに留意する．脳卒中再発予防の生活習慣是正は入院期間中に定着し，退院後生活にも維持できるよう，早期からの介入と定期評価や治療の見直しも大切である．脳卒中の原因として担癌状態など，治療方針を左右する重大合併症にも入院期間を通じて注意を払っておく必要がある（4-2章，8章参照）．

e．リハ処方（7,8章参照）

障害評価に基づいた個別的なリハ内容と訓練上のリスク，実施上の阻害因子，感染管理上の注意点など（表1）．入院日もしくは依頼日当日にリハオーダーとリハ処方箋を発行する．療法士は処方箋にもとづきリハ初期計画を立案し，それを医師は承認する．

▌3　回復期リハ病棟の医師の役割～主な病棟業務～

①患者診察，指示や処置，診療記録の記載
②原因疾患や併存症，合併症に関する医学的管理：内服整理，栄養状態評価と見直し
③リハ介入に，さらに医師視点の付加（ニューロリハ）や効果判定（16-1～16-9章参照）
④各種カンファレンスでのチーム医療のとりまとめ（本章A-5参照）
⑤補装具処方と適合判定（12-6章参照）
⑥各種書類作成，制度の精通（14章参照）
があげられる．

①リハに関わる指示（活動度の拡大，自主練習の設定，リハ枠の調整や終了など）はすべて医師により行われるため，療法士や看護師らと協働し評価して，カルテ上に指示事実を残す．診療プロセスに関係する事項は遅滞なく漏れなく記載する．記録は多職種が一元化，共有しやすくするために略語や英単語は限定的に使用し，できるだけ日本語で記載する．
②入院中の医学的管理の責任者として，原因疾患および合併症や併存症の診断と治療を行う．必

表 1 リハ制限・禁忌項目リストと指示凡例

制限・禁忌項目	「あり」の場合の凡例					
留置物	気切チューブ	経鼻チューブ	胃瘻	CV カテーテル/ポート	尿道カテーテル	酸素カニューレ/マスク
吸引の必要性	口腔内のみ	口腔内・気管内				
感染症の注意	活動期の感染状態（部位）	保菌（部位）	クロストロジウムディフィシル陽性			
感染症追加指示	口腔や頸部操作時にマスク・手袋・ゴーグル・エプロン使用	出室時にマスク着用	リハビリ室使用不可	標準予防策の徹底		
活動場所の制限	ベッド上まで	病室内まで	病棟内まで			
運動負荷の制限	バイタル指示					
リハビリ中のモニター装着	SpO$_2$	心電図	呼吸数	自動血圧計		
起居動作の制限	頭位挙上不可	頭位挙上 30°まで	頭位挙上 45°まで	長座位まで	端座位まで	立位まで
DVT による介入制限	下肢マッサージ禁止	弾性ソックスの着脱禁止	他動的可動域訓練禁止			
下肢荷重の制限	1/3 荷重	1/2 荷重	2/3 荷重			
運動時間の制限	食事前の運動禁止	朝一番のリハ枠禁止	連続リハ枠禁止			

要に応じて他の診療科の医師と協働して行う．リハに関しては，実施におけるリスクの予想，阻害因子，医療安全，感染管理の課題などを評価して，患者の病態に応じた医学的視点から，看護師やセラピストなどのスタッフに対して指示・指導を行う．治療内容や重症度により，回復期リハ病棟での加療継続もしくは，転棟もしくは転院の判断を行う．その場合は，患者家族のインフォームドコンセントも行いながら，最良の手段を選択する．判断に苦慮する場合は上級医に相談する．身体管理以外に，障害受容が不十分な患者家族や，高次脳機能障害，認知症患者の心理精神面管理にも配慮する（180 頁コラム参照）.

③脳の検査は形態/器質異常診断（CT や MRI）が主だが，脳機能検査には機能画像検査（fMRI，PET，fNIRS など. 4-1 章参照）と神経生理機能検査（EEG，筋電図，誘発電位，TMS など. 4-3 章参照）とがある．PET や fMRI は基本的に安静臥床を要すためタスクが限られるが，歩行中やリハ中のダイナミックな動きの脳活動変化を fNIRS は評価できるメリットがある（16-3 章参照）. 運動や行動を制御する脳機能の観点から，リハ効果を高める試みはニューロリハの神髄でもある．ニューロリハとして，運動学習の原則に基づいたリハ方法論の検証に加えて，電気刺激・磁気刺激・ロボット介入・ニューロフィードバックなどのニューロモジュレーション（16-1〜16-9 章参照）が新しい技術として臨床現場への導入が始まっている．

④回復期リハ病棟は特に多職種の関わりが特徴的であり，カンファレンスも多くチーム医療での医師役割を考える機会も必然的に多くなる．医師にはリーダーシップが必要であり，他職種の意見に耳を傾け，各専門職の評価内容やリハの実施状況を確認し，個々の患者に対する総合的なチーム目標を立案し，設定されたゴールにむけた総合的な進捗管理をしながら，チームとしての能力を発揮できるよう配慮する．また，チーム代表者として患者や家族との面談，インフォームドコンセントも医師主導で行わなくてはならない．入院時における治療方針や退院にむけての目標，退院時期の設定など，医師の責任の下で適切に実施することが求められる．患者家族に対してリハの進捗状況や退院に向けての計画などが定期的に説明され同意が得られているだけでなく，必要な指導や支援がなされる必要がある．原疾患の再発や合併症予防の必要性およびその対策に関しても，退院後の生活を踏まえたうえでわかりやすく指導する必要がある．説明は看護師などスタッフの立ち会いで行い，実施後の患者や家族の理解の程度や心理状況の確認は多職種で行うとより客観的なものになる．適宜図示や書面を併用してわかりやすく説明し，使用したものは診療録に保存する．

⑤補装具の作製の適応は，カンファレンス内外で療法士と適宜協議しながら決定し，時機が遅れることなく適切に作製することをめざす．主治医は補装具処方内容・適合（仮合わせ，完成，修正）を適宜装具診担当医・義肢装具士・療法士らと協議する．装具の処方箋，意見書などは使用する制度により異なる（14章参照）．作製後の適合判定では，圧迫による皮膚トラブル，支持性や制動のバランスなど歩行力学への影響など多角的に検討する（12-6章参照）．

⑥カンファレンスと同様に，書類作成業務も多い．入院当日は入院診療計画書，入院中には月ごとのリハ総合実施計画書，退院準備として介護保険主治医意見書，身体障害者手帳申請のための診断書，診療情報提供書および紹介元へのリハ経過，地域連携クリティカルパス，退院時には退院サマリーなど遅滞なく作成する．

4 回復期リハ病棟入院中の医師の役割〜回復期から生活期へ〜

キーワードは「退院計画は，入院初日から」であり，退院ニーズの早期評価（回復のゴールを患者・介護者と設定）が重要である．医師の役割として，全身状態の安定化，生活移行にむけた管理の簡素化，チームの統括，患者・介護者が参加した退院計画，生活期のリハ設定への参画があげられる．

円滑な退院準備のためには，退院ニーズの早期評価が望ましく，入院初日からその準備は始まっているといっても過言でない[2]．病歴聴取では，発症前生活状況や主介護者の健康状態，家屋状況などの環境因子（物的，マンパワー）も情報収集する．本人や家族の希望や意向を初期および月々のリハ実施計画に反映させることが必要であるが，そのなかで自宅生活や介護のために最低限ゴールは何か（排泄や食事の自立を掲げる患者家族は多い），具体的イメージができるよう支援する．医師は，自宅復帰や施設など生活中心の場にスムーズに移行できる全身状態の安定化や再発予防および全身管理の簡潔化（表2），チーム医療リーダーとしてカンファレンスでは多職種の意見に聞く耳をもち，包括的な視点で最善と考えうるチームを統括し方針を決定すること（本章A-5参照），チーム代表者として患者家族に説明し同意を得る役割が求められる．患者側のイメージが過剰に高い場

表 2	全身管理の簡潔化

- 内服管理を合剤や徐放剤にするなどして，数量を減らし用法を分1や分2にし，アドヒアランスに留意．特に自己管理ができない場合，家族や介護者（ヘルパーや看護師の訪問時）の内服確認や介助の手段にあわせて整理
- インスリンは強化療法からミックス製剤などで施注回数の整理，インスリン抵抗性が改善かつ重篤な併存症がなければ内服への切り替えの適応も検討．自己注射手技が困難な手指機能障害や視力障害，高次脳機能障害がある場合は，物品の工夫や実施確認・代行者の手配
- 栄養管理，特に食形態への配慮が必要な摂食嚥下障害がある場合，既製嚥下食品は便利だが高コストのため調理担当者の手間やコストの希望を確認．調達困難な場合は配食サービスなど社会資源の案内

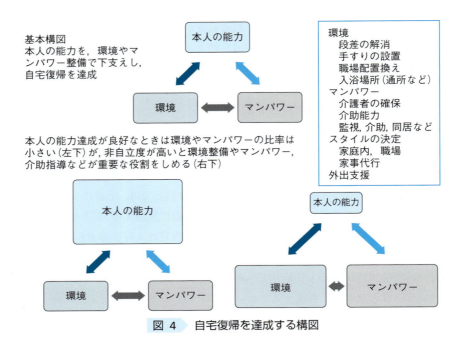

図 4　自宅復帰を達成する構図

合や遅々として受容が進みにくい場合，その齟齬がインフォームドコンセントの最たる阻害因子となる．唐突に方針を提案しても受容しがたい心情は予想され，日常的に家族にリハ見学やケア参加機会をもうけ，机上の論議でなく体験型で現状を実感するよう促すことや，日常的な信頼関係の構築が大切である．

　回復のゴールを設定するには，患者の個別性の理解は大前提である．妥当な臨床的観察，基礎疾患や合併症，経過や計画の進捗を踏まえる．回復の予後予測研究も参考にする（1章，12-1章参照）が，いかに多様であるかはいうまでもない（15-1章参照）．

　退院準備において，患者の能力再獲得を，環境やマンパワー整備が下支えし，自宅復帰を達成する基本構図（図4）をイメージする．自立に近い能力の場合は環境やマンパワーの比率は小さいが，非自立度が高いと環境整備やマンパワー，介助指導などが重要な役割を占めることになる．また，円滑で安全に自宅生活を軌道に乗せるためには，「している」ADLの低いところに照準を合わせた，手厚い環境やマンパワーを整備し，サービス準備も退院時点からの充実した地域サービス開始を目

標にするのは大切なコツである.

　介護保険や社会資源ついては他章（14章参照）に詳しいが，生活期への移行にあたり，医師に求められるのは，急性期から生活期に至るまでのシームレスな地域連携（地域連携クリティカルパスなど，13章参照），生活期における介護保険の役割や，介護保険サービスの種類の知識，介護保険主治医意見書，身体障害者手帳申請のための診断書，介護保険サービス利用のための各指示書など，必要な書類の遅滞ない作成である.

　要点を整理すると，リハを担う医療制度は，急性期から回復期までは医療保険，生活期（維持期）の段階で主に介護保険となること．介護保険のリハには，通所（デイケア）と訪問リハとがあること．介護保険サービスの提供のタイプは，①訪問（看護，介護，入浴，リハ，指導），②自宅復帰者を対象にした自宅環境整備（福祉用具のレンタルや購入，改修など），③施設通所（デイサービスやデイケア），④施設短期入所（ショートステイなど），⑤施設入所（老人保健施設や特別養護老人ホームなど）などである．かかりつけ医受診や往診は医療保険となる.

　また介護保険の利用対象者は，自立支援サービス（身体障害者手帳の利用）と介護保険サービスが被る場合は介護保険の優先利用が定められているが，介護保険でカバーできない場合は，自立支援サービスの利用が認められる．たとえば車いすを使用する場合，介護保険のレンタルが優先されるが，身体機能や体格により既製品やモジュールタイプでなくオーダーメイドでないと対応できない場合は自立支援サービスにより支給される.

5　患者をとりまくチームアプローチ

　運動負荷レベルと脈拍増加が相関しやすいことを前提に，リハ中の脈拍や血圧などのバイタル変動を参考にすすめていく（リハ中止基準，8章参照）．加齢や自律神経障害，薬剤の影響などで，脈拍や血圧の変動がうまく指標にならない場合も，主訴が全身状態を反映しにくい場合もあり，顔色やバイタルの包括的な観察に心がける．安全な離床のためには急性期からのチューブ類の速やかな整理に心がけ，日々持続留置から間欠へ，留置から抜去への適応は医師が主導権をもって積極的にチャレンジしていく姿勢が大切である.

　欧米とは在院日数や医療のしくみが異なるが，脳卒中ユニットの有効性の検証論文[3]を参考にすると，回復期リハのチーム構造のキーポイントは，多角的チームによるリハ提供（チームの協働，看護ケアとリハの連動，早期からのゴール設定とリハ，早期からの介護者参加指導），退院計画（退院ニーズの早期評価，患者と介護者の参加した退院計画）である（13章参照）（図5）.

a．チームの協働

　多職種が専門性を活かしながら，目標やその到達までの進捗を統一していくためには，患者の時々刻々の変化を共有すべく，タイムリーに，顔を合わせ，共通言語をもってコミュニケーションの機会は不可欠である．チーム運営にあたり，生活の場である病棟とリハ室が同フロアにあれば観察や議論の両面から好ましいが，離れている場合は病棟ADLリハの機会や，リハ室に看護スタッフが出向く機会を設けるようにする.

　またカンファレンスの目的を整理し，効率のよいスケジュール管理から時間を捻出して，適宜実施すると方向修正や多職種の統一に最も効果的である．カンファレンスでの医師の役割は，他職種

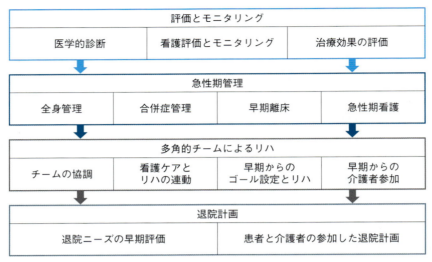

図 5 回復期リハチームの構造のキーポイント
（Langhorne P, et al. Lancet Neurol. 2012; 11: 341-8[3]）より改変）

の意見を聞く構えをもち，各専門性を活かしながら入院中の方向性の舵を取る．患者家族との意見調整においても，代表者として十分なインフォームドコンセントを行う．

①カンファレンスの種類と内容の例示

　a）初日合同 ADL 評価

　入院当日．初期評価および問題点の共有，初期計画．患者家族との顔合わせ，入院早々の転倒予防対策と前医評価や身体抑制状況を自らの視点で見直し，入院当日からの快適な環境設定を目的とする．

　参加者：主治医，看護師，療法士，社会福祉士

　主治医から，発症までの経過，身体所見，合併症・リスク，前医ケア状況，転倒歴などと今後入院継続にあたっての課題，本人・家族の希望などを説明後，病室で合同 ADL 評価を行う．基本動作の確認，ベッド上ポジショニングやベッドサイド環境，移乗やトイレ介助の方法と当日の活動度を確認し統一する．

　b）初回カンファレンス

　入院当日〜入院数日内に実施．

　参加者：主治医，看護師，各担当療法士，社会福祉士，介護職

　患者の全体像や生活機能（入院後の危険行動や夜間状況を含む）の把握，本人家族の希望・意向の共有，リスク・疾病管理の確認，リハ終了の目安や時期，外泊練習計画，役割分担の明確化（課題の整理）．リハ総合実施計画書の記載項目も確認し，完成させる．

　c）チームカンファレンス

　全患者対象（1 患者あたり月 1 回のペース，1 人当たり 5 分程度）．

　参加者：主治医，看護師，療法士，社会福祉士，介護福祉士，必要に応じて臨床心理士，管理栄養士，薬剤師

各職種の専門性を背景に，患者の全体像や生活機能の把握，リスクの評価，課題の整理を行い，包括的で具体的なリハケア計画を協議，あわせて短期・長期の目標内容を共有する．単なる情報伝達や交換の場にならないよう注意する．リハケア方針や計画，目標には患者家族の意見や要望が適切に反映されている必要あり．リハ総合実施計画書に協議内容を反映．問題症例はより詳細な個別カンファレンスを別途開催することを決定する．

リハ総合実施計画書は医師から患者（家族）に説明し，同意を得る．

d）個別カンファレンス

適宜，選定は医師や，リハケアの視点からスタッフからの提案も含む．時間も内容に準ず（おおむね1時間以内）．

例：ハイリスク，病棟管理難渋例（転倒反復など安全管理に問題，社会的背景の問題，受容・精神面の問題，倫理面の問題など），退院準備など．机上協議だけでなく，ベッドサイドでの動作確認・介助方法統一などのカンファレンス，転倒対策見直しの臨時カンファレンスなども含む．担当スタッフだけでなく，家族や本人同席での目標統一や指導目的のカンファレンス，後方支援のスタッフに来院してもらい退院前ケア担当者会議などもある．

e）モーニングミーティング

病棟単位（病棟全患者対象），毎朝．

全スタッフが集合し，新入院患者の情報共有，夜間帯の病棟生活環境での変化点（合併症発症，自立度，転倒など）などを，リアルタイムに共有，またチーム周知事項（病棟月間目標，医療安全，感染管理，病院行事），当日連絡事項（多職種での合同ADL確認や自主練習や介助方法の共有など）の確認などを行う．

②退院計画

自宅退院する場合には社会資源の利用がスムーズにできるよう退院前にケアマネージャーや自宅改修業者を交えて自宅訪問指導を行ったり，院内で事前打ち合わせのカンファレンス（退院前ケア担当者会議，①カンファレンスの項参照）．自宅復帰には患者の歩行能力やトイレ自立が重要視されがちだが，麻痺がつよくても環境や家族の協力に恵まれ自宅復帰を達成したり，せっかく自立レベルまで回復しても家庭の事情や自己満足感のギャップから療養転院や施設入所になる例も少数ある．また退院後早々の骨折再入院や急速な能力低下例も見受けられる．退院後の可変的な可能性に対して，後方支援スタッフに柔軟に対応してもらえるよう危険予知を引き継いでいくこともリスク管理として重要である．患者や家族が退院後早々は，発症後の変化に臨機応変に適応できない場合が多いと考えて，外的な環境（マンパワー，物理的環境）を患者に合わせていくことが必要であり，それを予測し対処するのもリハチームの大切な役割である．

Case study：性格をふまえた退院指導に難渋した脳出血患者

［症例］　40歳代，男性．会社員．賃貸集合住宅（改修不可）に妻と2人暮らし．発症前から他人とあまり交流せず自宅で過ごすことが多かった．左被殻の高血圧性脳出血のため右重度片麻痺と失語症が残存し第56病日に回復期リハ病棟に転院．

［入院時所見］　感情失禁あり．重度失語のため理解は単語でもあいまい，表出は有意味語なくジェスチャーでもイエスノー不明，通じないと易怒あり．重度右片麻痺（SIAS 運動：上肢近位 0/遠位 0，下

肢股 1/膝 0/足 0）Fugl-Meyer 運動スケール上肢 4/下肢 12 点．基本動作は自己流で中等度介助で口頭修正は困難．FIM61（運動 49/認知 12）点．

　病識は低く帰宅企図がみられた．観察による嗜好や行動パターンの把握に努めた．相手を選択して態度が変わるなど状況理解は決して悪くなく，固執や幼稚性は病前性格に発症後の切り替えの悪さが助長していると考えられた．入院 3 カ月でリハでは数 m 程度の杖，短下肢装具監視歩行が可能，ADL は入浴を除き車いす自立．自宅復帰方針で固まり，人見知りが予想され早期からケアマネージャーがリハ時間中心に来院，顔合わせも兼ね患者像を共有した．入院 5 カ月目に退院前訪問指導，屋内は伝い歩きを想定していたが予想以上に雑然とし環境整備（片付け，ベッド・ダイニングテーブルの導入，室内靴使用）指導．主介護者の身体・精神的負荷軽減のため，通所サービス先のパンフレットを用い非言語的にも理解可能な工夫をして本人に説明，デイケアや訪問リハの担当セラピストにも，患者背景も含め情報伝達し入院 170 日で自宅退院した．

［退院時］　行動面では多少の自制はきくが，意にそぐわないと暴力企図や感情露出あり．理解は単文レベル，表出はジェスチャーではイエスノー表示するが，保続混じりで聞き手の推測必要．SIAS 運動（上肢近位 1/遠位 0，下肢股 1/膝 0/足 0），Fugl-Meyer 運動スケール上肢 8/下肢 13 点．FIM100（運動 72/認知 28）点．院内 ADL は車いす使用し，食事や整容やトイレは自立．リハでは短下肢装具着用で 30 m 程度の近位監視杖歩行可能，家人とは腋窩介助の短距離手すり歩行．要介護 3．傷病手当受給．

　退院後，通所サービスは初回顔合わせでスタッフに馴染めず中止し訪問リハビリのみ利用．自宅内の動線の片付けは拒否し，雑然とした環境を歩いて移動しては転倒を繰り返した．

［症例の反省点］　運動面では，重度障害のため移動は自立レベルには至らず環境介入やマンパワーの整備も重要なウエイトを占めた．環境は動線短縮と簡潔化が必要だったが，強いこだわりのため片付けを含むライフスタイル変更を拒否し，絶対目標である安全確保に至れなかった．もし個人背景をふまえバリエーションをもったプラン，たとえば伝い歩きも予測した家具の配置や手すりの設置，装具の種類の検討などを家族やケアマネージャーに事前に提示できていれば，頻回の転倒は予防できたかもしれない．失語や状況理解の低下があると，院内でのシミュレーションが自宅に汎化できないことも多く，可及的速やかな自宅生活経験への配慮は重要であるが，強い帰宅願望が入院生活の維持に支障であったことや主介護者が介助可能な能力到達まで時間を要したことなどから，退院訪問指導や外泊開始のタイミングが早められなかったことも家庭内で反復動作練習に至れなかった一因である．

　リハ継続や介護負担軽減のための通所サービス利用がスムーズに開始できるよう生活期ケアスタッフと入院中から密に協働したが，本人の性格や嗜好，ライフスタイルを踏まえたうえでの慎重で妥協的な準備をしても，その達成の難しさを実感した 1 例であった．

B　ケア・リハの連動〜24 時間リハめざし〜

　回復期リハ病棟では，「24 時間リハ」をスローガンにリハ時間だけでなく，1 日の大半をすごす病棟生活を重視する．病棟でしている ADL も有意義なリハビリであるよう，リハ室で行っているできる ADL との乖離がないか，逆に生活時間帯による体調変化や能力の変動を十分共有できているか，それぞれの立場から意見を交換する．このような看護ケアと他職種のリハ・ケアの整合性のために，上述の，初日からの合同 ADL 評価や自主練習方法の共有と看護スタッフの参加，介助方法統一のための個別カンファレンスなどを行う（図6）．

　また，家族（介護者）のリハ過程への早期からの参加は，段階的受容や，退院後生活のイメージ形成に役立ち，インフォームドコンセントを反復しても受容しにくいケースでは，介助参加の体験で「百聞は一見にしかず」現状の体感を併用したほうが把握に効果的である．特にケアにおいて，

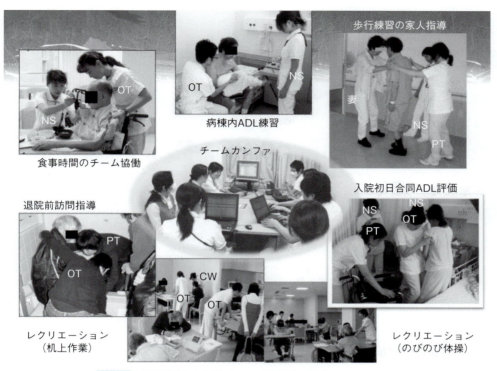

図 6 回復期リハ病棟での 24 時間リハ視点
NS：看護師，OT：作業療法士，PT：理学療法士，CW：介護職

病棟での指導に看護師の役割は重要であり，各患者の介助技術や手法を看護師と療法士が共有しておくことは大切である．

協働例

- 自主練習シート：療法士が自主練習内容を記載しシートを作成，リハ時間に看護師が参加し，方法の伝達と経験．安全性確認のうえ主治医が許可，代行療法士や病棟スタッフもシート情報で共有できる．実施状況は看護師から療法士にフィードバック，適宜見直しを行う（図 7）．
- レクリエーション（のびのび体操）：デイルームでリハ時間以外に設け，看護師と療法士が協力して患者に集団体操を指導．リハ視点からイメージトレーニングや体幹〜上肢の緊張コントロールを取り入れた内容（図 6）．
- 摂食機能療法シート：医師の許可のもと，摂食介助方法を言語療法士が作成しリハ介入時間以外の病棟での摂食介助に使用し介助方法を統一．摂食時のポジショニング，増粘剤の量（トロミの粘度），介助物品，介助方法のこつなど（図 8）．

文献

1) 一般社団法人回復期リハビリテーション病棟協会ホームページ．http://www.rehabili.jp/source/renkei/3%20OS3.7.pdf
2) Fearon P, Langhorne P. Early supported discharge trialists. Services for reducing duration of hospital care for acute stroke patients. Cochrane Database of Systematic Reviews 2012, Issue 9. Art. No.: CD000443.DOI: 10.1002/14651858.CD000443.pub3.

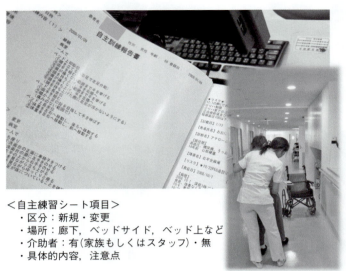
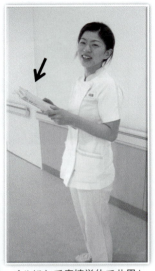

＜自主練習シート項目＞
・区分：新規・変更
・場所：廊下，ベッドサイド，ベッド上など
・介助者：有（家族もしくはスタッフ）・無
・具体的内容，注意点

ファイルにして病棟単位で共用し，空いた時間をフル活用する．

図 7　自主練習シート

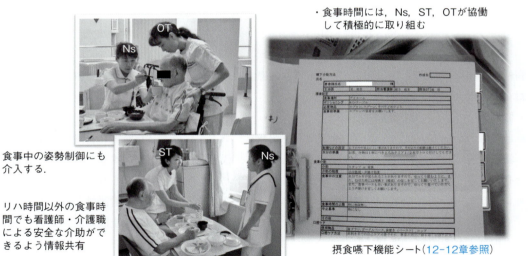

・食事時間には，Ns，ST，OTが協働して積極的に取り組む

食事中の姿勢制御にも介入する．

リハ時間以外の食事時間でも看護師・介護職による安全な介助ができるよう情報共有

摂食嚥下機能シート（12-12章参照）

図 8　摂食機能療法への活用
Ns：看護師，ST：言語聴覚士，OT：作業療法士

3) Langhorne P, de Villiers L, Pandian JD. Applicability of stroke-unit care to low-income and middle-income countries. Lancet Neurol. 2012; 11: 341-8.

〈畠中めぐみ〉

12. リハ介入

12-1　上肢のリハ

Point

- 脳卒中による上肢機能障害は，遠位のほうが優位に障害された分布が多い.
- 上肢麻痺の回復の評価は，国際的で客観的な尺度を用いることが望ましく，機能障害の評価には Fugl-Meyer Assessment など，またリハ介入前後の上肢の定量的評価には，Action Research Arm test（ARAT）や Wolf Motor Function Test（WMFT）などの物品を使用したスケールもよく使用されている.
- 至適なリハ介入期間やゴール設定を考える上で，重症度に応じた患者の回復曲線を理解しておくことは大切である.
- 上肢への介入を大局的にみた場合，ICF に準じ多角的にニーズや課題をとらえ，回復時期に応じた縦断的内容を加味する.
- リハ介入は機能障害の特徴や予後をふまえ，課題指向型の反復練習に，運動学習と報酬（ほめる，成功体験など）の視点を取り入れ，日常生活に汎化できる自主練習を指導する.

A　脳卒中による上肢機能障害の特徴

　脳卒中により片側の錐体路が障害を受けた場合，錐体交叉でクロスし病変と反対側の片麻痺を呈する. 多くの片麻痺患者では上肢は遠位が優位に障害された分布であり，自然回復やリハを経ても，肩甲帯や肩関節の動きよりも，手関節や手指により強く障害を残すことが多い. これは大脳皮質の運動野や錐体路における上肢の各領域支配の分布とそれを養う血管領域によってもたらされる傾向である.

▶ コラム: 上肢の近位優位麻痺[1]

- 脳卒中の上肢麻痺では，遠位が優位に障害されることが多いが，同じような皮質下の小病変でも，手指の動きを認めても，肘や肩関節の麻痺が強いために日常生活動作（ADL）に麻痺手が使えていない上肢近位優位麻痺の患者が散見される. 頭部磁気共鳴画像（MRI）で，皮質下病変，特に放線冠から内包後脚にかけて，錐体路線維が集束する部分の病巣を重ね合わせて比較してみると，近位優位麻痺は，視床の視床枕〜外側核，放線冠中部に限局し，遠位優位麻痺は被殻や内包後脚を含んでいた. このことから上肢遠位筋への運動下行路は近位筋より広範でバリエーションに富むことが示唆された（図 1）.

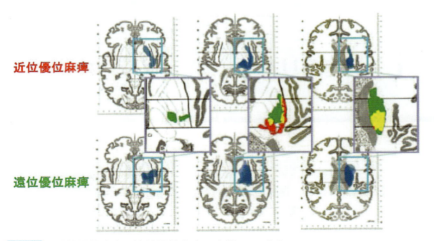

図 1 近位優位麻痺と遠位優位麻痺の病巣マップ（Hatakenaka M, et al. Neurology. 2007; 69: 348-55[1]より改変）
脳右側に重ねてトレース，濃いほど重層が多い部分．中央の拡大部は，80％以上の症例で重層した部分を抽出．赤色は近位優位麻痺，緑色は遠位優位麻痺，黄色部分は両群に共通した重層部分

> **コラム：脳卒中による尺骨神経麻痺症状（偽性尺骨神経麻痺）**[2]
>
> ● 心原性脳塞栓などで脳動脈の最末梢枝が閉塞すると，大脳皮質の病巣が小さく，特徴的な分布を示す脳卒中上肢麻痺をきたすことがある．中心前回のドアノブ型をした部分は手を司る部位としてよく知られているが（図2）（1章の図5も参照），その限局病変では，片麻痺ではなく上肢の単麻痺を呈したり，尺骨神経麻痺のように末梢神経障害に似た症候を呈することもある．後者は末梢神経障害ではないことから偽性尺骨神経麻痺とよばれている．経過中に症状が限局してくる場合もあり，病変由来の症候そのものか，治療の過程で肘部管圧迫による末梢神経障害が併発していないか注意を払う必要がある．診断には注意深い神経所見のほか，神経生理検査（尺骨神経の神経伝導速度）を併用して末梢性か中枢性か鑑別するとよい．

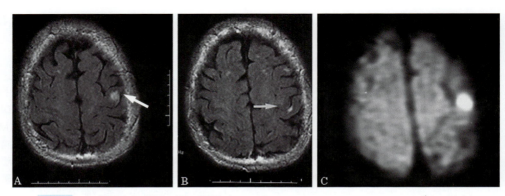

図 2 矢印が中心前回の手の領域（Phan TG, et al. Neurology. 2000; 54: 2185[2]より改変）

B 上肢麻痺の機能回復の評価

　片麻痺回復の古典的なパターン概念として，Brunnstrom は 1950 年代に中大脳動脈領域の病変を中心とした多くの患者を臨床観察し，中等度以上の重症であれば急性期には弛緩状態で，回復とともに四肢の共同運動，または共同運動のいくつかが連合運動として現れ，痙性が発達し，そして最小の随意運動から徐々にその組み合わせが容易になり，痙性の消失により個々の関節運動や協調性が正常に近づいていくパターンが多いと表現した．その回復順序をスケールとして共同運動から分離運動，弛緩から痙性へのステップを 6 段階の順序尺度で表した Brunnstrom stage[3] は，療法士を中心に日本では今でもよく利用されている．これは患者の麻痺像を横断的にイメージするのには便利であるが，上肢麻痺の特性や回復過程が一様な経過をたどるわけではないことや，粗大な尺度であることなどから，臨床介入の効果評価や比較検討の目的での利用は注意が必要である．脳卒中急性期には NIHSS (National Institutes of Health Stroke Scale)[4] が最もポピュラーで，意識レベルをはじめとする神経脱落症状の包括的評価であり，ストレッチャー上で迅速に評価可能である．SIAS (Stroke Impairment Assessment Set)[5] は座位で行える機能障害の総合評価であり，簡便であるうえ運動項目スコアは Brunnstrom stage との相関性がある．

　急性期から回復期リハビリ期間中の推移も含めた縦断的に使える機能評価指標が必要だが，そのためには妥当性，簡便性，変化に鋭敏であることなどを兼ね備えたスケールが望ましい．回復期での詳細な機能評価には，Fugl-Meyer Assessment[6] など国際的に用いられているスケールを使用している．またリハ介入前後の上肢の定量的評価には，Action Research Arm test (ARAT)[7] や Wolf Motor Function Test (WMFT)[8] などの物品を使用した機能スケールも国際的によく使用されている．発症 3 カ月以内とそれ以降では effect size が大きく異なり，発症後浅い時期に変化しやすい傾向が示唆される[9]．Motor Activity Log (MAL)[10] は上肢を使用する日常生活項目で使用頻度と動作の質を自己評価するもので，主観的であり介入に対する患者バイアスを反映しやすい．

　脳卒中後麻痺の評価に，急性期では徒手筋力テスト（MMT: manual muscle test）が慣習的に使われることが多く，また身体障害診断書の肢体不自由の記載項目は骨関節疾患と同じ尺度で各関節の筋力である．これらは脳卒中回復過程の特性や，上肢の実用能力を反映するものではないことに留意する必要がある．握力も，実用能力の程度を反映するものではないので，軽微な麻痺の筋力回復の確認など，有用性は限定的だと解釈しておいたほうがよい．

C 脳卒中の回復特性

　至適なリハ介入期間やゴール設定を考えるうえで，重症度に応じた患者の回復曲線を理解しておくことは大切である．至適なリハ介入期間やゴール設定上，回復曲線の理解は大切であり，開始時の重症度で期待しうる機能到達度は異なり，軽症ほどゴールは高く到達は早い傾向，上肢のほうが下肢よりも実用能力到達は困難例が多い（図3）[11]．開始時の重症度で期待しうる機能到達度は異なり，適切な目標を設定したうえで至適期間を考える重要性が示唆される．具体的には軽ければゴー

12．リハ介入　　195

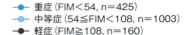
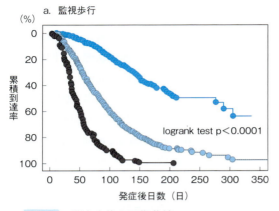
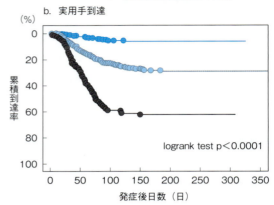

図3　脳卒中後の回復曲線
回復期リハ中の実用機能獲得について，連続1588例を能力障害の重症度別に到達期間を調べた．監視歩行到達をアウトカムとした場合，重症例では，発症後3カ月で1割のみと軽症例に比べ到達が遅れるものの6カ月で4割，中等症例では8割までゴールに達した(a)．一方実用手は発症3カ月で軽症の6割，中等症の2割が獲得したが，重症では6カ月でも1割しか到達しなかった(b).

ルも高く到達も早い傾向，上肢のほうが下肢よりも実用能力到達は困難例が多いといえる．下肢は適度の痙性や補装具を利用し非麻痺側や体幹の代償的使用もして歩行は再獲得しやすいが，上肢は麻痺が強く出やすいだけでなく，麻痺手が実用機能に至るためには，高度な巧緻性や協調運動の獲得を要すことがあげられる．ただADLの多くは両手動作や利き手交換でカバーできるため，現実的・段階的な目標設定は大切であり，麻痺手のADL参加を，添え手や机上操作など基礎的で簡単な動作から支援し，長期的視点で継続できる自己管理を十分指導することにより，ADLの観点からの上肢機能の回復は麻痺そのものの回復より良好となる．

▶ コラム：臨床評価は上肢機能回復を予測できるか？

● 機能回復の予測は，リハビリの適切なゴールや期間設定にあたり永遠のテーマであるが，何が感度よく反映するのだろうか？　2011年に発表された，上肢の回復を予測する因子のシステマティックレビューとメタアナリシスでは患者特性，脳卒中重症度，上肢機能障害の重症度，病変側や感覚障害，TMSでのMEP出現やトラクトグラフィーでの皮質脊髄路の温存など，さまざまなものがよりよい回復の指標となりうるが，最も重要なのは運動機能障害の初期重症度であった．これは研究デザインの難しさによるバイアスも影響しているが，今のところ神経生理学的な検査や神経解剖的な画像評価は，機能障害の補助的診断を担う程度ということになる（図4）[12]．

● ただ，画像や機能評価の先進的な研究は様々な見解を生んでいる．病巣の大きさが機能予後に影響を与えることは容易に想像できるが，同じサイズの皮質下梗塞の場合，ワーラー変性の有無よりも運動前野を含む運動障害を呈するほうが機能予後が不良であったと報告されている[13,14]．錐体路障害だけでなく，運動の企画構成や準備，学習などに関わる運動関連野が重要な役割を果たすことが示唆される．

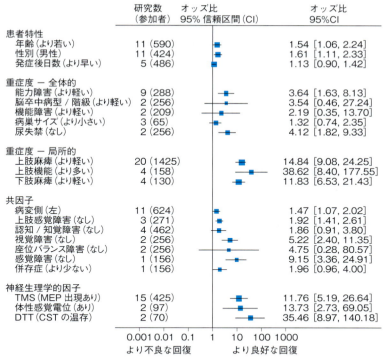

図 4 上肢回復を予測する因子
（Coupar F, et al. Clin Rehabil. 2011; 26: 291-313[12] より改変）

D 上肢リハ介入の概要

　本邦では平成 18 年（2006 年）度から回復期リハ病棟で 1 日 9 単位，つまり 3 時間まで療法士による介入が保険でカバーされるようになった．87,917 名を対象にした 10 年以上にわたる本邦の回復期リハの後ろ向きコホートでは，わずかではあるが退院時の機能的自立度評価（FIM）に量依存の効果がみられた．しかし介入量と改善度が線形関係かどうかは不明であり，手の巧緻性の改善に対する量の効果は明らかではない[15]．

a．ICF に準拠した横断的側面から

　リハを実施する際は，患者属性や希望，併存疾患，社会的背景，病前活動度，機能障害や能力障害などをもとに短期目標・長期目標を立案，リハプログラムを作成し，包括的なチームアプローチを行う[16]．

包括的なアプローチとして，ICF に準拠した概要を示す（図 5）．大別して，

- 合併症および併存疾患などの医学的管理
- 機能障害に対する治療的アプローチ
- 活動制限に対する能力向上，代償的アプローチ

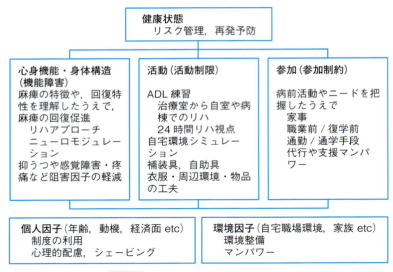

図 5　ICF に準拠した介入項目例

- 参加制約に対する環境改善，代償的アプローチ，職業前評価や職業訓練
- 心理背景を考慮したアプローチ，気晴らし，認知作業

これらは互いに交絡している．

b．時期に応じた縦断的側面から

　急性期では，離床プログラム中心に開始，理学療法からスタート．超急性期の合併症や重症化の危機を脱し，全身状態が安定し頭位挙上や端座位ができるようになると，さらに車いすへの離床や，寝食分離にむけて課題が広がる．多くはこの時期に作業療法が開始されることが多い．上肢の可動域訓練，麻痺側の自己管理，上肢への注意向けなど，離床阻害因子への介入など全般的側面から，上肢への特化したアプローチに集束してくる．

　回復期は脳卒中リハ医療のなかで，最も集中的な上肢アプローチの期間であり，上記のほか活動や参加，心理背景などの包括的な計画設定が必要である．早期から，病前 ADL や生活環境や社会的役割（家事や就業内容，通勤通学手段など）の情報収集，ニーズの聴取も行いながら，受容や自己管理，家族介助指導をすすめ，生活期に維持や向上を期待できる定着を目標にチャレンジしていく．介護保険や自立支援制度などの経済的・心身機能へのサポート，後方支援のアレンジや担当者への引き継ぎも忘れてはならない重要な医師の役割である．

　生活期は，麻痺がある程度強いと，この時期には廃用や拘縮，積極的不使用（本来の能力よりも，効率性重視のため麻痺手を使用しない代償優位の活動パターン）から上肢機能が低下してしまうこともよくみられる．限られたリハ資源ではあるが，そのぶん医療者の必要な役割が明確化してくる．実用的に妥当なことか見極めながら，最も患者生活に即した具体的な指導やサービスの見直しなどを行う．

E　機能障害の特徴や予後をふまえたリハ介入

　課題指向的「行った課題に特化して上手になる」に，なるべくたくさんのリハを運動学習の視点で，臨床的回復や可塑性の起こりやすい発症半年間の間は特に重点的に行うことが重要で，それを過ぎても緩やかな回復や維持を目指して使用習慣が定着するように指導することも大切である．

　強制使用（constraint-induced movement：CI）療法は，メタアナリシスで有効性が証明され[17]，上肢リハのエビデンスとして脳卒中治療ガイドライン2015でもグレードAである[18]（16-5参照）．手関節伸展可能など一定の能力をもちながら不使用に慣れてしまっている（不使用習慣：learned non-use）麻痺手を対象に，非麻痺手の使用をミトンや三角巾で制限し，麻痺手だけで生活するという一見過酷な環境設定である．動機づけには運動学習視点が重要であり，shaping（15-1章参照）を取り入れて定期的にセラピストが指導し，麻痺手を積極的に日常生活動作に使用させる．これは適応課題訓練といい，成功の報酬感を得られるよう，目標動作に類似の容易な課題から達成すると段階的に難易度をあげて最終的に目標動作に近づけていく方法である．またいかに訓練で行ったことを日常生活に持ち込み汎化するかも大切である．Transfer package（トランスファーパッケージ，TP）という考えは，CIに加えて30分間，CIで練習した内容をリハ室から日常生活へ置き換えるための指導を行うものである[19]．具体的には麻痺手使用の記録，麻痺手使用のための工夫の支援，どの動作に麻痺手を使うか明確にすること，スケジュール管理などが含まれる．実はTPのほうが麻痺手機能の改善に効いているとも考えられており，日常生活での麻痺手使用のための具体的な指導や，使用しやすい環境設定が，リハ転帰に影響する一番大きな要素である．

　臨床回復や脳可塑性は介入する部位に生じやすく，逆にいえば介入や使用しない部位には自然経過以上の回復がみられない．つまり麻痺の分布など，多様な臨床徴候の個性を見極め，可変的にリハメニューを考えることも重要である．たとえば脳卒中リハの介入効果を検証したシステマティックレビュー[20]では，ロボット補助訓練は手指機能でなく上肢（近位）に有効であった．上肢訓練に使用するロボットは形状はさまざまだが，主に肩から肘にかけての上肢近位部の重点的な反復練習であり，肘や手指巧緻性への介入が量的に少ないことが，改善が選択的だった一因であろう．また受動運動を反復しても脳賦活は起こりにくく[21]，なるべく能動運動に持ち込めるよう適切な量と程度の誘導が重要である．

　ミラーセラピーは，非麻痺側上肢の鏡像をあたかも自身の麻痺側上肢に錯覚するような環境をつくり，鏡像の反復上肢運動を観察したり，麻痺側との対称的な運動を行う方法であり，上肢機能の改善を促進させるという報告もみられる（16-6章参照）．

　「ほめると伸びる」長年の知恵に対して脳科学的実証がさかんに行われている．脳卒中のリハでも，国際多施設研究で，歩行速度のフィードバックと励まし効果が歩行能力を押し上げると報告している（15-2章参照）[22,23]．漠然と励ますのではなく，活動データなどにもとづく具体的な内容で，遅滞なくほめるのが効果的といわれている．shaping理論と合わせると，

　①現状では難しいが，短期（2週間程度まで）で達成可能そうな具体的な目標をたてる．

　②到達までの具体的な指導を，適宜内容を変えながら行う．

③反復練習をサポートする.

④結果は具体的に提示し，達成できれば具体的に褒める.

⑤日常生活に達成した内容を組み込めるように，具体的に物品使用動作を提示し指導する.

⑥新たな目標をたてる.

これら①～⑥の繰り返しのなかで課題が段階的に向上していくのが理想である.

F 上肢リハ介入効果の促進

課題指向型の練習量を確保した上で，それに関連して生じる脳の可塑性を修飾（neuro-modulation）することによって，より大きな機能改善を得ようという試みがなされている．方法論としては，脳刺激，薬物，ブレインマシンインターフェイスなどがある.

a．リハと脳刺激との併用（16-4章参照）

病変半球の興奮性は，非病変半球からの半球間抑制により低下していることが，TMS を用いた研究から明らかになってきた．したがってこの半球間のアンバランスを大脳刺激や末梢神経刺激あるいは両者の併用によって是正することで，機能回復を促進する試みがなされている．大脳刺激については反復磁気刺激（rTMS）と直流刺激（tDCS）とがあり，病変半球運動野の興奮性を高める手法の有効性が示唆されている[24]．具体的には，病変半球に高頻度 rTMS や陽極 tDCS で興奮性を高める手法，非病変半球に低頻度 rTMS や陰極 tDCS を当て非病変半球から病変半球への半球間抑制を減少させる手法，およびそれらの組み合わせが検討されている．研究の蓄積はあるもののまだエビデンスレベルは高くなく，患者の選択や安全面には注意を要する[18].

b．上肢麻痺筋に対する電気刺激

麻痺側手関節の自動伸展運動がみられる程度の中等度麻痺では，運動や筋電にトリガーされる機能的電気刺激（FES）により，ターゲットとする手関節背屈筋，手指伸筋などの運動を補助・増強する手法があり脳卒中治療ガイドライン 2015 ではグレード B である[18].

c．リハと薬物の併用（16-9章参照）

ノルアドレナリン，ドーパミン，セロトニン系の神経伝達を増強させる薬物とリハの併用効果について知見が蓄積しつつあり，セロトニン取り込み阻害薬では初めて大規模な RCT が行われた[25].

d．ブレインマシンインターフェイス（BMI）（16-8章参照）

脳から生体信号を侵襲的（埋め込み電極，硬膜下電極など），非侵襲的（脳波，fMRI，NIRS など）などに取り出して，脳外で情報処理（信号の解読）を行い，コンピュータや義手を動かすといった BMI の研究が展開されている．脳卒中でも連絡が絶たれた神経回路の再構成が適応的に行われ，リハとの組み合わせで機能回復を促進することも期待できるが，練習量をマッチさせた対照との RCT での検証はまだない．また課題中に非侵襲的に取り出した脳信号をわかりやすく可視化し，患者にリアルタイムに結果をフィードバックすることでパフォーマンスの改善を促進する可能性についても研究されている．Mihara らの報告では，fNIRS を用いた運動想像に関連した脳賦活のニューロフィードバックで手指機能が改善した[26].

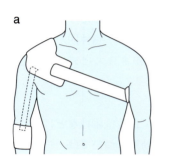 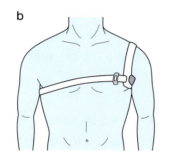 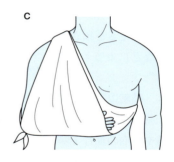

図 6　アームスリングの例
いずれも起始支持は患側肩．a：機能的上肢装具と b：ホバースロールは停止支持が腋窩で肘は伸展位で患側上肢の自由度は高い．c：三角巾は停止支持が前腕で肘は屈曲位のみに制限される．
（岡村太郎，他．MB Med Reha. 2005；49：7-14[27]より改変）

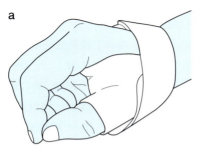 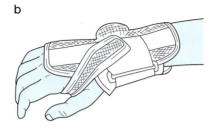

図 7　上肢スプリントの例
a：短対立装具，b：手関節装具
（藤原俊之，他．HANDS therapy 脳卒中片麻痺上肢の新しい治療戦略．東京：医歯薬出版；2015[29]より改変）

G　脳卒中上肢麻痺の装具療法

　装具は，関節や局部の安静や保護，良肢位保持，拘縮や変形の予防や矯正の目的のほか，ターゲットとした肢節運動をサポート，可動域を拡大するようなタイプのものもある．脳卒中後の上肢麻痺に対する代表的な装具療法についていくつかあげる．

a．肩関節亜脱臼

　脳卒中後の骨関節合併症として多く，肩甲上腕関節が棘上筋と三角筋による支持力の低下から生じる．自発痛，運動痛の原因，また筋力回復後でも亜脱臼が残存すると機能阻害の一因となるため初期からの対応が重要である．上肢の重量により支持筋や靱帯が引き伸ばされるのを予防するため，ケアの基本は免荷であり，生活時間の多くを占める車いす座位では高さや良肢位に配慮したアームサポートの工夫，ベッド上のポジショニングなどを図るほか，立位や歩行機会の向上とともに歩行やバランス改善に期待してアームスリングを用いることがある（図6）[27]．スリングのタイプによる優位性や亜脱臼整復効果，長期予後などについてエビデンスは明らかでないが，重度麻痺に重度

感覚障害や身体失認などが加わり上肢自己管理が難しいことで，容易に疼痛を生じたり姿勢の崩れや不安定さを招き歩行周期が安定しないようなケースにはしばしば使用される．急性期からの三角巾などによる予防的ケアは，予防効果が不十分なのと拘縮を招く可能性がありエビデンスに乏しい[28]．

b．前腕以遠のスプリント療法

脳卒中による上肢麻痺に対してスプリントを用いるのは，保護，支持，良肢位維持などにより痙縮や疼痛の進行予防などの目的が考えられる．一方，長期的な機能向上効果については，一定の見解はない．脳卒中の回復過程のなかで，共同運動パターンや代償的動作もたくさん使って生活動作を再獲得するため，上肢遠位の一般的な良肢位固定が逆に代償動作を妨げることも少なくない．ただし過度の代償パターンが習慣化して本来の分離運動を妨げている例や，随意運動介助型電気刺激療法とリハのカップリングにおいて，より効果を高めるために短対立装具や手関節装具（図7）を用いて筋緊張の軽減と分離運動を促すアプローチが有効なこともある[29]．

c．脳卒中片麻痺と The Balanced Forearm Orthosis（BFO）

BFOは，神経筋疾患や頸髄損傷などの重度麻痺患者に対して，残存手指機能を生活動作に活かすための自助具（腕保持用装具）として開発された．脳卒中片麻痺患者に対して，PSB（Portable Spring Balancer）という装具を，上肢の重さを減荷し，より自動的な上肢の運動，特に肘の伸展を容易にする目的でリハに利用している[30]．ケーススタディではPSBを自主練習に使用し，肘の屈伸が容易になることで手指の分離運動がADLに活かせた事例を紹介した（15-1章参照）．肩にかかる荷重を減らし疼痛を予防しながら前方リーチや中間位での物品の把持などのタスクを行うが，体幹の側屈，前屈など代償動作の排除を指導したほうがより効果的である．また前腕2カ所のカフによって前腕の回内外などは一部自由度が制限されるため，把持や手指巧緻運動練習のタスク設定ではその特性に留意する．

1) Hatakenaka M, Miyai I, Sakoda S, et al. Proximal paresis of the upper extremity in patients with stroke. Neurology. 2007; 69: 348-55.
2) Phan TG, Evans BA, Huston J. Pseudoulnar palsy from a small infarct of the precentral knob. Neurology. 2000; 54: 2185.
3) Brunnstrom S. Motor testing procedures in hemiplegia. Based on sequential recovery stages. Phys Ther. 1966; 46: 357-75.
4) Lyden P, Brott T, Tilley B, et al. Improved reliability of the NIH Stroke Scale using video training. NINDS TPA Stroke Study Group. Stroke. 1994; 25: 2220-6.
5) Chino N, Sonoda S, Domen K, et al. Stroke Impairment Assessment Set（SIAS）: a new evaluation instrument for stroke patients. Jpn J Rehabil Med. 1994; 31: 119-25.
6) Fugl-Meyer AR, Jääskö L, Leyman I, et al. The Post-stroke hemiplegic patient I. A Method for evaluation of physical performance. Scand J Rehab Med. 1975; 7: 13-31.
7) Lyle RC. A performance test for assessment of upper limb function in physical rehabilitation treatment and research. Int J Rehabil Res. 1981; 4: 483-92.
8) Wolf SL, Catlin PA, Ellis M, et al. Assessing Wolf Motor Function Test as outcome measure for research in patients after stroke. Stroke. 2001; 32: 1635-9.
9) Simpson LA, Eng JJ. Functional recovery following stroke: Capturing changes in upper-extremity function. Neurorehab Neural Repair. 2012; 27: 240-50.
10) van der Lee JH, Beckerman H, Knol DL, et al. Clinimetric properties of the motor activity log for the

assessment of arm use in hemiparetic patients. Stroke. 2004; 35: 1410-4.

11) Hatakenaka M, et al. Defining optimal duration for poststroke rehabilitation. Neurorehab Neural Repair. 2006; 20: 164.

12) Coupar F, Pollock A, Rowe P, et al. Predictors of upper limb recovery after stroke: a systematic review and meta-analysis. Clin Rehabil. 2011; 26: 291-313.

13) Miyai I, Suzuki T, Mikami A, et al. Patients with capsular infarct and Wallerian degeneration show persistent regional premotor cortex activation on functional magnetic resonance imaging. J Stroke Cerebrovasc Dis. 2001; 10: 210-6.

14) Miyai I, Suzuki T, Kii K, et al. Wallerian degeneration of the pyramidal tract does not affect stroke rehabilitation outcome. Neurology. 1998; 51: 1613-6.

15) Miyai I, Sonoda S, Nagai S, et al. Results of new policies for inpatient rehabilitation coverage in Japan. Neurorehab Neural Repair. 2011; 25: 540-7.

16) 日本脳卒中学会脳卒中ガイドライン委員会, 編. 脳卒中治療ガイドライン 2015. 東京: 協和企画; 2015. p. 281.

17) Sirtori V, Corbetta D, Moja L, et al. Constraint-induced movement therapy for upper extremities in stroke patients. Cochrane Database Syst Rev. 2009 Oct 7; (4): CD004433.

18) 日本脳卒中学会脳卒中ガイドライン委員会, 編. 脳卒中治療ガイドライン 2015. 東京: 協和企画; 2015. p. 292-4.

19) Taub E, Uswatte G, Mark VW, et al. The learned nonuse phenomenon: implications for rehabilitation. Eura Medicophys. 2006; 42: 241-56.

20) Langhorne P, Coupar F, Pollock A. Motor recovery after stroke: a systematic review. Lancet Neurol. 2009; 8: 741-54.

21) Lotze M, Braun C, Birbaumer N, et al. Motor learning elicited by voluntary drive. Brain. 2003; 126: 866-72.

22) Dobkin BH, Plummer-D'Amato P, Elashoff R, et al. International Randomized Clinical Trial, Stroke Inpatient Rehabilitation With Reinforcement of Walking Speed (SIRROWS), Improves Outcomes. Neurorehabil Neural Repair. 2010; 24: 235-42.

23) Dorsch AK, Thomas S, Xu X, et al. SIRRACT: An international randomized clinical trial of activity feedback during inpatient stroke rehabilitation enabled by wireless sensing. Neurorehabil Neural Repair. 2015; 29: 407-15.

24) Hsu WY, Cheng CH, Liao KK, et al. Effects of repetitive transcranial magnetic stimulation on motor functions in patients with stroke: A meta-analysis. Stroke. 2012; 43: 1849-57.

25) Chollet F, Tardy J, Albucher JF, et al. Fluoxetine for motor recovery after acute ischaemic stroke (flame): A randomised placebo-controlled trial. Lancet Neurol. 2011; 10: 123-30.

26) Mihara M, et al. Neurofeedback enhances the efficacy of mental practice with motor imagery in post-acute stroke victims: A pilot study. Stroke. 2012; 43: A3317.

27) 岡村太郎, 他. 脳卒中片麻痺患者の肩関節亜脱臼に対するアームスリングの紹介. MB Med Reha. 2005; 49: 7-14.

28) Ada L, Foongchomcheay A, Canning C. Supportive devices for preventing and treating subluxation of the shoulder after stroke. Cochrane Database of Systematic Reviews 2005, Issue 1. Art. No.: CD003863. DOI: 10.1002/14651858.CD003863.pub2.

29) 藤原俊之, 阿部 薫, 編著. HANDS therapy 脳卒中片麻痺上肢の新しい治療戦略. 東京: 医歯薬出版; 2015.

30) 浅井憲義. 脳卒中片麻痺患者への Portable Spring Balancer の応用. MB Med Reha. 2005; 49: 28-32.

〈畠中めぐみ〉

12. リハ介入

12-2 運動麻痺: 下肢・歩行のリハ

Point

● 歩行の獲得を予測する際には運動機能だけではなく，位置覚を中心とした感覚障害，半側空間無視を中心とした高次脳機能障害の合併も含めた検討が必要である.

● 起立-着席訓練や歩行訓練などの課題指向型練習は歩行能力の改善に有用であるが，優位性のある方法論は十分には確立されていない.

● 短下肢装具の作製，ボツリヌス毒素の筋注等痙縮へのアプローチ，体重免荷下トレッドミル歩行訓練や機能的電気刺激等の組み合わせは有用である可能性がある.

A 脳卒中後の歩行の機能予後

脳卒中発症の時点で約50％の患者は自立歩行困難で，その後のリハにより最終的にその割合は全体の20％にまで低下するとされている．FIM（Functional Independence Measure，3-2章参照）を用いた検討では，回復期リハ病棟転院時（発症後約40日）のFIMが54点以下では発症から200日を経過して見守り歩行が可能となったのは約50％で，55点以上107点以下では約90％であった（12-1章図3参照）．Redingらは一側半球の虚血性脳卒中について検討し，片麻痺のみでは14週までに90％の患者が介助なしで歩行できるようになるが，感覚障害を合併すると18週を経過しても35％にとどまり，それに加えて半側空間無視を含む視覚障害を合併した場合は，30週を超えても困難であった[1]．そのため，こうした患者には介助歩行の獲得が具体的なゴール設定となる.

B 歩行のリハ

リスザルを用いたNudo[2]の報告と同様（1章参照）．慢性期の脳卒中患者に麻痺側上肢を積極的に使用させると，経頭蓋刺激（TMS）によって誘発される運動誘発電位の振幅が増大し，手内筋の運動誘発電位が誘発される運動野の領域も拡大した[3]．片麻痺歩行においても練習の繰り返しが，該当する運動関連領野の再構成を生じさせ，歩行の再獲得につながると考えられる（1章D参照）．一方，脳幹や小脳の血管障害により失調性歩行を呈する症例において，機能的近赤外線スペクトロスコピー（fNIRS）を用いた研究で，歩行時に前頭前野が代償的に活動することが示されている[4]（16-3章参照）．

脳卒中治療ガイドライン2015では，起立-着席訓練や歩行訓練などの課題指向型の訓練の効果は

204 　Ⅱ．実践篇

グレードA（行うよう強く勧められる）とされている．このように，脳卒中患者へ課題指向型の訓練量を十分に確保して，破綻した歩行制御機構の再構築を図ることが重要である．

脳卒中のリハは発症早期から施行するのが望ましいが，発症から6カ月以上経過しても歩行能力が改善するケースもある．発症6カ月の時点で歩行不能でも集約的リハにより40〜59歳の患者では約20％において屋内歩行レベル以上を獲得した[5]．一方で漫然とした歩行訓練の有効性は乏しい[6]．

積極的な歩行訓練をすすめることは，一方で転倒のリスクを高める結果につながることも肝に銘じておかねばならない（8章参照）．重度の認知症患者に積極的な歩行練習を進めることは，かえって危険行動や介助者の介助量を増やすことにつながる可能性があり，麻痺，感覚障害，失調などの評価以外にも高次脳機能障害の評価も行ったうえで包括的に歩行に対するリハプログラムを計画・立案する必要がある．

1 リハの手技について

理学療法士が個々の患者の運動パターンを正確に把握し，問題解決策を講じるが，現時点ではセラピストの介入方法についてのエビデンスは神経発達学的なアプローチなども含め，特定の介入理念・手法の優位性は証明されていない[7]．歩行練習量の確保が一義的に歩行機能改善に影響し，その練習量を確保する手段としてトレッドミルやロボットを用いた歩行訓練があり，訓練効果を高める手段として反復磁気刺激や機能的電気刺激が試みられている．また，運動耐性の低下も歩行能力低下の重要な要素であるため，フィットネス練習導入の検討も忘れてはならない．歩行に対するリハ介入のメタ解析でも，歩行課題の繰り返しや練習量の確保の重要性とともに，フィットネスの有効性も示唆されている（図1）[8]．

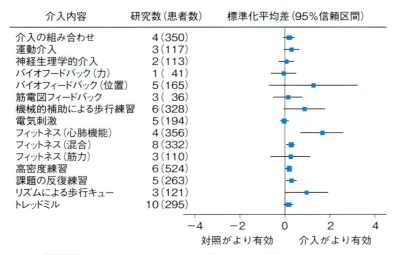

図1 歩行に対するリハの方法論のメタ解析
(Langhorne P, et al. Lancet Neurol. 2009; 8: 741-54[8]より改変)

2 体重免荷下トレッドミル歩行訓練（BWSTT：Body-weight supported treadmill training）

BWSTT では，治療の強度を向上するだけでなく，1) 活動中の補助や抵抗の調節の再現性がよい，2) 反復練習が行いやすい，3) 客観的にかつ定量的に患者の活動を評価できる，4) 意欲の向上に役立つといった利点がある．

BWSTT は脳卒中以外に脊髄損傷やパーキンソン病患者でも行われている．脳卒中ではあらゆる症候にも導入可能だが，平地歩行練習には 2 人以上の介助を要するような近位筋や体幹筋の筋力低下が目立つ患者にも有効な手段である．また，歩行耐性を増加させるフィットネス効果も期待できる（図 2）．

BWSTT は歩行不能な脳卒中患者に対して，歩行訓練の機会を提供することで歩行の機能回復を

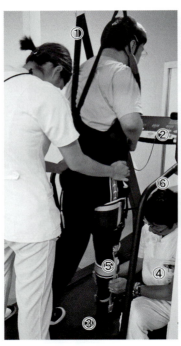
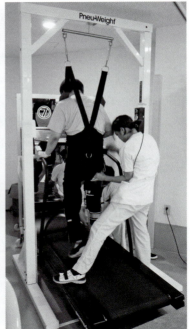

図 2　BWSTT の実際
① ハーネスを装着し体重を負荷（0〜50％程度）
② 歩行速度：進渉に応じて段階的に速くすることを考慮する．
③ トレッドミルの傾斜角度：2％の傾斜角度を付けると股関節の伸展を誘導しやすい．
④ 介助方法：1 人介助の場合は体幹もしくは麻痺側下肢，重症では 2 人介助で実施．
⑤ 装具：適宜使用
⑥ 手すりの使用：平地歩行への段階的移行のために，手すりにあまり頼りすぎないように注意する．
⑦ 前に鏡を設置し，視覚フィードバックを併用することもある．

促進すると考えられる．脳卒中治療ガイドライン 2015 でもトレッドミル訓練や BWSTT は脳卒中患者の歩行を改善すると推奨している（グレード B）．最近，Duncan ら[9]は 408 名の脳卒中患者で BWSTT と療法士による平地歩行訓練の効果を比較したところ，歩行速度の改善に大きな差を認めなかった．したがって歩行能力の改善には，歩行練習量が一義的な役割をはたしており，その手段の一つとして BWSTT をとらえることが妥当である．

3 装具

12-6 章参照．

4 内反尖足など痙縮へのアプローチ（ボツリヌス療法を含む）

12-7 章参照．

5 機能的電気刺激（functional electrical stimulation: FES）

歩行障害に対する FES は，歩行周期に合わせた麻痺筋への電気刺激により歩行再建をめざすものである．脳卒中治療ガイドライン 2015 でも，下垂足のある患者に FES が勧められるが（グレード B），効果の持続性については明確ではない．脳卒中片麻痺患者に対して FES を他の歩行訓練と組み合わせて行うと，歩行の機能回復や持久力の改善効果が期待されるとの報告も散見されるが，AFO などの装具療法（12-6 章参照）との効果の違いに関する検証も今後の課題である．

6 反復経頭蓋磁気刺激（rTMS: repetitive transcranial magnetic stimulation）

歩行練習と脳の可塑的変化を誘導する neuro-modulation の手法を併用することは，歩行機能回復を促進するための有力な考え方である（2 章 A-4 参照）．例えば，Wang らは安静時閾値の 90％の強度で 1 Hz の頻度で 600 回刺激（10 分）と 30 分の課題指向性の訓練を組み込んだリハビリテーションを 10 週にわたって行ったところ，下肢の Fugl-Meyer Scale に加え歩行速度やケイデンス（1 分間あたりの歩数）も有意に向上したと報告している[10]．今後の報告の蓄積が待たれる．

文献

1) Reding MJ, Potes E. Rehabilitation outcome following initial unilateral hemispheric stroke. Life table analysis approach. Stroke. 1988; 19: 1354-8.
2) Nudo RJ, Plautz EJ, Frost SB. Role of adaptive plasticity in recovery of function after damage to motor cortex. Muscle Nerve. 2001; 24: 1000-19.
3) Liepert J, Bauder H, Wolfgang HR, et al. Treatment-induced cortical reorganization after stroke in humans. Stroke. 2000; 31: 1210-6.
4) Mihara M, Miyai I, Hatakenaka M, et al. Sustained prefrontal activation during ataxic gait: a compensatory mechanism for ataxic stroke? Neuroimage. 2007; 37: 1338-45.
5) Yagura H, Miyai I, Seike Y, et al. Benefit of inpatient multidisciplinary rehabilitation up to 1 year after stroke. Arch Phys Med Rehabil. 2003; 84: 1687-91.
6) States R, Pappas E, Salem Y. Overground physical therapy gait training for chronic stroke patients with mobility deficts. Cochrane Database of Systematic Review. 2009. CD006075.
7) Yelnik AP, Le Breton F, Colle FM, et al. Rehabilitation of balance after stroke with multisensorial training: a single-blind randomized controlled study. Neurorehabil Neural Repair. 2008; 22: 468-76.
8) Langhorne P, Coupar F, Pollock A. Motor recovery after stroke: a systematic review. Lancet Neurol.

JCOPY 498-06724

12. リハ介入 207

2009; 8: 741-54.

9) Duncan PW, Sullivan KJ, Behrman AL, et al. Body-weight-supported treadmill rehabilitation after stroke. N Engl J Med. 2011; 364: 2026-36.

10) Wang RY, Tseng HY, Liao KK, et al. rTMS combined with task-oriented training to improve symmetry of interhemispheric corticomotor excitability and gait performance after stroke: a randomized trial. Neurorehabil Neural Repair. 2012; 26: 222-30.

〈矢倉 一　宮井一郎〉

12. リハ介入

12-3 運動失調に対するリハ

Point

● 脳卒中による小脳性運動失調の機能予後は一般的には良好である．
● リハ介入による利得は運動学習能力が保たれている程度と関連する．
● 小脳性運動失調に対するリハとして，①機能障害（運動失調そのもの）に対する介入，②機能障害に起因する日常生活動作（ADL）の障害に対する包括的介入，③環境設定に大別される．

ここでは運動失調のうち，小脳性運動失調について解説する．小脳が傷害された場合，運動野やその運動下降路の損傷による片麻痺のように，use-dependent plasticity に基づいた機能改善が生じているかは十分に検証されていない．ADL 改善には，運動学習が関与すると考えられる．運動学習には，小脳における内部モデル形成および基底核における報酬誤差に基づく行動強化が貢献する（2 章 A-2 参照）ため，この機構がある程度保たれていることが重要である．事実，小脳梗塞患者では，健常人に比して学習能力が低下していたが，運動学習能力とリハ後に得られる ADL の利得には正の相関が見られた[1]．

A　小脳性運動失調の臨床的評価

信頼性・妥当性が検証された小脳性運動失調評価として，脊髄小脳変性症に対しては SARA（Scale for the assessment and rating of ataxia），ICARS（International Cooperative Ataxia Rating Scale），多系統萎縮症には UMSARS（Unified Multiple System Atrophy Rating Scale）がある．いずれも点数が高いほど小脳失調の重症度が高い．UMSARS では小脳性運動失調に加えて，筋固縮などの錐体外路徴候，起立性低血圧などの自律神経障害も評価する．SARA（Scale for the assessment and rating of ataxia）[2]は小脳性運動失調に特化した 8 項目から成り（表1），評価に要する時間は ICARS の約 1/3（4 分）と短く，ICARS や ADL の評価である Barthel index（BI）とよく相関する．SARA や UMSARS の評価表は「厚生労働科学研究費補助金　難治性疾患克服研究事業　運動失調症の病態解明と治療法開発に関する研究班」ホームページで公開されている（http://neurol.med.tottori-u.ac.jp/scd/）．バランスそのものの評価としては Berg Balance Scale がある（3-2 章参照）．

表 1 SARA（Scale for the assessment and rating of ataxia）

1）歩行	点数	以下の2種類で判断する．①壁から安全な距離をとって壁と平行に歩き，方向転換し，②帰りは介助なしでつぎ足歩行（つま先に踵を継いで歩く）を行う．	__点
	0	正常．歩行，方向転換，つぎ足歩行が困難なく10歩より多くできる（1回までの足の踏み外しは可）．	
	1	やや困難．つぎ足歩行は10歩より多くできるが，正常歩行ではない．	
	2	明らかに異常．つぎ足歩行はできるが10歩を超えることができない．	
	3	普通の歩行で無視できないふらつきがある．方向転換がしにくいが，支えは要らない．	
	4	著しいふらつきがある．時々壁を伝う．	
	5	激しいふらつきがある．常に，1本杖か，片方の腕に軽い介助が必要．	
	6	しっかりとした介助があれば10mより長く歩ける．2本杖か歩行器か介助者が必要．	
	7	しっかりとした介助があっても10mには届かない．2本杖か歩行器か介助が必要．	
	8	介助があっても歩けない．	
2）立位	点数	被検者に靴を脱いでもらい，開眼で，順に，①自然な姿勢，②足を揃えて（母趾同士をつける），③つぎ足（両足を一直線に，踵とつま先に間を空けないようにする）で立ってもらう．各肢位で3回まで再施行可能，最高点を記載する．	__点
	0	正常．つぎ足で10秒より長く立てる．	
	1	足を揃えて，動揺せずに立てるが，つぎ足で10秒より長く立てない．	
	2	足を揃えて，10秒より長く立てるが動揺する．	
	3	足を揃えて立つことはできないが，介助なしに，自然な肢位で10秒より長く立てる．	
	4	軽い介助（間欠的）があれば，自然な肢位で10秒より長く立てる．	
	5	常に片方の腕を支えれば，自然な肢位で10秒より長く立てる	
	6	常に片方の腕を支えても，10秒より長く立つことができない．	
3）座位	点数	開眼し，両上肢を前方に伸ばした姿勢で，足を浮かせてベッドに座る．	__点
	0	正常．困難なく10秒より長く座っていることができる．	
	1	軽度困難，間欠的に動揺する．	
	2	常に動揺しているが，介助なしに10秒より長く座っていられる．	
	3	時々介助するだけで10秒より長く座っていられる．	
	4	ずっと支えなければ10秒より長く座っていることができない．	
4）言語障害	点数	通常の会話で評価する．	__点
	0	正常．	
	1	わずかな言語障害が疑われる．	
	2	言語障害があるが，容易に理解できる．	
	3	時々，理解困難な言葉がある．	
	4	多くの言葉が理解困難である．	
	5	かろうじて単語が理解できる．	
	6	単語を理解できない．言葉が出ない．	

表1 つづき

		点数		
5）指追い試験		点数	被検者は楽な姿勢で座ってもらい，必要があれば足や体幹を支えてよい．検者は被検者の前に座る．検者は，被検者の指が届く距離の中間の位置に，自分の人差し指を示す．被検者に，自分の人差し指で，検者の人差し指の動きに，できるだけ早く正確についていくように命ずる．検者は被検者の予測できない方向に，2秒かけて，約30cm，人差し指を動かす．これを5回繰り返す．被検者の人差し指が，正確に検者の人差し指を示すかを判定する．5回のうち最後の3回の平均を評価する．	右＿ 左＿ 平均 ＿点
		0	測定障害なし．	
		1	測定障害がある．5 cm 未満．	
		2	測定障害がある．15 cm 未満．	
		3	測定障害がある．15 cm より大きい．	
		4	5 回行えない．	
		（注）原疾患以外の理由により検査自体ができない場合は5とし，平均値，総得点に反映させない．		
6）鼻-指試験		点数	被検者は楽な姿勢で座ってもらい，必要があれば足や体幹を支えてよい．検者はその前に座る．検者は，被検者の指が届く距離の90%の位置に，自分の人差し指を示す．被検者に，人差し指で被検者の鼻と検者の指を普通のスピードで繰り返し往復するように命じる．運動時の指先の振戦の振幅の平均を評価する．	右＿ 左＿ 平均 ＿点
		0	振戦なし．	
		1	振戦がある．振幅は 2 cm 未満	
		2	振戦がある．振幅は 5 cm 未満	
		3	振戦がある．振幅は 5 cm より大きい．	
		4	5 回行えない．	
		（注）原疾患以外の理由により検査自体ができない場合は5とし，平均値，総得点に反映させない．		
7）手の回内・回外運動		点数	被検者は楽な姿勢で座ってもらい，必要があれば足や体幹を支えてよい．被検者に，被検者の大腿部の上で，手の回内・回外運動を，できるだけ速く正確に10回繰り返すよう命ずる．検者は同じ事を7秒で行い手本とする．運動に要した正確な時間を測定する．	右＿ 左＿ 平均 ＿点
		0	正常．規則正しく行える．10 秒未満でできる．	
		1	わずかに不規則．10 秒未満でできる．	
		2	明らかに不規則．1 回の回内・回外運動が区別できない，もしくは中断する．しかし10 秒未満でできる．	
		3	きわめて不規則．10 秒より長くかかるが 10 回行える．	
		4	10 回行えない．	
		（注）原疾患以外の理由により検査自体ができない場合は5とし，平均値，総得点に反映させない．		

12. リハ介入　211

表 1	つづき			
8) 踵-すね 試験	点数	被検者をベッド上で横にして下肢が見えないようにする．被検者に，片方の足をあげ，踵を反対の膝に移動させ，1秒以内ですねに沿って踵まで滑らせるように命じる．その後，足を元の位置に戻す．片方ずつ3回連続で行う．		右__ 左__
	0	正常．		平均 __点
	1	わずかに異常．踵はすねから離れない．		
	2	明らかに異常．すねから離れる（3回まで）．		
	3	きわめて異常．すねから離れる（4回以上）．		
	4	行えない．（3回ともすねに沿って踵をすべらすことができない）．		
	（注）	原疾患以外の理由により検査自体ができない場合は5とし，平均値，総得点に反映させない．		
合計				__点 （最大 42点）

Schmitz-Hubsch T, et al[2]より「厚生労働科学研究費補助金　難治性疾患克服研究事業　運動失調症の病態解明と治療法開発に関する研究班」が和訳．評価表はホームページで公開されている（http://neurol.med.tottori-u.ac.jp/scd/）．

B 小脳損傷の機能予後

　脳卒中による小脳損傷の機能予後は，一般的には良好である．発症後3カ月でADLは約70%で自立し，臨床的には代償がききやすい構造と考えられる．この点は，Purkinje細胞が進行性に脱落する変性疾患とは異なる．しかし，上小脳動脈領域の梗塞では機能転帰が有意に不良であり，歯状核や上小脳脚など小脳出力系の障害による小脳失調は改善が得られにくいことが示唆される．

C 小脳性運動失調におけるリハの方法論

　小脳性運動失調に対するリハ介入の基本は脳卒中の片麻痺に対するものと同様で，①機能障害（運動失調そのもの）に対する介入，②機能障害に起因するADLの障害に対する介入，および，③前二者で不十分な部分を補うための環境設定に大別される．

　小脳性運動失調に対して，誤差学習系としての小脳への固有感覚や視覚などの求心性感覚入力を強化するため，重り負荷（足部に数百グラム程度），弾力帯装着などが試みられる．弾性帯は動揺による腰や膝関節への負荷軽減も期待できる．ただし，いずれも即時効果の検証が主体で，持続効果は不明である．バランス練習としては，座位では平面やバランスボールや傾斜盤での静的・動的なバランス練習，立位では平面や柔らかいマットなどの上での開脚や閉足立ち，片足立ち，ステップ動作などが試みられる．重症度やリハの進捗に応じて，バランス課題の難易度を段階的に設定していくことが効果的である．運動失調患者では，速く歩くと動揺が改善する（図1）．より自動的な歩行では脊髄のpattern generatorの役割が増加することが関連している可能性がある（MEMO 参照）．

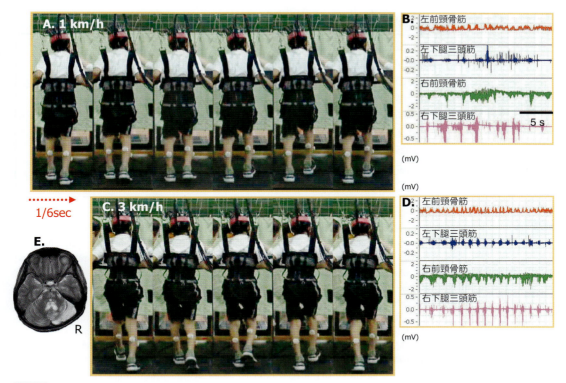

図 1　失調性歩行の歩行速度による変化
10代，男性．動静脈奇形による右小脳出血後（E），74病日の記録．
1 km/hの歩行（A）に比較して3 km/hの歩行（C）では，ベースがより狭く，右足の振り出しもスムースである．下肢の筋電図も1 km/h（B）に比較して3 km/h（D）でより相反的でリズミカルなパターンを呈する．

　ADLに関する包括的練習では静的・動的バランス練習，歩行や階段練習に加えて，食事・書字・整容・更衣・トイレ動作・入浴動作などのADL練習や，立位や歩行中に上肢で物品を扱うような二重課題などを行う．脊髄小脳変性症では，バランス練習やADL練習を組み合わせて集中リハを数週行うと効果がみられる[3-5]．さらに段差解消や手すり設置などの居住環境の改善には即時効果が期待できる．安全性のためだけでなく，練習の機会を増加させる意味でも重要である．

> ▶ **MEMO：小脳性運動失調患者の運動時脳活動**

> ●小脳失調を主徴とする多系統萎縮症患者では，手指運動時の小脳活動が低下し，補足運動野や頭頂葉活動が増加していた[6]．一方，Parkinson 病患者では小脳活動の増加がみられた．小脳や黒質などの変性が緩徐に進行する場合，損傷の少ない運動関連領野が代償的に動員されることが示唆される．健常人が定常速度で歩行を継続すると，一次感覚運動野内側の下肢領域や前頭前野の活動が次第に低下する．歩行制御が脊髄を含むより下位の中枢に移行するためと考えられる．一方，運動失調を呈する脳卒中患者では，小脳と密接な解剖学的結合がある前頭前野の活動が代償的に持続した[7]．小脳性運動失調においても，リハビリテーションによりバランスが改善した患者では，外乱に対してバランスを維持する脳活動が補足運動野で増加していた[8]．

文献

1) Hatakenaka M, Miyai I, Mihara M, et al. Impaired motor learning by a persuit rotor test reduces functional outcomes during rehabilitation of poststroke ataxia. Neurorehabil Neural Repair. 2012；26：293-300.

2) Schmitz-Hubsch T, du Montcel ST, Baliko L, et al. Scale for the assessment and rating of ataxia：Development of a new clinical scale. Neurology. 2006；66：1717-20.

3) Ilg W, Synofzik M, Brotz D, et al. Intensive coordinative training improves motor performance in degenerative cerebellar disease. Neurology. 2009；73：1823-30.

4) Miyai I, Ito M, Hattori N, et al. Cerebellar ataxia rehabilitation trial in degenerative cerebellar diseases. Neurorehabil Neural Repair. 2012；26：515-22.

5) Ilg W, Bastian AJ, Boesch S, et al. Consensus paper：Management of degenerative cerebellar disorders. Cerebellum. 2013,（in press）DOI 10.1007/s12311-013-0531-6.

6) Payoux P, Brefel-Courbon C, Ory-Magne F, et al. Motor activation in multiple system atrophy and Parkinson disease：A pet study. Neurology. 75：1174-80.

7) Mihara M, Miyai I, Hatakenaka M, et al. Sustained prefrontal activation during ataxic gait：A compensatory mechanism for ataxic stroke? Neuroimage. 2007；37：1338-45.

8) Fujimoto H, Mihara M, Hattori N, et al. Cortical changes underlying balance recovery in patients with hemiplegic stroke. Neuroimage. 2014；85：547-54.

〈宮井一郎〉

12. リハ介入

12-4 ADL

Point
- ADL（Activities of daily living）改善のためには神経学的異常に対する介入のみならず，代償的な手段や環境設定を含めて，介入を行う．
- 食事，整容などの一般的な日常生活動作のみでなく，交通手段の利用や買い物など，IADL（instrumental ADL：手段的 ADL）に対しても介入を行う．退院先の環境などの情報も入手したうえで検討する．

A ADL へのリハ介入：総論

　日常生活動作（activities of daily living：ADL）とは，食事，整容，更衣，排泄，入浴など毎日の生活を送るうえで繰り返される基本的な行動を指す．脳卒中による麻痺や感覚障害，高次脳機能障害などの各機能障害（impairment）によって，能力低下（disability）が生じる．2 章の冒頭でも述べたように，impairment が重度後遺する見込みでも disability への多角的で積極的な介入により生活自立度の向上が期待でき，リハ介入の重要な目的である．急性期では，ベッド上のセルフケアから始まり，移乗，離床期のセルフケア・車いす駆動など成功体験や積極的リハに向けた動機づけを図り（7 章参照），回復期リハでは，ADL および，家事・外出手段や服薬・金銭管理など手段的 ADL（instrumental ADL：IADL）への介入を行い家庭内外の活動拡大や安全な生活のための介助力獲得をめざす．ADL のリハは療法士，看護師，介護福祉士など多職種が協働し，リハで「できる ADL」を，生活時間でも「している ADL」に般化することが大切である（11 章参照）．また ADL 再獲得には運動学習の側面から繰り返し練習するだけでなく，動作の手順の確認，間違えた手順に対するリマインド，うまくできた場合の奨励なども工夫し，安全にできるようになれば自主練習で学習された ADL が定着するよう地固めを行っていく（2 章参照）．

B ADL の評価

　リハを行うにあたり，信頼性，妥当性の高い尺度を用いて ADL 評価を経時的に評価する[1]．ADL 評価は ICIDH（International Classification of Impairment, Disability, and Handicap, 1980）では disability，ICF（International Classification of Functioning, Disability and Health, 2001）では活動制限に相当する．おもに FIM（Functional Independence Measure）もしくは BI（Barthel Index）を用いる（3-2 章参照）．

FIMは運動13,認知5の計18項目を1点（全介助）から7点（自立）で算出する．入院中の改善度を在院期間で割ったFIM効率がリハ成果の尺度に用いられている．回復期リハ期間中の変化を捉えやすいが，軽症者の自立内容の変化（天井効果）や重症者の全介助状態の質の変化は反映されにくい（底効果）．世界的に普及しており国際比較も可能だが，入浴や食事など各項目を吟味する場合は文化的相違による難易度の差に留意する．BIは10項目を重み付けのうえ100点満点を全自立とした評価でありFIMより簡便だが2～4段階と粗く変化に敏感ではない．

C ADLへのリハ介入と退院計画：各論

機能障害の特性に合わせた動作方法，例えば並行/垂直方向の重心移動やボディメカニクスの基本を理解すると，効率よい移乗や段差，階段昇降などに応用しやすい．ここでは主に片麻痺について基本的な内容を紹介する．

実際は個々のめざす自立度や付随する合併症（痙縮，疼痛など），環境の制約などに柔軟に対応する．また，ADLの自立には動作だけでなく適切な判断力が伴う必要がある．介助が必要な状態であれば，介助者の心身能力に応じ，患者にとって過不足ない介助手段や自助具，環境整備（物理的，マンパワー）の調整を行い共倒れにならない継続可能な生活スタイルの再構築を支援する．そのためには入院早期からの情報収集は不可欠であり，生活歴，家事，就業（学）と通勤（学）手段，服

A. 布団の場合

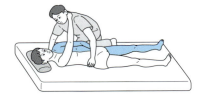

1. 介助者は患肢の側に膝をついて座る

B. ベッドの場合

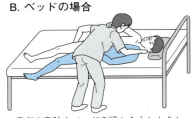

1. 患者の患肢をベッドの縁から少したらしておく．後は布団の場合と同じ．しかし介助者は左手を大腿の下にいれ外側から抱えこむ．

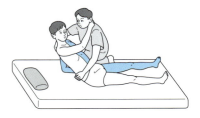

2. 患者は介助者の肩に健肢をかけ，介助者は左手を患者の腰に，右手を頭から背中にあて，一気に引き起こす．

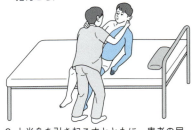

2. 上半身を引き起こすとともに，患者の尻を中心にしてクルリと大腿を右に回し，腰かけさせる．このとき患者は必ずしも足をベッドの縁からたらさず，布団の上に伸ばしたままでもよい．

図1 起き上がり介助方法（服部一郎,他.図説脳卒中のリハビリテーション 家庭での処置から病院での訓練まで，2版．東京：医学書院；1978．p. 33を参考に作成）

薬管理，趣味や余暇活動，病前介護度やサービス利用状況，家屋状況，同居家族，介護者の健康度や理解度，近隣の協力可能な家族の有無などを速やかに聴取し共有する．各要素はICFに準じて整理し，患者家族の希望を踏まえ，リハおよび介助指導の目標設定や，環境整備の計画立案に役立てる（11章参照）．効果判定や計画見直しにはカンファレンスを実施し，患者家族や退院後ケア担当者を交えて行うとさらに有意義である．

a．移乗動作

ベッドからの起き上がりから移乗の一連動作では，ベッド上での寝返り（側臥位），起き上がり（端座位），立ち上がり，乗り移りの過程がある．基本的に寝返りは非麻痺側に向かって行い，重心が分散しないよう麻痺上肢を体幹とまとまりを作って腰部を支点に起き上がる．立ち上がりは前上方への重心移動が効率的になるよう，足の接地位置（少し患者側に引く），体幹を前傾する．乗り移りは，立位が困難で水平方向へのスライディングで行う場合，ベッド高と座面高をなるべく一致させる．立位移乗を介助する場合は，無理に捻転しないよう注意する．安全な自立には車いす操作，とくにブレーキやフットサポートの自己管理の確実さが求められる．

床面からの立ち上がりが，縦手すりや家具など器物を利用して可能なら布団での生活も可能であるが，介助が必要な場合は負担軽減にもベッド導入が望ましい．ベッドの場合は，起き上がり，立ち上がり能力によりモーター機能の付加を決定する．移乗能力やベッド周囲環境により柵タイプ

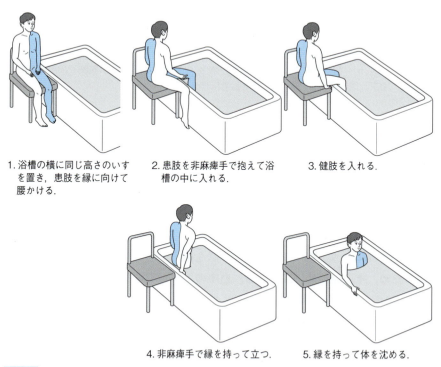

1. 浴槽の横に同じ高さのいすを置き，患肢を縁に向けて腰かける．
2. 患肢を非麻痺手で抱えて浴槽の中に入れる．
3. 健肢を入れる．
4. 非麻痺手で縁を持って立つ．
5. 縁を持って体を沈める．

図2　浴槽の出入り（いすを利用する方法）（服部一郎, 他. 図説脳卒中のリハビリテーション 家庭での処置から病院での訓練まで, 2版. 東京: 医学書院; 1978. p.115を参考に作成）

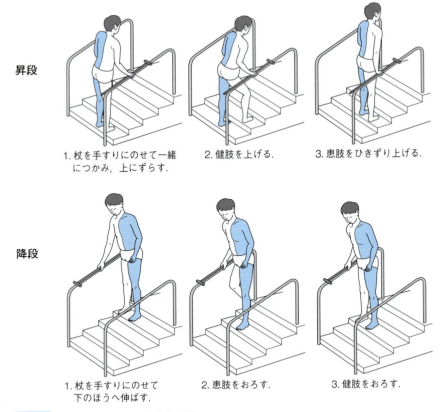

図 3 手すりを利用する階段昇降
（服部一郎, 他. 図説脳卒中のリハビリテーション 家庭での処置から病院での訓練まで, 2 版. 東京：医学書院；1978. p. 77 を参考に作成）

（L 字型など）を選別する．

b．排泄

　自宅退院の希望達成条件として排泄自立は多く，また発症前の排泄習慣の踏襲を希望したり，介助負担を強く感じたりするため，細やかで継続的な介入が必要である．排泄にはベッドからトイレまでの移動，移乗動作，立位保持，更衣，尿便意など複合的な要素が多く，医学的管理として，尿意切迫，頻尿など排尿障害への介入のほか，薬剤の影響（特に夜間のふらつき，多尿や口渇を招く薬剤など），睡眠コントロール，特に夜間頻尿は不眠を招くだけでなく睡眠コントロール途上による頻尿行動もあるため，その見極めに注意する．自宅のトイレ環境とスムーズな車いす操作との適合（アプローチのための動線や麻痺側とのマッチング）が困難な場合はポータブルトイレの導入を検討する．和式便器の洋式化，便座の補高，手すりの設置，足元のマット排除など，安全な環境整備は極力しっかり行う．

c．入浴

　浴槽には，立位の場合は非麻痺側から浴槽に入る．座位の場合は非麻痺側を浴槽外に残し手すりを把持し，麻痺側から浴槽内に入る．手すりやシャワーチェアやバスボード，洗体には自助具の導

A. 前開き型

着かた

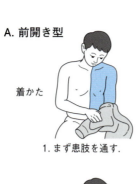

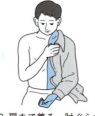

1. まず患肢を通す．
2. 肩まで着る．肘ぐらいまで袖口を上げておくとよい．
3. 健肢を後ろに回し，袖に通して着る．

脱ぎかた

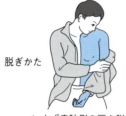
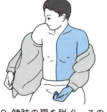
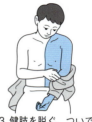

1. まず患肢側の肩を脱ぐ．
2. 健肢の肩を脱ぐ．このとき上衣の襟を尻にしく．
3. 健肢を脱ぐ．ついで患肢を脱ぐ．

B. かぶり型

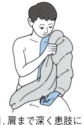
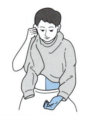
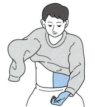

1. 肩まで深く患肢に袖を通す．
2. 頭にかぶる．
3. 袖に健肢を通す．

図 4　上衣・シャツの着かた（服部一郎，他．図説脳卒中のリハビリテーション　家庭での処置から病院での訓練まで，2版．東京：医学書院；1978．p. 96 を参考に作成）

入などを検討する．滑りやすく転倒に注意を要すが，下肢装具を外して移動がしにくい場合などはリフトの設置を検討することがある．ただし，大がかりな改修よりも介護負担軽減のために通所や訪問などサービス利用を検討するのもよい．

d．段差・階段

昇段は非麻痺側から，降段は麻痺側からと，基本は非麻痺側を上に残すことである．手すりは非麻痺側にあることが原則だが，合わない場合はやむを得ず後ろ向きで降段を指導する．

e．更衣

麻痺側の袖を先に通す．痙縮が強い場合は，アームホールが大きく伸縮性のあるものがやさしい．着衣障害のある場合は衣服の工夫（前後の目印がある半袖）で単純なものから練習し，段階的に難易度を上げていく．更衣時の姿勢は臥位，端座位，立位と段階的に難しくなるが，それぞれ単独動作は可能でも，立位を保ちつつ袖を通すという二重課題では注意がそれて転倒を招く可能性がある

ことに注意する.

ｆ．整容・食事

座位機会に，歯磨きや洗面，ひげそり，髪とかしなど目的動作の反復練習は日内リズムを改善するのによい．外傷に注意しつつ，極力麻痺手を使用し，麻痺手では把持が難しい場合，手を添えて両手動作を促すことでもよい．自助具の工夫，テーブル高の調整ほか，失行など高次脳機能の問題で道具選択や把持障害のある場合は，道具の色分けや目印など視覚的な工夫が有効なことがある.

D IADL への介入

IADL は ADL の身体的自立よりも高次の生活機能を示す活動指標であり，手段的自立の尺度である．具体的には電話の使用，買い物，調理，掃除，洗濯，外出時の移動手段，服薬，家計管理などから構成される．生活関連動作（APDL）ともほぼ同義である[2]．APDL の客観的評価尺度は一般的ではないが，病前の生活スタイルの情報収集の参考になり，Lawn の IADL スケールや Frenchay Activities Index などがある（3-2 章参照）．調理のように系列的で仕上がり（ゴール）のある課題は注意や遂行機能訓練などにも有用である（12-10 章参照）．課題は，興味をもって能動的に参加しやすい内容や，社会参加に必要とされる内容に配慮し，成功体験を積み上げ段階的に難易度を上げていくことが大切である．職業前評価として，身体能力，知的機能，作業能力とともに，電話でのコミュニケーションや公共交通機関の利用など，必要とされる IADL 練習の意義は大きい.

文献

1) 日本脳卒中学会 脳卒中ガイドライン委員会，編．脳卒中治療ガイドライン 2015．東京：協和企画；2015.
2) 越智隆弘，編．4．リハビリテーション．最新整形外科学体系．東京：中山書店；2008.

〈矢倉 一　畠中めぐみ〉

12. リハ介入

12-5 疼　痛

Point

- 脳卒中後の疼痛の原因の代表的なものとして，肩手症候群や中枢神経性疼痛がある.
- 肩手症候群は，予防が重要であり，クッションやアームレストなどを用いた麻痺側上肢の管理を行う.
- 疼痛に対する様々な薬物療法は，副作用に注意しながら，慎重に行う.
- 中枢神経性疼痛に対する末梢刺激や中枢刺激法の有効性に確立されたものはないが，難治性の疼痛に対して，侵襲の少ないものから考慮される場合がある.

脳卒中後の痛みは，急性期から回復期にかけて，14〜43％とよくみられる症状である．様々な原因が考えられるが，代表的なものは肩手症候群と中枢性脳卒中後疼痛（central post-stroke pain: CPSP）である．他に疼痛の原因となるもので鑑別の必要な病態として，筋骨格系の損傷，関節炎，痛風発作，深部静脈血栓症，complex regional pain syndrome，疼痛性のスパスム，有痛性糖尿病ニューロパチーなどがある.

A　肩手症候群（shoulder-hand syndrome）

上肢の外傷や脳卒中後の片麻痺患者に，肩関節と手指の疼痛と腫脹，運動制限などがみられるもの．肩手症候群と同様に，反射性交感神経性ジストロフィー（reflex sympathetic dystrophy: RSD）やカウザルギー，Sudeck 骨萎縮など，原因から説明できない疼痛刺激や腫脹，発汗や色調変化を伴う症候群が多数報告された．現在では，肩手症候群も含めて原因不明の症候群が，複合性局所疼痛症候群（complex regional pain syndrome: CRPS）に統一された（表1）．CRPS のタイプⅠに RSD や肩手症候群が，タイプⅡにカウザルギーが含まれる.

肩手症候群の発症率は報告により数％から 60％とばらつきがあり，脳卒中発症後2週間〜3カ月以内に出現することが多く5カ月以上での発症はまれである．Brunnstrom stage Ⅲ以下の重度麻痺例に多く，脳血管障害による肩関節周囲の麻痺や肩関節亜脱臼による反復性の肩関節外傷と，片麻痺に伴う自律神経障害による筋肉や皮膚への血行動態の変化が関連すると考えられている．肩関節亜脱臼は，患側三角筋や棘上筋の麻痺のため，上肢の重みにより肩関節包や棘上筋，靱帯が伸張されて生じやすい．この状態が放置されると肩の疼痛が生じてしまう．肩の異所性骨化のため疼痛が生じる可能性もあり，肩関節 X 線写真による確認が必要である．肩手症候群の患者の中には，56〜96％にうつ状態を呈するとされており，精神面の評価も重要である.

JCOPY 498-06724

表 1	CRPS の臨床的診断基準（国際疼痛学会，2005 年）

1. きっかけとなった事故や怪我などのイベントに不釣り合いな持続性の疼痛
2. 以下の 4 項目のうち 3 項目に少なくとも 1 つの症状があること
   - 感覚異常：感覚過敏，触れた程度での異常な痛み
   - 血管運動異常：皮膚温の左右差，皮膚色の変化，皮膚色の左右差
   - 発汗異常/浮腫：浮腫，発汗の変化，発汗の左右差
   - 運動異常・萎縮：可動域の低下，運動障害（筋力減少，振戦，ジストニア），萎縮性変化（毛，爪，皮膚）
3. 評価時に以下の 2 つ以上の項目に少なくとも 1 つの徴候があること
   - 感覚異常：疼痛過敏（針で刺すことに対して），感覚異常（軽い接触，温冷刺激，体部の圧刺激，関節運動に対して）
   - 血管運動異常：皮膚温の左右差（1℃超），皮膚色の変化，皮膚色の左右差
   - 発汗異常/浮腫：浮腫，発汗の変化，発汗の左右差
   - 運動異常・萎縮：可動域の低下，運動障害（筋力減少，振戦，ジストニア），萎縮性変化（毛，爪，皮膚）
4. 上記の症状と徴候をよりよく説明する他の診断がないこと

B 中枢神経性疼痛（CPSP）

CPSP に伴う疼痛は脳卒中患者の 7〜8％にみられる．典型的には発症後数日で，遅くとも 1 カ月以内に生じることが多い．CPSP に関連した痛みは感覚異常を認める身体部位に生じることが多く，自発痛と誘発によって生じるものがある．自発痛は灼熱感（47〜59％）か，うずくような痛み（30〜41％）で，しばしば身体の奥に感じることがある．その他，引き裂くような痛み（7〜26％）やチクチクした痛み（6〜30％）を訴えることもある．特に視床領域に病巣が及ぶと，ピンを用いた刺激などの，誘発によって痛覚過敏を生じることが多い．

通常では痛みを起こさない刺激により誘発されることもあり，allodynia とよばれる．温熱や触覚刺激や動きが痛みを誘発したり減弱したりする．興味深いことに CPSP 患者の半数以上（52％）は麻痺がなく，37％が中等度の，11％が重度の麻痺である．

CPSP は中枢神経，特に脊髄-視床-大脳皮質の経路における損傷後の可塑性が非適応的に生じた結果，異常感覚が認識されることにより生じると考えられる．

C 治 療

1 リハ

肩手症候群においては，上記のような機序を踏まえると予防が第一で，特に急性期の弛緩性麻痺における臥床時や座位での患肢の管理が必要である．ベッド上でのクッションによる姿位調整や車いす座位での車いすテーブルやアームサポートの使用で麻痺側肩への負荷を軽減することが重要である．ただし車いすテーブルは患者の自由な行動を制限する身体抑制に相当する場合があるので，導入は患者の同意を含め，慎重に検討する．患者や家族への自己管理指導も必要である．肩関節亜

脱臼の予防として三角巾やスリングの使用を考慮してもよい[1,2]．コクランレビューでは，スリングや車いすへのアタッチメントのエビデンスは，亜脱臼の予防，痛みの軽減，機能の向上，拘縮の増加のいずれも明白ではない[3]．麻痺側肩関節に対する関節可動域訓練は，負荷をかけすぎないよう慎重に行う．

2 薬物療法

肩手症候群に対する薬物療法は確立されていないが，臨床的には消炎鎮痛薬や経口コルチコステロイドの低用量少量投与が試みられる．ステロイドは，糖尿病や誤嚥に伴う慢性炎症を合併している患者には慎重に投与する．肩峰下滑液包内への局所注射も有効である場合がある．肩周囲筋の痙縮が強い場合には，ボツリヌス毒素の注射も考慮する[1,2]．

CPSP の薬物治療に関しても確立されたものはないが，次のような薬物が試みられる．
- カルバマゼピン（めまい，全身倦怠感，歩行障害に注意）
- アミトリプチリン（最大1日 75 mg まで口腔内乾燥感，全身倦怠感，尿閉に注意）
- メキシレチン（投与量は1日 400〜800 mg）
- プレガバリン（投与量は1日 150〜600 mg，痛みだけでなく QOL も有意に改善するとされ，最近よく用いられる）

3 非薬物療法

CPSP に対する非薬物療法として，transcutaneous electrical nerve stimulation（TENS）は古くから試みられているが，有効性は確立していない．大脳皮質への刺激は，運動野に硬膜下電極を留置するものや，反復経頭蓋磁気刺激（rTMS: repetitive transcranial magnetic stimulation）による低侵襲のものがある．難治性の疼痛には考慮してもよいとされる．深部脳刺激（DBS: deep brain stimulation）の有効性は確立されていない[1,2]．肩手症候群に対して肩周囲筋に対する機能的電気刺激が有効であるという報告もいくつかある．

1) 日本脳卒中学会 脳卒中ガイドライン委員会, 編. 脳卒中治療ガイドライン 2015. 東京: 協和企画; 2015.
2) Winstein CJ, Stein J, Arena R, et al. Guidelines for adult stroke rehabilitation and recovery: a guideline for healthcare professionals from the American Heart Association/American Stroke Association. Stroke. 2016; 47: e98-169.
3) Ada L, Foongchomcheay A, Canning CG. Supportive devices for preventing and treating subluxation of the shoulder after stroke. Cochrane Database of Syst Rev. 2005, Issue 1. Art. No.: CD003863

〈矢倉 一　宮井一郎〉

12. リハ介入

12-6 下肢装具・車いす

Point

- 脳卒中片麻痺患者に対する下肢装具療法は歩行能力や立位バランスに即時効果をもたらす.
- 脳卒中急性期に十分なリスク管理のもとできるだけ早期から積極的リハが望ましく, 装具を用いた早期歩行訓練も1つの方法として準備しておくとよい.
- 脳卒中後の時期や回復特性, とくに痙縮, 内反尖足, 下肢分離運動出現の程度により, 静的・動的に支持性を上げたいもの, 制限 (制動) したいもの, 予防したいもの (変形, 外傷) などから治療用装具を選定する.
- 退院後の生活スタイルや社会参加を想定した装具選択と装具作製後のリハ, 装具適合, 患者の受容支援, 装着指導などが重要である.
- 車いすはめざす移動能力の想定のもと, 病態と動作傾向に合わせたパーツ調整を行う. 離床に伴う福祉用具に関連した褥瘡発生にも注意が必要である. 退院先の生活環境, 動線, 自走の可否などに合わせた車いすを調整する.

I. 下肢装具

脳卒中治療ガイドライン 2015 の歩行障害に対するリハにおいて, 脳卒中片麻痺で内反尖足がある患者に, 歩行障害の改善のために短下肢装具を用いることがグレード B で勧められている[1]. また, 脳卒中片麻痺患者に対する短下肢装具 (ankle-foot orthosis: AFO) 療法の, 臨床指標の効果検証のメタアナリシスでは, 日常生活機能としての歩行能力, 歩行指標 (歩行スピードや歩幅), 立位バランス能力の即時効果が認められた[2]. 長期的効果については良質な RCT がないこともあって不明である. AFO の歩行バイオニクスをアウトカムとした効果検証のメタアナリシスでは, 足関節や膝関節の運動に有益で, 歩行周期では立脚初期, つま先離れ (離地), 遊脚相の下垂足防止を意味し, 麻痺側下肢への荷重が増加する[3]. ただしクロスオーバーデザイン研究が多く, AFO の長期使用が歩行バイオメカニクスに与える影響は不明である.

装具療法で求められているものは, ①変形予防や痙縮制御の一助となり, ②麻痺側下肢の支持性を高め, ③安定した立位を獲得し, ④立脚期の安定, 遊脚期のつま先の床離れをよくし, 麻痺側荷重の可能な, より正常に近い歩行パターンを獲得することである.

脳卒中発症からの時期と装具療法については, 急性期リハにおいて, 十分なリスク管理のもとできるだけ早期から積極的リハを行うことが強く勧められ (グレード A), その内容には装具を用いた

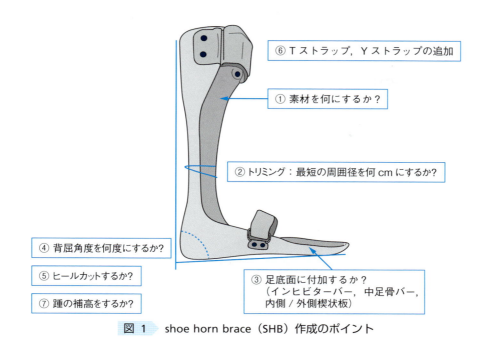

図1 shoe horn brace（SHB）作成のポイント

　早期歩行訓練もあげられる[1]．早期からの抗重力姿勢は非麻痺側や体幹の支持性を高め廃用性筋力低下予防にも有効と考えられる．しかし覚醒度や麻痺側の弛緩の強さによっては困難なことが多く，療法士の最大介助のもと長下肢装具や支柱つき短下肢装具を併用することも多い．その場合，製作時間やコストの省略のため訓練室に備品として準備しておくとよい．訓練室から生活時間の活動度向上にむけて立位歩行訓練を展開していける時期には医療用装具としてオーダーメイドの装具を遅滞なく作製するが，装具効果を最大に活かすには片麻痺の病態（筋緊張，麻痺の程度や分布，共同〜分離運動）に合わせ，かつ今後の変化によって調整可能な要素も加味した装具の選択や適合が望ましい．
　脳卒中片麻痺の短下肢装具の基本型であるプラスチック短下肢装具を中心に，そのバリエーションや，適応，対応について述べる．

A 短下肢装具

1 プラスチック短下肢装具：シューホーンブレース（shoe horn brace：SHB）（図1）

a．素材
　ポリプロピレンを用いることが多い．厚さは4mmが基本．より固さを求めるのであれば厚くする．その他，ポリエチレン，オルソレン，サブオルソレンなどがある．

b．トリミング・足底面
　プラスチックのトリミングにより固定（rigid）から可撓（flexible）が左右される．足関節の背屈・底屈筋群の低下が重度であればrigidに，軽度であればflexibleにする．ただし金属支柱つき短下肢

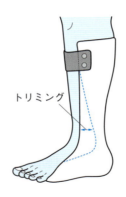

図2 SHBのトリミング

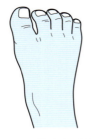
a. 緊張性足趾屈曲反射
（TTFR）

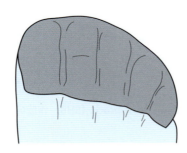
b. シリコン製インヒビターバー

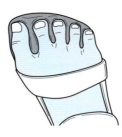
c. 装着時

図3 緊張性足趾屈曲反射に対するシリコン製インヒビターバー
（川手信行, 他. 昭和学士会誌. 2014; 74: 389-94[4]より改変）

装具に比べ内外反の矯正力は劣るため，痙縮が強い場合や足部変形や足関節拘縮に至っている場合は向いていない．アキレス腱の高さ付近で水平方向の長さが一番短くなる部位を細くすると，たわみが出てflexibleとなる（図2）．

　足底面は，緊張性足趾屈曲反射（TTFR: tonic toe flexion reflex）や足趾槌趾など痙縮が強ければ足趾端まで伸ばし，インヒビターバー（図3）[4]や中足骨バー（図4）[5]を取り付けて調整する．軽度の内外反やX脚・O脚などには内外側楔状板を追加することがある．

c．足関節の角度

　通常背屈2～3°で作成することが多い．立位の安定性を求めるのであれば0°，反張膝が気になるようなら5°と，立位・歩容に合わせて微調整する．

d．ヒールカット

　感覚障害が重度の場合，感覚が少しでも入りやすいようにヒールカットすることがある．また，痙縮が強くなった際の装具のフィッティングを確認することも可能である．ただし，カットしすぎると皮膚の圧迫部位が限局され，皮膚接触障害を引き起こすことがあり注意が必要である．

e．ストラップの追加

　内反尖足が強い場合にはTストラップやYストラップを追加する（図5）[5]．

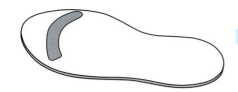

図4 中足骨（MP）バー
（日本整形外科学会，日本リハビリテーション医学会，編．義肢装具のチェックポイント第8版．東京：医学書院；2014[5]より改変）

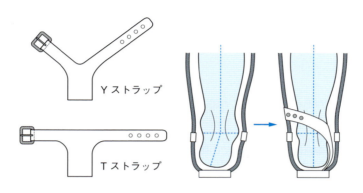

a. 足関節用ストラップ　　b. 内反変形をストラップで矯正

図5 ストラップによる足関節内反の矯正
（日本整形外科学会，日本リハビリテーション医学会，編．義肢装具のチェックポイント第8版．東京：医学書院；2014[5]より改変）

f．補高

足関節の背屈制限が強く，ほぼ底屈位で固定されている場合，踵の補高が必要になる．その場合，非麻痺側の補高も検討する．補高は微調整がしやすいようベルクロテープを用いて1～2cm単位で着脱できるようにしてもよい．

なお，より flexible なものとしてオルトップ®AFO がある．表在・深部感覚障害が軽度で下肢の運動麻痺の分離がよく，麻痺側の膝関節や足関節のコントロールができる場合は，SHB よりオルトップ®AFO を処方することが多い．

2 足継手つきプラスチック短下肢装具

SHB は無駄のないデザインで軽量であるメリットは大きいが，足関節の背底屈における解剖学的な足関節軸とたわみの中心軸とが一致しないデメリットもある．またプラスチックのたわみでも背屈運動の抵抗（妨げ）になる．そこで，その解消に足継手がある[5]．また継手の種類によって，足関節可動域の調節や，背屈を補助するものもある．底背屈の制御の有無の組み合わせで最適なタイプを選択することになる[6]が，SHB に比べ重みや大きさ，外見上のデメリットもある（表1）[7]．

継手には大きく分けて，a. オーバーラップ，b. たわみ継手，c. ヒンジ継手がある．

| 表 1 | 両側金属支柱付き短下肢装具とプラスチック短下肢装具の利点と欠点 |

	両側金属支柱付き短下肢装具	プラスチック短下肢装具（SHB）
利点	・強度が大で破損しにくい ・継手に種々のものがあり，背屈・底屈可動域を容易にコントロールできる ・ストラップにパッドによる内・外反変形の矯正がかけやすい ・刈り合わせや完成時の修正，破損時の修理，部分交換が比較的容易 ・通気性が良好	・軽量 ・外見がよい ・清潔で汚れにくい ・使用時の雑音が少ない ・正確な形が得られやすい ・加熱により，微調整がある程度可能
欠点	・重い ・外見が悪い ・使用中に足継手およびあぶみが摩耗して背屈・底屈角度が変化することがある ・使用時に雑音が生じることがある ・靴と一体化している場合は，屋内・屋外での使い分けが困難	・継手部の耐久性に問題あり ・破損した場合の修理が困難 ・採型時の肢位が重要で作成後に角度調整がやりにくい ・汗を通さず通気性の悪いものが多い ・褥瘡や擦り傷を作りやすい ・継手部が生理軸に一致しない
適応	・重度～中等度麻痺 ・痙縮が強い ・内反尖足などの変形が強い	・中等度～軽度麻痺 ・わずかでも足関節の分離運動が可能

（川手信行, 他. 臨床リハ. 2010; 19: 936-41[7]より改変）

a．オーバーラップ

下腿部と足部のシェルを足関節部分でオーバーラップさせている．立位は安定しており，歩行をより重視する場合に適している．SHBよりも横幅が広くなり靴の選択は制限される．背屈フリーになるため，階段昇降に中等度の介助を要するレベルだと作成は慎重にした方がよい．テープなどで背屈制限をあらかじめしておく方法もある．

b．たわみ継手

SHBでさらにflexible typeとして作成したい場合に使用する．下腿と足部の一体成型で，納品後の底背屈の可撓性の調整が可能である．ジレット，タマラックなどがある（どちらも特殊ウレタン製）．

c．ヒンジ継手

たわみ継手に比べて背屈コントロールを強固にしたい場合や，角度調整したい場合に使用する．前者ではステンレス鋼を使用することで装具はコンパクトになる（ギャフニーなど）．また，摩擦抵抗で底屈制動を行うドリームジョイントや油圧機構を使用したゲイトソリューション®などが開発されている[5]．下腿三頭筋の筋痙縮が強いが下記に示すようなコンベンショナルAFOが必要なほどではない場合にはゲイトソリューション®はよい適応である．

▎3　両側金属支柱付き短下肢装具（コンベンショナルAFO）

痙縮が強く，プラスチック型短下肢装具では補正できない患者が対象となる．プラスチックより

強靭で損傷しにくい．多くの継手の種類があり，底背屈の可動域をコントロールできる．ストラップやパッドを使用して内外反変形の矯正がかけやすい．通気性が良好といった利点がある．しかし，一番の欠点は重いことである（表1）[7]．

a．継手

調節式二方向制限足継手（ダブルクレンザック足継手）や調節式一方向制限足継手（クレンザック足継手）を使用して，背屈・底屈制限の調整を行う．

b．ストラップ

内反矯正にTストラップを外反矯正にYストラップを使用する（図5）．

B 長下肢装具（knee-ankle-foot orthosis: KAFO）（図6）

大腿部から足底までの構造であり，膝関節と足関節の動きを制御する．脳卒中片麻痺患者の適応には，弛緩性麻痺に多くみられる下肢全体の支持性の低下のほか，受動的な介助立位でも膝の支持力が悪く立位姿勢の保持が困難な場合，たとえば反張膝や膝折れを生じたり変形性膝関節症や拘縮で物理的な膝の問題を伴ったりして荷重困難な例があげられる[8]．長下肢の構成要素は図6のように，足膝継手と金属支柱からなるコンベンショナルKAFOが一般的である．膝継手のロックや屈曲角度を小さくすると遊脚期の機能的脚長が長くなるため，非麻痺側の靴を補高し麻痺下肢の振り出しをよくする．

脳卒中の運動麻痺の機能回復が期待され，膝継手のロックを外し，さらに短下肢装具へのカットダウンを行う．短下肢装具に移行できそうな予測であれば，もともと下腿部をプラスチックAFO

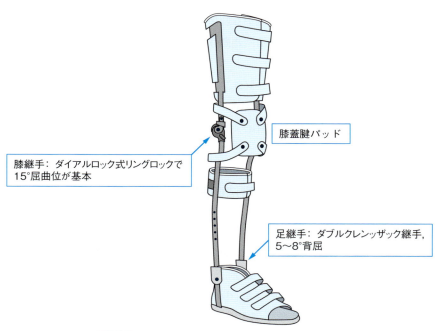

図6　長下肢装具（コンベンショナルKAFO）

にしておく（ハイブリッド KAFO）方法もある．プラスチック AFO は軽量化のメリットもあるが，ねじれによる支持性の弱さがあることに注意する[8]．

a．膝継手

　主に単に固定するリングロックと角度調整が可能なダイアルロックがある．ダイアルロック式では膝の屈曲を制限し，伸展を遊動とすることも，ねじを 2 個使用することで膝屈曲・伸展の両方を自由にすることも，リングロックとの併用で固定することも可能であり，治療に適している．

b．膝蓋腱パッド

　膝パッドでは座位が困難だが，膝蓋腱パッドであれば装具をつけたまま座位が可能で，立ち上がり訓練が行いやすい．

c．健側の靴

　患側の足を振り出しやすくするため，健側の補高をする．ベルクロテープを用いて 5 mm 刻みで調整できるようにしておく．

C　その他

a．膝装具

　大腿部から下腿部に及び，膝関節の動きを制御するものである．金属支柱や継手のあるものは骨軟部組織疾患から生じる膝関節の不安定性に対して固定目的で使用される．脳卒中片麻痺の場合，膝の不安定さは股関節や下肢筋力および支持コントロールなど膝局部の問題でないことのほうが多いが，軟性膝装具の AFO とのカップリングで装具効果を増すことができることも少なくない．既存の変形性膝関節症や靱帯損傷の既往などがあると大腿，とくに大腿四頭筋力低下で支持性が低下することで疼痛が増悪しやすく愛護的観点から使用することもある．軟性装具は固定性や矯正力に劣るものの，屈伸の自由度を利用して生活関連動作中も使いやすく，患者の装着印象もよいメリットがある．

b．モジュラー型 KAFO（ゲイトソリューション®付き短下肢装具）

　内側にゲイトソリューション®，外側に調節式二方向制限足継手（ダブルクレンザック）を使用し，固定から遊動，痙縮の程度にまで幅広く対応でき，急性期からの装具療法にも比較的容易に導入できる．

D　脳卒中片麻痺患者の下肢装具療法の実際（図 7）

①安全な急性期リハ環境およびリハリスク管理は必須である（7 章，8 章参照）．

②意識障害や重度の高次脳機能障害を伴い，全介助でも立ち上がりおよび立位が困難で，非麻痺側も含め容易に虚脱するような場合，長下肢装具を用いてみても同様の場合は，チルト台や支持点の複数あるスタンディングテーブル（図 7）での立位経験を行い抗重力活動の機会を増やし立位耐性を上げる．注意障害や半側空間無視を含む多モダリティの消去を有する患者が多く，覚醒の持続も兼ね，立位訓練中に空間への注意課題や姿勢の立ち直り練習を組み込むのも

230　Ⅱ．実践篇

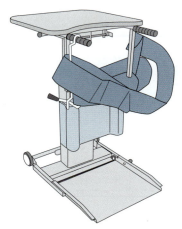

図 7　スタンディングテーブル

有効である.
③重度麻痺（弛緩性）で下肢全体の支持性が不良な患者で，介助や上肢支持（手すりやプッシュアップを含む）で立位時に股関節伸展や伸展姿勢ができそうだが容易に崩れ立位保持までには至らない場合，膝折れや反張膝を伴う場合，両側支柱つき長下肢装具の即時効果が期待しうる．複合的な問題点が多く，長期ゴールに実用的な歩行再獲得まで見通しが立ちにくい例でも，経験による覚醒向上や，座位など姿勢バランスの改善，移乗や排泄など生活関連動作の介助量軽減に間接的につながることもあるため適応はなるべく広く，かつ早期から導入してみるとよい．
④痙性や共同運動パターンが出現してくると，移乗や立ち上がり，歩行機会の向上，生活時間における歩行経験を積極的に進めていく．長下肢装具の場合はカットダウン，この時点での作製では短下肢装具の各種選定になる（図8）．選択には，先に述べたように痙縮，内反尖足，遠位分離運動出現の程度などから，静的・動的に，支持性を上げたいもの，制限（制動）したいもの，予防したいもの（変形，外傷）などを整理する．痙縮や内反尖足が強ければ金属支柱，随意性を活かしてある程度機能的動作の獲得もめざす汎用性では足継手プラスチック短下肢装具，内反や痙縮が強くなければSHBや可撓性のあるプラスチック短下肢装具などになる．反張膝や膝折れは膝の問題ではなく下肢の支持性によるが重度感覚障害や体幹コントロールの問題が強く影響した例では装具の適合を工夫しても残りやすい．
⑤装具療法に共通していえることは，作製までのプロセスよりも作製後のアプローチが重要という点である．「いつかは装具なしで歩きたい」という患者は多く，適切なリハとのカップリング，症状変化にあわせた適合調整，装具トラブル予防，また患者の受容支援，自己装着指導，退院後の生活スタイルや社会参加を想定した装具選択と装着の時間帯，場所（家庭，屋内外），機会など具体的な指導などが欠かせない．また装具の即時効果が医療者側ほど感じられない「たいして変わらない」発言例も少なくない．病識や感覚障害やボディイメージなどが影響していると考えられるが，その場合はビデオ撮影などによる視覚的なフィードバックが有効であり適宜活用する．また屋外など使用を促したい状況を極力シミュレーションし，装具の即時効果を体

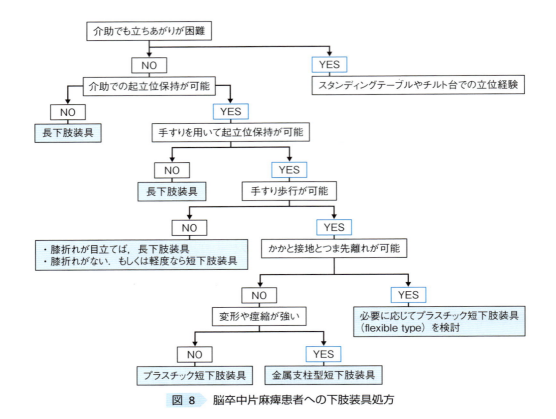

図 8 脳卒中片麻痺患者への下肢装具処方

感できる機会の提供に心がける．

> **MEMO：治療用装具とは？　更正用装具とは？**
>
> ● これは装具の種類を区別する名称ではなく取扱いの制度（保険）による．脳卒中患者の急性期から回復期リハ期間中の下肢装具は，治療用装具として医師の処方のもと各種医療保険制度で支給する．医師は装具意見書を作成する．なお，治療用装具と相対するのが更正用装具であり，社会福祉制度によって手続きが異なり労災保険や障害者総合支援法の場合にはその作製または修理に要する費用（補装具費）が支給されるが，後者は身体障害者手帳の所有が必要である．なお定義は，治療用装具は病状固定前の治療そのものを目的として医師の処方のもと一時的に使われるもののことで，日常生活や職業上必要なものや美容を目的としたものは対象外である．一方，更正用は治療が終わり障害が固定した後の身体障害者の日常生活向上を目的とした補装具のことを指す．

II．車いす・シーティング

　車いすは最もポピュラーな福祉機器である．脳卒中後の車いすは，急性期は患者の検査室への移送手段，短時間離床のための座位手段から，離床後は歩行獲得前の自己移動手段，座位保持や食事整容など生活関連動作，作業動作を容易にする手段，院内で移動自立を獲得するための自走など，

段階的に目的が変わってくる．それに伴い，車いすに求める機能や重要視するフィッティングが異なり，かつ離床時間の延長や目標とする作業動作によりシーティングの重要性も増す．

また，介護保険法により，車いすに代表される介護に必要な福祉用具の一部は介護保険の支給対象（レンタル制）になったため，標準的な既製品のパターンをよく知り，最適な目的達成をめざす工夫が大切である．

ここでは回復期リハ病棟で脳卒中患者によく使う車いす適合を中心に概説する．

A 車いすの分類[5]

a．操作法による
- 自走用：患者自らが上肢もしくは下肢の力を用いて駆動・操作するもの．
- 介助用：介助者が操作することが主目的．

b．製作法による
- レディメイド：いわゆる既製品，介護保険でレンタル可能なもののほとんどがこのタイプ．平均的な体型であれば適合しやすい．
- モジュラー：車いすを構成する各部品が数種類ずつあり，この組み合わせによりいくつものパターンができ個々のニーズや体型に少しでも合ったものを可能にするタイプ．一部介護保険レンタル可能だがコストは高め．
- オーダーメイド：個人にあわせて作製，介護保険非対応．

B 回復期リハ病棟における車いす調整の実際

自走用には後輪にハンドリムをつけ，介助用には手押しハンドルがついているが，レディメイドやモジュラーには自走と介助に両用できるものが多い．

回復期リハ病棟入院時には，歩行再獲得している片麻痺患者も急性期病院で自走能力を獲得している患者も少ない．離床や病棟内の自立度向上のために，可及的速やかに病態や体型に合わせた個人用の車いす調整をすることが大切である．当院ではモジュラー車いすを最も多く所有し，入院当日に多職種で現状能力でのベッド周囲や自室内の移動・介助方法とその介助策を検討し，当面車いすを使用して病棟の活動度を上げることを目標にする場合は早々にパーツの組み立てを開始している．パーツ名称は図9に示す[5]．
- シート座幅は広すぎると姿勢崩れのもとになるので注意する．
- シート前座高は介助前提であればフットサポートと下腿長を合わせ，足駆動を利用した自走をめざす場合は床と下腿長をあわせ座面奥行きを浅めにする．
- フットサポートは，片手片足駆動を目指す場合は非麻痺側のほうを外しておくこともある．
- 足駆動による自走をする場合，下肢・足の後方への引き込みを利用すると殿部が座面前方にずれてしまうことが多く，座面にアンカーポイント（座骨前方に段差を作りストッパーの役割）を設けてもよい．

12．リハ介入　233

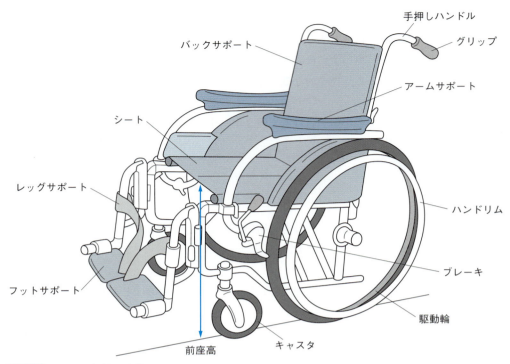

図9　車いす各部の名称
（日本整形外科学会，日本リハビリテーション医学会，編．義肢装具のチェックポイント第8版．東京：医学書院；2014[5]より改変．JIS T9201 日本規格協会．2006；p. 898）

- 上肢麻痺が強く肩関節痛の予防に免荷が望ましい場合や，重度感覚障害や身体失認により上肢自己管理途上の場合，アームサポート幅や高さ，手のポジション位置を工夫する．
- 手こぎ自走の場合，重心と後輪の位置とが近い（つまり後輪が前方寄り）ほうが操作しやすいが，重心と後輪が接近するほど車いすが後方転倒しやすくなるためストッパーの工夫や適正位置に注意する．
- ブレーキの操作の未定着は，病棟内動作自立を妨げる要因になりやすいため，レバーを長くする，色づけして強調するなど，とくに半盲だけでなく半側空間無視を伴う場合に指導強化する．
- バックサポートは，深部感覚障害が強く姿勢崩れする場合は高めにしクッションを挟むなどして腰背部の接触面積を増やしたほうが安定しやすい．背張りを調整できるタイプのものは，円背や，骨盤が後屈して仙骨座りになりやすい場合は調整しやすい．
- 通常のバックサポートでは頸部〜頭部の支持が自分では困難な場合，座位変換の可能なタイプにヘッドサポートを付加する．座位変換できるものには背もたれのみ角度調節可能なリクライニング型と，座面角度が連動するチルト型，両者が別々に調節できるものとがある．股関節の屈曲拘縮がある場合はチルト機能があるほうが望ましい．

入院期間を通じて，離床時間増加に伴う殿部の褥瘡発生，パーツとの擦れによるスキンテアの発

生などに注意する. 適切な座面クッションの導入も考慮する.

　家庭内では小回りが利くことや，外出のために軽量で持ち運びしやすいものなどが好まれるが，車輪が小さくなると自走時に重く感じたりバックサポートが低くなると座位耐性が低下したりしやすいので，後方支援の福祉用具担当者や家族と相談のうえ，試乗や微調整など適合を確認しておくことが望ましい.

文献

1) 日本脳卒中学会脳卒中ガイドライン委員会, 編. 脳卒中治療ガイドライン 2015. 東京: 協和企画; 2015.
2) Tyson SF, Kent RM. Effects of an ankle-foot orthosis on balance and walking after stroke: A systematic review and pooled meta-analysis. Arch Phys Med Rehabil. 2013; 94: 1377-85.
3) Tyson SF, Sadeghi-Demneh E, Nester CJ. A systematic review and meta-analysis of the effect of an ankle-foot orthosis on gait biomechanics after stroke. Clin Rehabil. 2013; 27: 879-91.
4) 川手信行, 水間正澄. 当科における痙縮に対する治療的アプローチ. 昭和学士会誌. 2014; 74: 389-94.
5) 日本整形外科学会, 日本リハビリテーション医学会, 編. 義肢装具のチェックポイント第8版. 東京: 医学書院; 2014.
6) 牧野健一郎. 継手付きプラスチック短下肢装具の位置づけ. MB Med Reha. 2004; 48: 33-9.
7) 川手信行, 水間正澄. 短下肢装具. 臨床リハ. 2010; 19: 936-41.
8) 石神重信, 高田　研, 新舎規由, 他. 長下肢装具. 臨床リハ. 2010; 19: 943-9.

〈矢倉　一　畠中めぐみ〉

12. リハ介入

12-7 ボツリヌス療法，ブロック，手術

Point

- 脳卒中患者において，痙縮はリハの阻害因子となるだけでなく，二次的に拘縮や疼痛を生じて日常生活の障害となる．
- 痙縮を抑制する手段として，ボツリヌス療法は，侵襲が少なく，選択性や可逆性がある治療である．
- 整形外科的手術は，侵襲は大きいが選択性があり効果が持続し，さらに拘縮・変形に対応できる治療法と位置付けられる．
- 痙縮や拘縮が日常生活動作やリハの障害になっているか，変形は痙縮によるものか拘縮によるものか，障害の責任部位はどこかなどを評価した上で，適切な治療法を選択することが重要である．
- リハと組み合わせることにより，痙縮の減弱や変形矯正だけでなく，ADL 向上を目指すことができる．

A ボツリヌス療法（15-6 章参照）

　まず，痙縮の減弱のための治療の 1 つである神経ブロック（ボツリヌス療法）について説明する．現在日本で販売されているボツリヌス毒素製剤は，ボツリヌス細菌が産生するボツリヌス毒素 7 種類のうち最も毒素の強い A 型毒素を精製したボトックス®と，B 型ボツリヌス毒素製剤ナーブロック®の 2 種類がある．B 型ボツリヌス毒素製剤は現在痙性斜頸にのみ保険適応があるため，脳血管障害の患者には使用できない．したがって，ここではボトックス®について説明する．

1 薬理作用

　ボトックス®は，神経筋接合部においてその短鎖が神経末端の小胞にとりこまれ，アセチルコリンの放出を一定期間抑制することで筋の収縮を抑制する．効果は筋注後，2，3 日～2 週間で発現し，通常 3～4 カ月持続し，その後時間がたつにつれて徐々に効果が消失し施注前の状態に戻っていくとされている．しかし，実際の効果期間は個人差がある．

2 用量，用法

　日本では，上肢に対して 250 単位まで，下肢に対して 300 単位まで，上下肢合わせて 360 単位ま

での使用が保険適応とされている．生食水で溶解して使用するが，下肢や上肢近位筋・体幹筋は100単位を4～8mLで，前腕の筋は100単位を2～4mLで溶解する．施注は目標とする筋ごとに行い，1つの筋当たり1～4カ所程度施注する．これは，薬液が浸潤した範囲でのみ神経ブロックされるためである．ボトックス®に対する抗体産生のリスクを避けるために施注量や部位にかかわらず，施注期間は3カ月以上あけるほうが望ましい．

▌3 目標の設定

まず患者の主訴から治療目標を明確にする．次にその主訴が痙縮によるものかどうか，痙性を減弱することにより目標を達成できるかどうか評価することから始まる．一般的な目標としては，上肢では手洗いや更衣動作を容易にする[1]，下肢では歩行機能の改善や靴・装具の適合性の改善などがあげられる．また痙縮に起因する疼痛の緩和[2]も目標となりうる．まだエビデンスとしては不十分であるが，患側上肢による能動的機能の向上の可能性もある．総用量は前述のとおりであり欧米での許可量に比べて少ない．全身の筋力低下や排尿障害などの有害事象がでにくい安全量であるが，痙縮のあるすべての筋に施注して痙縮を有効に下げるには不十分な場合もある．したがって，最初に立てた目標を達成するために効率よく配分して筋に打つ必要がある．

▌4 変形の責任筋の同定

目標を決定したうえで，障害となる変形や痙縮の部位，その原因となる筋を同定する．また，筋自体の短縮や，関節拘縮の有無も評価する．痙縮による主な変形とその原因となる主な変形と責任となりうる筋を述べる．

a．上 肢
肩の内転・内旋・伸展：大胸筋，広背筋，大円筋
肘の屈曲：上腕二頭筋，上腕筋，腕橈骨筋
手関節掌屈：尺側手根屈筋（＋尺屈），橈側手根屈筋（＋橈屈），長掌筋
手の握りこみ：浅指屈筋（おもに近位指間関節），深指屈筋（おもに遠位指間関節）
母指内転屈曲：母指内転筋，長母指屈筋

b．下 肢
尖足：腓腹筋，ヒラメ筋，（後脛骨筋），（長趾屈筋），（長母趾屈筋）
内反：後脛骨筋，（前脛骨筋）
槌趾状変形：長趾屈筋，長母趾屈筋

臨床場面においては，筋の解剖を理解したうえで，視診触診などを行い，責任筋を同定する．座っているときには変形がなくても，立位や歩行時あるいは健側上肢を使うときに患側に変形が出現するなど，一定の姿勢もしくは動作で症状が出る場合があるので，患者の訴えをよく聞きながら再現して確認する必要がある．

変形が痙縮による動的なもののみであればボツリヌス療法は有効であるが，二次的に変形拘縮を生じている場合には，ボツリヌス療法の効果は限界がある．ただし，痙縮による疼痛に対しては変形拘縮があっても効果が期待できる．

5 医療費について

　上肢痙縮，下肢痙縮に対する神経ブロック（ボトックス®）は保険診療である．ボトックス® 100単位の薬価約 8.4 万円（平成 29 年 4 月 1 日時点），50 単位が約 4.7 万円である．手技料は 4000 円である．社会保険で 3 割負担の場合，300 単位施注すると約 7.7 万円の患者負担が発生する．これらのことを患者にあらかじめ説明しておく．また，身体障害者手帳などの医療補助制度の活用も積極的に考える．

6 ボツリヌス療法の効果を高めるために

　ボトックス®の有効期間の延長，機能改善のためには，以下のことが重要である．

　まず，前述のように，治療開始前に患者や介助者と治療目標を明確にする．

　次に，施注した直後から，施注した筋を能動的に収縮させるように指導する．随意的に動かせない場合は，他動運動でもよいので，施注した筋の収縮を起こさせる．また，病院や施設でのリハの有無にかかわらず，自宅で毎日機能訓練[3]を行うように指導する．

　さらに，ある程度随意性が出てくれば，補助具などを利用してもよいのでできるだけ患肢を積極的に使用する．また，下肢についてはボトックス®施注後に最大矯正位で一定期間ギプス固定することもボトックス®の痙縮抑制効果を延長させる方法として報告されている[4]．

　施注後，患者の症状や各筋の痙縮などより，施注筋や施注量の妥当性を再評価して，次回の施注計画にフィードバックする．

B 整形外科手術（15-6 章参照）

　四肢の変形は，痙縮などによる動的変形と，筋が弛緩した状態でも矯正できない静的変形（拘縮，強直）に分けられ，臨床的には両者が混在していることが多い．

　痙縮に対しては，前述のボツリヌス療法や内服薬などがまず用いられる．また，変形の予防や良肢位を保つために装具療法も行われる．

　上下肢の静的な変形（拘縮，強直）によって機能障害が生じている場合，整形外科的治療が第一選択となる．また，局所的な痙縮を軽減するための，ボツリヌス療法などの効果が不十分な場合には，拘縮が強くなくても痙性のコントロールを目的に整形外科的治療を行う場合がある．

　整形外科手術は，腱の延長や切離，腱の移行，関節包や靱帯の切離などの軟部組織の処理と，骨の処理に分けられる．腱の延長は，腱の物理的な長さを延長すると同時に，その筋力を弱める．たとえば，尖足変形による歩行障害に対して，アキレス腱の長さを延長することで足関節を中間位にすると同時に，底屈力を弱めて拮抗筋である前脛骨筋などの背屈筋と筋力のバランスを改善し，歩行機能を改善する[5]．腱移行術は，腱の停止部を他の部位に付け替えることにより腱の作用する方向を変える．脳卒中患者に対して骨の手術をする機会は少ないが，足の変形が著しく軟部組織解離術だけでは plantigrade foot（足底全体が地面に接地できる足）に矯正できない場合には骨手術が必要になる可能性もある．

1 整形外科手術の特徴

整形外科手術の特徴を，おもにボツリヌス療法と対比して述べる

1）痙縮だけでなく，同時に静的な変形（拘縮・強直）にも対応できる．

2）ボツリヌス療法は体表から穿刺するためアプローチしにくい筋もあるが，手術では深部の筋にもアプローチできる．

3）ボツリヌス療法では総用量による制限があるが，手術では原則として痙縮を減弱したいすべての筋に同時にアプローチできる．

4）手術は治療効果の持続性がより長い．しかし，逆に有害事象が発生した場合，持続する可能性が高い．

5）ボツリヌス療法よりも侵襲が大きく，手術に伴うリスクがより高い．特に，脳卒中患者は高齢者が多く，さまざまな合併症をもっていることが多い．全身的な評価が保存的治療を行う場合に比べてより重要となる．

文献

1) Shaw LC, Price CI, van Wijck FM, et al. Botulinum toxin for the upper limb after stroke trial effect on impairment, activity limitation, and pain. Stroke. 2011; 42: 1371-9.

2) Lim JY, Koh JH, Paik NJ. Intramuscular botulinum toxin—A hemiplegic shoulder pain: a randomized, double-blind, comparative study versus intraarticular triamcinolone acetonide. Stroke. 2008; 39: 126-31.

3) Takekawa T, Kakuda W, Taguchi K, et al. Botulinum toxin type A injection, followed by home-based functional training for upper limb hemiparesis after stroke. Int J Rehabil Res. 2012; 35: 146-2.

4) Carda S, Invernizzi M, Baricich A, et al. Casting, taping or stretching after botulinum toxin type A for spastic equinus foot: a single-blind randomized trial on adult stroke patients. Clin Rehabil. 2011; 25: 1119-27.

5) Renzenbrink GJ, Buurke JH, Nene AV, et al. Improving walking capacity by surgical correction of equinovarus foot deformity in adult patients with stroke or traumatic brain injury: a systematic review. J Rehabil Med. 2012; 44: 614-23.

〈柴田　徹〉

12. リハ介入

12-8 失語症

Point

- 失語症に対する介入法は，直接的に言語機能の改善を目指した訓練と，実用的なコミュニケーション能力の改善を目指した訓練に大別される．
- 実際の臨床では，失語症の回復や介入への反応，効果を踏まえ，種々の手法を柔軟に組み合わせてプログラムを組むことになる．
- 脳刺激法などの新しい治療法の有効性を示す報告も増えてきており，今後の動向が注目される．

失語症のリハの目標は，障害された言語機能の回復や代償機能の利用によって，家人や周囲の人および社会とのコミュニケーションを改善し，患者のQOLの向上を図ることである．また，家人や周囲の人に対して，どのように失語症患者と接していくかについて指導することも重要である．

A 失語症の自然経過

失語症の回復は数カ月から数年に及ぶ．しかし，一般的には，脳卒中発症後，最初の2〜3カ月に，かなりの自然回復が見込まれ，その後，より緩徐になるが，数カ月にわたって回復は続く．

失語症の回復の程度や速さには，病巣の大きさや部位，年齢など，多くの要因が関係してくる．また，当初は全失語であったものがBroca失語に，あるいはWernicke失語が伝導失語や失名詞失語に変化していくなど，失語症の型が変化していくこともまれではない．

B 評価の時期と介入のポイント（表1）

失語症に対するリハを計画する際には，他の脳卒中後の機能障害と同様に，社会参加を考慮した長期的な目標と，そこに至る入院中あるいは退院後の短期的・中期的な目標を設定することになる．長期的な目標は，教育歴，書字習慣，職業などの生活背景や，病態や病巣などの医学的情報，神経心理学的評価，患者や家人の意向などを考慮して設定することになるが，短期的・中期的な目標に沿ってリハを進めながら，適宜見直していくことになる．また，他の高次脳機能障害を合併している場合は，それらの評価，リハ介入を並行して行う．

表 1	失語症患者へのリハ介入の流れ

1. 急性期
- ベッドサイドでのスクリーニング
- 家人，スタッフへの指導

2. 回復期
- 障害のパターン，重症度の分析
  - 通常検査（標準失語症検査，WAB 日本語版など）
  - 掘り下げ検査
- 治療計画・目標設定
  - リハ介入法の選択
  - 短期〜中期目標・長期目標設定
- 言語聴覚士による介入
  - 治療経過により，治療計画・目標と介入法の再検討を繰り返す
- 患者の心理的問題への対応，家人や周囲の人への指導
- 退院に向けての準備
  - 退院先，社会復帰への道筋の検討
  - 必要であればリハ継続の準備

1 急性期

　脳卒中発症後の急性期には，バイタルサインや意識レベルが変動しやすく，また，注意障害などの他の高次脳機能障害が顕著なことも多い．このような場合は，時間をかけた詳細な言語機能の評価は困難で，構音障害か失語症かの鑑別を試み，簡単な失語症スクリーニングにとどめる．ベッドサイドで，意識レベルを把握したうえで，簡単な質問を提示し，「はい」や「いいえ」などで適切に答えられるか，また，自発語がみられる場合は，その量や内容などから，理解・表出の障害状況を大雑把に把握するにとどまることも多い．その場合でも，家人やスタッフへ適切なコミュニケーションの方法を説明することは重要である．

2 回復期

　回復期に入り，全身状態が安定してくると，本格的な失語症のリハが開始される．全体的な流れとしては，言語機能およびその他の高次脳機能の評価，失語症の病型・重症度分類を元に，機能回復の予測を行い，短期的〜長期的な目標を設定し，治療計画を作成し，実際に治療を行うことになる．

　一般的な失語症の予後には，病変の部位や大きさ，発症時の症状の重症度，年齢，利き手などが関係してくるとされている．失語症の病型別にみると，全失語は予後不良であるが，伝導失語，失名詞失語，超皮質性失語，健忘失語や伝導失語は予後良好とされている．

　失語症の評価は失語症の分類と表裏一体の関係があり，介入アプローチに直接関わってくる．本邦では，総合的な検査としては，標準失語症検査（SLTA）[1]が最も普及しており，その他に，The Western Aphasia Battery を元に作成された WAB 失語症検査日本語版[2]，老研版失語症鑑別診断検査[3]，重度失語症を対象とした重度失語症検査[4]などがよく用いられている．これらの総合的検査の結果に基づき，さらに必要に応じては，失語症語彙検査[5]，実用コミュニケーション能力検査

(CADL)[6]などの掘り下げ検査によって障害の詳細を把握していくことになる．なお，このような検査バッテリーは経時的な症状の変化の指標として用いられる場合もあるが，繰り返しによる慣れ，習熟の影響を考慮すると，同一バッテリーの使用には，少なくとも2カ月程度は間隔をおく方が望ましいと考えられる（3-3章参照）．

C 介入効果

本邦で作成された脳卒中治療ガイドライン[7]では，失語症に対し，系統的な評価を行うことが勧められ，評価法として標準失語症検査やWAB失語症検査日本語版が勧められている．また，言語聴覚療法としては，グループ治療やコンピューター機器を用いた治療も勧められている．脳卒中後の失語症に対する言語療法のrandomized controlled trials（RCT）のメタ解析を行ったCochrane Database of Systematic Review[8]では，リハ介入の有効性が示されている．長期効果や介入頻度などについては，今後の検討が必要とされているが，失語症の病態や症状が多様であるため均質な対象を集め，単一の介入法の大規模なRCTを行うことは困難である．実際の臨床では，種々の手法を組み合わせてプログラムを組むことになる．重要なことは，患者が失語症の改善には時間がかかることを理解して，意欲を持って継続して治療に取り組めるようにすることであり，医師，言語聴覚士（ST）は日々の治療場面での患者の反応から，柔軟に介入法を調整していく姿勢が必要である．

D 代表的な失語症に対する介入法 （表2）

失語症に対する介入法は，直接的に言語機能の改善を目指した訓練と，実用的なコミュニケーション能力の改善を目指した訓練に大別される．

表2 代表的な失語症に対する介入法

- 言語機能の改善を目指した訓練
  - ・刺激・促通法
  - ・遮断除去法
  - ・機能再編成法
  - ・認知心理学的アプローチ
  - ・melodic intonation therapy
  - ・全体構造法
  - ・constraint-induced language therapy（CILT）/constraint-induced aphasia therapy（CIAT）
  - ・脳刺激法（反復経頭蓋刺激，経頭蓋直流電気刺激）
- 実用的なコミュニケーション能力の改善を目指した訓練
  - ・promoting aphasics communication effectiveness（PACE）
  - ・visual action therapy（VAT）
  - ・グループ訓練

1 言語機能の改善を目指した訓練

　失語症をどのように捉え，どのように介入するかについては，従来より多くの方法が提案されている．代表的なものをあげる．

a．刺激・促通法

　Schuell ら[9]は，失語症は言語システムへのアクセスに問題がある，あるいは，言語システムの効率に問題があるために生じると考え，十分な刺激を与え，言語機能を促通させることが有効であると考えた．特に聴覚を中心とする適切な刺激を反復して与え，正しい言語の産生を引き出そうとするものである．

b．遮断除去法

　失語症は言語機能へのアクセスが遮断された状態と捉え，その遮断を除去しようとするもの．伝統的な刺激法のように聴覚刺激を基本とせず，障害の軽いさまざまなモダリティを前刺激として用いて，刺激促通を図るものである[10]．

c．機能再編成法

　Luria によると，言語機能に回復不能な障害が残ると，直接の刺激では回復を得られないと考えられ，より良好に保たれている言語機能を活用し，言語の正常な発達とは異なる手段を用いて，言語機能の再編成を試みるものである[11]．

d．認知心理学的アプローチ

　患者の言語能力を，箱と矢印で構成されるロゴジェンモデルのような，健常人の情報処理モデルを用いて評価し，その結果に基づいてリハが行われる．介入は，限局した障害された言語処理過程に焦点が置かれることになる．

e．melodic intonation therapy

　非流暢性失語症患者でもしばしば歌うことができることが知られている．このことから，右半球を言語機能回復に代償的に働かせることができないかと考えられるようになった．患者の左手をタッピングしながら，歌を歌うようにリズミカルに話すようなアプローチがとられる[12]．

f．全体構造法

　失語症患者の損傷を受けた言語機能の階層構造を，人間の脳が自国語を習得していく過程（言語の「構造化」）に基づいて，もう一度構築していこうとするものである[13]．

　上述の伝統的な介入法以外に，いくつかの新しい治療法が提唱されている．

g．constraint-induced language therapy（CILT）/constraint-induced aphasia therapy（CIAT）

　音声言語的なコミュニケーションのみで，身振りや書字は使用せず，集中的な治療を行うものである[14]．CILT は use-dependent plasticity という学習の考え方に基づく失語症の治療法であり，片麻痺の治療における constraint-induced movement therapy（CIT）（16-5 章参照）の考えを失語症にあてはめたものである．治療は，典型的には，毎日 2〜3 時間，2 週間に及び，その内容は，ST が用意した言語のゲームを他の患者と行いながら口頭言語を使用するものである．

h．脳刺激法（反復経頭蓋磁気刺激，repetitive Transcranial Magnetic Stimulation：rTMS），経頭蓋直流電気刺激（transcranial Direct Current Stimulation：tDCS）

rTMS と tDCS は脳卒中後のリハの効果を上げる非侵襲的な脳刺激法として近年盛んに検討されている（16-4 章参照）．これらは皮質の興奮性を変化させると考えられており，高頻度 rTMS や tDCS の陽極刺激は活動が低下しているネットワークを活性化させ，低頻度 rTMS や tDCS の陰極刺激は過度に興奮した状態にあるネットワークに抑制的に働くと考えられている．神経生理学的研究から，脳卒中後の片麻痺では，病巣と反対側の運動領域の脱抑制と病巣側の運動領域の抑制の亢進により，大脳半球運動野の半球間抑制に不均衡が生じていることが明らかになり，脳刺激法は，主にこの是正を目的として使用されてきた．近年，失語症に関しても，両半球にわたる言語ネットワークにおいて，半球間の興奮性を正常化させ，病巣周辺の領域を再活性化させることが言語機能の回復に重要であると考えられるようになり[15]，rTMS や tDCS は皮質の可塑的変化を増強させることで脳卒中後言語リハを促進させると報告されている[16,17]．

i．薬　剤

実際に一般の臨床で用いられることはないが，ブロモクリプチン，L-dopa，ドネペジル，ピラセタムなどの薬物療法の有効性も報告されている[18]．

2 実用的なコミュニケーション能力の改善を目指した訓練

伝統的な言語機能の改善を目指した訓練は機能的なコミュニケーションや社会参加に必ずしも結びついていないという欠点を補おうとして，コミュニケーション・ノートやコミュニケーション・ボード，ジェスチャーなどの活用が試みられている．

a．promoting aphasics communication effectiveness（PACE）

言語，ジェスチャー，描画など，利用できる手段を自由に使用して，意図することを交互に伝えることを目的とした訓練法である[19]．

b．visual action therapy（VAT）

重度失語症者を対象とした，ジェスチャーや絵画などを用いた治療法である．非言語的なコミュニケーション能力を生かして，機能的なコミュニケーションを図ることを目的としている．

c．グループ訓練

複数の患者による集団療法で，PACE やロールプレイ，ゲーム，合唱など，ST がテーマを設定し，日常生活に近い場面設定で行う．同じ失語症の患者と接することで心理的な安定を得ることも期待される．

E　心理面へのサポート

言語機能の障害による心理的なストレス，抑うつや意欲低下などの出現に注意する．医師，ST，看護師などの医療スタッフによる心理的サポートと，場合によっては，薬剤による症状の改善が必要になることもある．

F　家人，周囲の人への指導

　患者が将来にわたり，最もコミュニケーションをとる機会が多いのは家人や親しい知人などである．コミュニケーションの方法は，患者の失語症改善への意欲などにも影響を及ぼしてくる．したがって，家人や知人が正しく症状を理解することが大事である．個々の患者の検査結果などに基づく失語症の症状の説明，代償手段も含めたコミュニケーションの方法の指導の他に，失語症の一般的な傾向についても理解しておいてもらうことは有用である．具体的には，発語能力のみならず，言語理解においても，意図性−自動性能力に乖離がありえると考えられ，検査や治療介入場面よりも寛いだ雰囲気での家人との会話の方が，発語も質問の理解もよい場合がある．失語症の重症度について，家人の印象と評価スコアに乖離がある場合は，このようなことも念頭に置く必要がある．また，高度の理解障害がある場合には，はじめの言葉が理解しやすい傾向があり，原因として，言語理解の過程に保続が生じている可能性もある．このような場合は，家人が患者に話しかけるときに，間をとるようにアドバイスをする[20]．

G　退院に向けて

　回復期リハ病棟を退院する際には，退院先，家庭復帰や職場復帰への筋道など，社会復帰の方針を決めなければならない．その際，医師，ST，ソーシャルワーカーなどは，家人や周囲の人の失語症に対する理解，支援体制がどの程度整っているかを把握し，患者や家人が方針を立てる際に適切な助言をしなければならない．また，継続した介入が必要であれば，医療機関での外来リハ，あるいは，介護保険での通所・訪問リハの準備を行う．

H　最後に

　失語症へのリハ介入においては，介入による言語機能の改善がQOLの改善に結びついているかを常に考えておかなければならない．実際の臨床では，STによる治療は，症例によって，上述のような多くの手法を組み合わせて治療プログラムを作成し，回復の状況に応じて随時更新しながら，言語機能の回復を促進し，また，実用的なコミュニケーションを助けていくことになる．一方，「非言語的な要因が，脳卒中後の言語機能の神経再構成に不可欠である」というneural multifunctionality of languageという考え方[21]もあるように，他の高次脳機能障害も合併している場合，失語症患者の失語症だけを切り離して介入するのではなく，それぞれの障害に共通する要因，個別の要因を考えて，言語聴覚療法の枠にとらわれず，多面的にアプローチすることが望ましい[22]．

1) 日本高次脳機能障害学会，編．標準失語症検査．改訂第2版．東京：新興医学出版社；2003．
2) WAB失語症検査日本語版作製委員会．WAB失語症検査日本語版．東京：医学書院；1986．
3) 笹沼澄子，伊藤元信，綿森淑子，他．老研版失語症鑑別診断検査．2000．

4) 竹内愛子, 中西之信, 中村京子, 他. 重度失語症検査. 東京: 協同医書出版社; 1997.
5) 奥平奈保子, 藤田郁代, 物井寿子, 他. 失語症語彙検査. 千葉: エスコアール; 2000.
6) 綿森淑子, 竹内愛子, 福迫陽子, 他. 実用コミュニケーション能力検査. 東京: 医歯薬出版; 1990.
7) 日本脳卒中学会 脳卒中ガイドライン委員会, 編. 言語障害に対するリハビリテーション. 脳卒中治療ガイドライン 2015. 東京: 協和企画; 2015. p.307-8.
8) Brady MC, Kelly H, Godwin J, et al. Speech and language therapy for aphasia following stroke. Cochrane Database Syst Rev. 2016: CD000425.
9) Schuell HM, Jenkins JJ J-PE. Aphasia in adults, diagnosis, prognosis and treatment. New York: Harper & Row; 1964.
10) Weigl E. Neuropsychology and neurolinguistics. The Hauge: Mouton; 1981.
11) Luria AR. Traumatic aphasia: Its syndromes, psychology and treatment. The Hauge: Mouton; 1970.
12) Norton A, Zipse L, Marchina S, et al. Melodic intonation therapy: shared insights on how it is done and why it might help. Ann N Y Acad Sci. 2009; 1169: 431-6.
13) 米本恭三, 監修. 道関京子, 編集. 失語症のリハビリテーション—全体構造法のすべて. 第 2 版. 東京: 医歯薬出版; 2004.
14) Pulvermüller F, Neininger B, Elbert T, et al. Constraint-induced therapy of chronic aphasia after stroke. Stroke. 2001; 32: 1621-6.
15) Saur D, Lange R, Baumgaertner A, et al. Dynamics of language reorganization after stroke. Brain. 2006; 129 (Pt 6): 1371-84.
16) Naeser MA, Martin PI, Treglia E, et al. Research with rTMS in the treatment of aphasia. Restor Neurol Neurosci. 2010; 28: 511-29.
17) Monti A, Cogiamanian F, Marceglia S, et al. Improved naming after transcranial direct current stimulation in aphasia. J Neurol Neurosurg Psychiatry. 2008; 79: 451-3.
18) Barisa MT, Noggle CA, Salisbury DB BJ. Rehabilitation of aphasia. Neuropsychological rehabilitation (Contemporary neuropsychology). New York: Springer Publishing Company; 2013.
19) Davis GA. PACE revisited. Aphasiology 2005; 19: 21-38.
20) 山鳥　重. 言語の障害. 神経心理学入門. 東京: 医学書院; 1985. p.424.
21) Cahana-Amitay D, Albert ML. Neuroscience of aphasia recovery: the concept of neural multifunctionality. Curr Neurol Neurosci Rep. 2015; 15: 568.
22) 服部憲明. 高次脳機能障害の発症・回復・リハビリテーションの原理. MB Med Rehab. 2016; 1: 17-23.

〈服部憲明〉

12. リハ介入

12-9 半側空間無視

Point

- 半側空間無視は机上の検査だけではなく，日常生活場面での障害を評価することが重要である．また，空間的な注意の問題だけではなく，注意の維持困難などの非空間的な要因が症状を増悪している可能があることにも留意する必要がある．
- 回復期における半側空間無視に対するリハ介入は，無視側への注意を促す能動的訓練である top-down アプローチと，種々のモダリティーによる末梢からの刺激を利用して無視側への注意を高める受動的な訓練である bottom-up アプローチに大別される．
- プリズム適応療法や脳刺激法の有用性が報告され，注目されている．今後，介入の至適条件や，どのような例に有効であるかなどを検討していく必要がある．

半側空間無視とは，大脳半球の損傷により，病巣と反対側に提示された刺激を報告したり，刺激に反応したり，与えられた刺激を定位することの障害とされている．興味深い現象であり，その症候や病態機序について多くの研究が行われてきた（詳細は文献 1 を参照されたい）．日常生活動作（activities of daily living: ADL）の支障となる場合も多く，様々なリハ介入が検討されている．脳卒中治療ガイドライン 2015 では，これらのなかで，視覚探索訓練，無視空間への手がかりの提示，プリズム適応（prism adaptation: PA）による治療などが推奨グレード B として勧められている[2]．

A 半側空間無視の自然経過

左半球病変による右半側空間無視は，特に急性期にはまれならずみられるが，右半球病変による左半側空間無視の方が多く，回復期リハの場面で問題になるのは一般的には後者である．発症頻度については，右半球病変でも，12〜100％と報告によりばらつきが多い[3]が，これは発症時期，病型，診断方法などの違いによると考えられる．急性期には多くみられるが，自然経過に伴い回復期には頻度は減少してくる．

B 半側空間無視による ADL の障害

右半球病変で見られる左半側空間無視による症状としては，食事の際，テーブルの左側におかれた食べ物を残している，皿の左の食べ物を残している，更衣において，左上肢の袖を通していない，シャツの左側がズボンから出ている，左側のズボンがあげきれていない，左側のひげをそり残す，

髪の毛をくしでとく際に右側だけとなる，車いすを自分で操作するときに車いすの左側を壁やドアの入り口にぶつけてしまう，移乗の際に左側のブレーキやフットサポートの上げ下ろしを忘れてしまう，など様々な ADL 場面での障害があげられる．もしも，これらに左右差がなければ，半側空間無視よりも，全般的な注意障害（維持困難，性急，粗雑な動作），手続き記憶の障害や失行が疑われる．半側空間無視と付随してみられることのある同名半盲や身体失認，片麻痺に対する病態失認，Pusher 症候群なども影響している場合がある．

C 半側空間無視の分類

　半側空間無視がみられた場合，それが感覚の無視か運動の無視か，無視がみられる空間座標系が他者中心 allocentric なのか，自己中心 egocentric なのか，また，自己との距離が自己の身体にとどまる身体無視 personal neglect なのか，自己から離れた場合，手の届く範囲である peripersonal neglect か，この範囲の外に及ぶ extrapersonal neglect なのかを区別することがある．実際には，ADL における半側空間無視の内容は多様であり，単一の分類に当てはまらないことも多い．

D 半側空間無視の評価法（3-3 章参照）

　机上のテストとしては，線分二等分試験，抹消試験，模写試験，描画試験などがあるが，これらを組み合わせた Behavioral Inattention Test（BIT）の日本語版[4]がよく用いられている．また，allocentroic neglect と egocentric neglect を同時に評価できる方法が Ota らによって提案されている[5]．

　ADL 場面での半側空間無視の評価として，Bergego，Azoivi らにより，Catherine Bergego Scale が開発され，日本語版も作成されている[6]．ADL を評価対象としている点だけでなく，客観的な評価と自己評価の両方を採点しており，その差から半側空間無視に対する患者自身の認知（病態失認）について客観的に評価できるのもユニークな点である．

　これらによる評価をリハ介入前後に，あるいは経時的に行うことで，介入効果や自然経過を客観的に把握することができる．

E 半側空間無視の機序

　Mesulam は，後部頭頂葉，前頭眼野，帯状回，視床，線条体，上丘などからなるネットワークの障害により半側空間無視が生じるとしている[7]．Corbetta らは，空間的注意には前頭葉と頭頂葉・側頭葉の間に，背側注意ネットワークと腹側注意ネットワークの2種の経路が関与し（図 1），半側空間無視の患者では，腹側注意ネットワークが障害されているが，それが背側注意ネットワークにも影響を与えるとしている[8]．また Verdon らは，voxel-based lesion-symptom mapping という形態学的な手法（16-2 章参照）を用いて，半側空間無視の症状について，右下頭頂小葉が perceptive/visuo-spatial component，右背外側前頭前野が exploratory/visuo-motor component に，深部側頭葉領域が allocentric/object-centered component に関与し，重度の半側空間無視は脳室周囲の白質経路の障

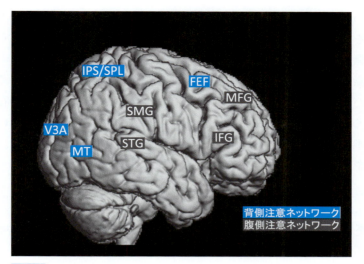

図1 空間的注意ネットワーク
背側注意ネットワーク（dorsal attention network）：外的な刺激に選択的に注意を向け，反応を起こすのに関与すると考えられている．頭頂間溝（intraparietal sulcus：IPS），上頭頂小葉（superior parietal lobule：SPL），前頭眼野（frontal eye field：FEF）を中心として，V3A や MT（middle temporal）野などの視覚野も含む．
腹側注意ネットワーク（ventral attention network）：注意を向けている範囲外からの顕著な（salient）刺激に対して新たに注意を向けるのに関与すると考えられている．半側空間無視を生じる病巣にほぼ該当する．縁上回（supramarginal gyrus：SMG）や上側頭回（superior temporal gyrus：STG）後部などの側頭頭頂接合部（temporoparietal junction：TPJ）と，下前頭回（inferior frontal gyrus：IFG）や中前頭回（middle frontal gyrus：MFG）などの腹側前頭野（ventral frontal cortex）を中心とした領域で構成される．

害と関連するとしている[9]．ネットワークの機能の重要性を裏付ける研究として，前頭葉と頭頂葉をつなぐ上縦束のような白質線維束の障害が半側空間無視の発症や回復に関与するという報告もある[10]．

半側空間無視の重症度に関連する非空間的な認知的要因として注意の維持 sustained attention の障害なども重要であると考えられており，その原因として右後部頭頂葉の機能障害を指摘する報告もある[11]．

F 半側空間無視に対するリハ介入

1 急性期

急性期には，脳卒中ケアユニットなどで臥床状態の患者に対して神経学的診察を短時間に行わなければならない場合も多い．このような際にも，患者が一側を向いていて，反対側に人がいても気づく様子がなく，反対側から声をかけられても，どこにいるかわからないような反応があれば，半

側空間無視が疑われる．また，聴診器や紐を横に差し出し，真ん中を指で示してもらい，中央からずれていないかを確認したり，片手の5本の指を見せて，指の本数を正確に数えられるか尋ねるなどで大まかに半側空間無視の有無を評価できる．

急性期は，意識レベルの変動や注意障害など，他の高次脳機能障害の合併も多く，半側空間無視を焦点としたリハ介入は難しい場合が多い．しかし，この時期の半側空間無視の存在は，その後の予後に関わってくるという報告[12]もあり，最低限の評価は必要である．また，車いす座位をとれる状態になれば，半側空間無視があると，転倒などのリスクに注意する必要がある．可能な範囲で，少しずつ左空間や左半身への注意を誘導していくようにする．

2 回復期

回復期には，本格的な半側空間無視に対するリハ介入が開始される．手法は，top-down アプローチと bottom-up アプローチに大別される．

a．top-down アプローチ

無視側への注意を促す能動的訓練で，機能障害よりも能力低下の改善に焦点を置く方法である．

視覚探索がリハでは最も一般的に用いられ，机上課題や ADL 場面で，無視側へ視線や頭部を向けるような指示を与える．机上でのペグボードを使った訓練であれば，ボードの左端に目印となるテープを貼り，これを目で確認するように促す．ADL 場面での指導としては，左側に注意を向ける方法として，食事の際にトレイの左端に目印をつけておき，そこまで視線を左に向けるようにする．車いすの左側のブレーキをかけるのを忘れる場合は，ブレーキレバーに目立つように色を塗った棒を刺すなどして，注意を向けやすくする．そして必要な場面で，それらの目印を目標にして行動するように何度も声をかける．整容動作であれば鏡で左右差がないか確認を促す．これらの促しがなくても自分から行動できるようになることを目指していくが，行動を定着させるには半側空間無視が問題であることを意識し，持続的に注意を払うことができる能力が要求されるので，効果が期待できる患者は限られる．また，状況依存的にできるようになる例でも，日常生活全般に汎化させることは難しいとされる．

時に半側空間無視に対して机上での訓練を繰り返している際にみられる現象として，半側空間無視があることを何度も指摘され，訓練において左側を注意するようになるが，線分二等分課題で中点が逆に左側にシフトしたり，抹消課題で右側の見落としが増えてくることがある．これらの状況は，無視症状が改善しているのではなく，過度に意識的に左側へ注意を向けることにより右側への注意が低下しているためと考えられる．このような場合には，訓練課題や指示の方法を再検討する必要がある．

b．bottom-up アプローチ

末梢からの刺激を利用して無視側への注意を高める受動的な訓練である．top-down アプローチよりも認知面への負荷は少なく，適応となる患者は多いといえる．

視運動性刺激では，左方向に動くランダムドットを提示する．眼振を誘発する速度で行う場合と，誘発しないゆっくりとした速度で行う場合がある．また，ランダムドットを提示しながら線分二等分などの課題を行うものと，ランダムドットの動きそのものを追視する訓練がある．その他，左後

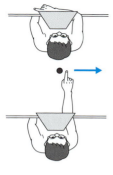

患者は右に10°シフトするプリズム眼鏡を装着する．運動開始時の手の位置を見ることができないように，顎の下に覆いをするが，ターゲットとターゲットに到達する2/3の手の軌跡，また，最終的なポインティングの誤差は見えるようにする．

ターゲットへの到達運動の訓練を繰り返す．初めのうちは，ポインティングは，ターゲットの視覚的なイメージがある右方向にずれるが，この誤差は，到達運動の方策を意識的に制御しながら，数回，到達訓練を繰り返すことで減少していく（strategic perceptual-motor control）．

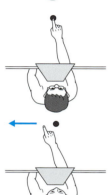

到達運動をさらに2〜5分かけて50回以上繰り返していくと，ポインティングの誤差は減少し，ほぼ消失する．これは，プリズム順応が徐々に形成されていることを反映している．

プリズム眼鏡を外すと，眼鏡によってシフトしていた方向と反対方向（左）にポインティングがずれてしまう．これは，代償的，あるいは，negativeなafter-effectとよばれている．

図2 半側空間無視に対するプリズム順応療法（Jacquin-Courtois S, et al. Neurosci Biobehav Rev. 2013; 37: 594-609[16]のFigure 2を改変）
プリズム眼鏡をつけてターゲットへの到達運動を行うと，運動を意識的に調整することで，ポインティングの誤差は急速に減少する．これには，主に頭頂葉が関与していると考えられている．訓練を続けていくと，プリズムに順応しポインティングのずれはさらに減少していく．次に，プリズム眼鏡を外すと，反対方向にポインティングのずれが生じる．このafter-effectは小脳が関与する視覚-運動マッピングの可塑的変化によると考えられている．

頸部の筋への振動刺激（振動覚や固有感覚などの深部感覚刺激），左耳への冷水刺激（カロリック刺激），半視野の遮蔽，無視側への体幹の回旋，電気刺激などが報告されている．いずれの手法でも，一部の例外を除き，効果は短時間であり，実際の日常生活での改善を期待するのは難しい．

PA療法

Rossettiら[13]によるPA療法では，プリズム眼鏡を装着するだけでなく，前方の目標物への到達運動を行いプリズム順応を生じさせ，さらに眼鏡を外した後のafter-effectを利用するのが特徴である（図2）．手続きが簡単で，課題である到達運動以外にも，単語や文章の読みや車いすの操作[14]などにおける無視症状に対しても有効性を示唆する報告があり注目されている．また，Mizunoらによるrandomized controlled trialで，亜急性期の脳卒中患者にも有効であることが示されている[15]．このようにPA療法の有効性は確立してきたが，プリズム順応を効果的に生じさせる至的条件や，

脳卒中発症からの期間，病巣部位などで効果に違いがあるか，他の介入方法と組み合わせることでより効果が得られるかなどの検討が今後の課題である[16]．

c．その他のアプローチ

反復経頭蓋磁気刺激（repetitive Transcranial Magnetic Stimulation：rTMS）や経頭蓋直流電気刺激（transcranial Direct Current Stimulation：tDCS）は，主に脳卒中後の片麻痺における大脳半球運動野の半球間抑制の不均衡の是正を目的とした研究で使用されてきたが，半側空間無視に対してもその効果を検証する研究が行われ，rTMS[17]，rTMS の一種である θ バースト刺激[18]，tDCS[19]を用いて非病巣側頭頂葉の活動を抑制，あるいは病巣側頭頂葉の活動を促進させることで半側空間無視の改善をもたらすというデータが集積されつつある．また薬剤に関しては，ノルアドレナリン作動薬のグアンファシン[20]やドーパミン作動薬のロチゴチン[21]が半側空間無視に有効であったという研究報告もある．

G 退院後への橋渡し

回復期リハ病棟退院時に，半側空間無視だけが ADL や QOL の障害となっている例はまれであり，通常は注意障害などの高次脳機能障害や片麻痺なども併存している．これらに対するリハの継続が必要であれば，通院リハや介護保険の訪問リハなどを検討する．半側空間無視に起因する日常生活での転倒などのリスクの家人への周知とその対策の指導を行い，必要であれば退院までに自宅の改修など環境設定を行う．

文献

1) 石合純夫．失われた空間．東京：医学書院；2009．
2) 日本脳卒中学会脳卒中ガイドライン委員会，編．認知障害に対するリハビリテーション．脳卒中治療ガイドライン 2015．東京：協和企画；2015．p.309-12．
3) Bowen A, Hazelton C, Pollock A, et al. Cognitive rehabilitation for spatial neglect following stroke. Cochrane Database Syst Rev. 2013; 7: CD003586.
4) 石合純夫（BIT 日本語版作成委員会）．BIT 行動性無視検査日本版．東京：新興医学出版社；1999．
5) Ota H, Fujii T, Suzuki K, et al. Dissociation of body-centered and stimulus-centered representations in unilateral neglect. Neurology. 2001; 57: 2064-9.
6) 長山洋史，水野勝広，中村祐子，他．日常生活上での半側無視評価法 Catherine Bergego Scale の信頼性，妥当性の検討．総合リハビリテーション．2011; 39: 373-80.
7) Mesulam MM. Spatial attention and neglect: parietal, frontal and cingulate contributions to the mental representation and attentional targeting of salient extrapersonal events. Philos Trans R Soc Lond B Biol Sci. 1999; 354: 1325-46.
8) Corbetta M, Shulman GL. Spatial neglect and attention networks. Annu Rev Neurosci. 2011; 34: 569-99.
9) Verdon V, Schwartz S, Lovblad KO, et al. Neuroanatomy of hemispatial neglect and its functional components: a study using voxel-based lesion-symptom mapping. Brain 2010; 133 (Pt 3): 880-94.
10) Lunven M, Thiebaut De Schotten M, Bourlon C, et al. White matter lesional predictors of chronic visual neglect: a longitudinal study. Brain. 2015; 138 (Pt 3): 746-60.
11) Singh-Curry V, Husain M. The functional role of the inferior parietal lobe in the dorsal and ventral stream dichotomy. Neuropsychologia. 2009; 47: 1434-48.
12) Nys GM, van Zandvoort MJ, de Kort PL, et al. The prognostic value of domain-specific cognitive abilities in acute first-ever stroke. Neurology. 2005; 64: 821-7.
13) Rossetti Y, Rode G, Pisella L, et al. Prism adaptation to a rightward optical deviation rehabilitates left

hemispatial neglect. Nature. 1998; 395: 166-9.

14) Watanabe S, Amimoto K. Generalization of prism adaptation for wheelchair driving task in patients with unilateral spatial neglect. Arch Phys Med Rehabil. 2010; 91: 443-7.

15) Mizuno K, Tsuji T, Takebayashi T, et al. Prism adaptation therapy enhances rehabilitation of stroke patients with unilateral spatial neglect: a randomized, controlled trial. Neurorehabil Neural Repair. 2011; 25: 711-20.

16) Jacquin-Courtois S, O'Shea J, Luauté J, et al. Rehabilitation of spatial neglect by prism adaptation: A peculiar expansion of sensorimotor after-effects to spatial cognition. Neurosci Biobehav Rev. 2013; 37: 594-609.

17) Lim JY, Kang EK, Paik NJ. Repetitive transcranial magnetic stimulation to hemispatial neglect in patients after stroke: an open-label pilot study. J Rehabil Med. 2010; 42: 447-52.

18) Cazzoli D, Müri RM, Schumacher R, et al. Theta burst stimulation reduces disability during the activities of daily living in spatial neglect. Brain. 2012; 135 (Pt 11): 3426-39.

19) Sparing R, Thimm M, Hesse MD, et al. Bidirectional alterations of interhemispheric parietal balance by non-invasive cortical stimulation. Brain. 2009; 132 (Pt 11): 3011-20.

20) Malhotra PA, Parton AD, Greenwood R, et al. Noradrenergic modulation of space exploration in visual neglect. Ann Neurol. 2006; 59: 186-90.

21) Gorgoraptis N, Mah Y-H, Machner B, et al. The effects of the dopamine agonist rotigotine on hemispatial neglect following stroke. Brain. 2012; 135 (Pt 8): 2478-91.

〈服部憲明〉

12. リハ介入

12-10 失行・失認

Point

- 失行は麻痺ではなく運動のプログラムの問題によって引き起こされる障害であり，リハ介入の面からは，観念運動失行および観念失行が重要である．
- 失行に対する介入方法に確立されたものはないが，ビデオなどを用いて，統一した介助方法を反復して行う方法などが推奨されている．
- 失認に対するリハ介入も確立された手法は存在しないが，残存する感覚入力経路による代償や，特徴を言語化することなどが一般に行われている．
- 失認患者の在宅療養においては，環境調整などによる危険性の除去が重要であり，介護者と相談して進めていく必要がある．

A 失行とは

　失行とは脳損傷により引き起こされる運動障害であり，どのような運動を行うかを正しく認識しているにもかかわらず，十分に経験のある意図的な行為を正しく遂行できない状態で，運動麻痺，不随意運動，失調，感覚障害などで説明できない障害をいう．失行にはいくつかの下位分類があり，分類法には議論があるが，リハ介入の面から特に重要と考えられるのは，肢節運動失行，観念運動失行および観念失行である．失行は，運動プログラムを形成する前頭葉および頭頂葉のネットワークの障害によって起こる．左右どちらでも起こりうるが，左半球病変患者では 1/4 から 1/2 にみられるのに対して，右半球病変では 1/3 以下でのみ認めるとされており，左半球病変に伴う患者が多い[1]．そのため，失語などの他の高次脳機能障害を合併することも多く，評価が難しいことも多い．失行の程度によって日常生活への影響は様々であるが，軽症の場合は患者自身が自覚していないことも多く，検査によって初めて明らかになる場合や，より複雑な物品操作が要求される在宅環境ではじめて明らかになる場合も多い．

1 失行の分類と機序 (3-3 章 C-4 参照)

　随意運動のメカニズムの詳細が明らかになっていないことから，失行の機序についてもいまだ議論が続いている．古典的な考えでは，図1のように，視覚的あるいは聴覚的な情報から，動作の意図や対象を理解し，"運動-意味連携システム (action-semantic system)" によって対象および意図に対応した動作を選択し，適切な運動プログラムを通じて運動出力を行うといった形で，大脳皮質全

254 Ⅱ．実践篇

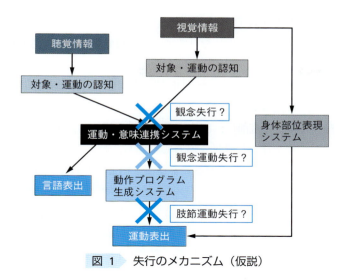

図 1 失行のメカニズム（仮説）

体にまたがる広範なネットワークが運動表出に関わっていると考えられている[2]．

　肢節運動失行は，手指などの意図的な動作や模倣などにおいて，スムーズな運動が阻害され，特に巧緻動作が困難となる症状であり，中心溝付近の病変などによって対側に一側性に起こる．肢節運動失行は運動に際して必要な適切な筋活動パターンの構築が障害されている状態であり，運動表出に関与する一連のネットワークにおいては比較的下流にあたる段階での障害と考えられている．観念運動失行，観念失行は肢節運動失行と異なり，両側性に出現しうることから，より上流での障害と考えられている．観念運動失行は，研究者によって定義には議論があるが，一般的には「バイバイと手を振る」などの象徴化された行為，および模倣動作やパントマイムなどに障害が出るとされることが多い．また，観念失行は道具や物品などの対象物を用いた動作，特に系列的動作の障害とされ，日常生活動作における影響がより大きい．失行のメカニズムに関しては，近年，感覚情報によって惹起される運動意図（affordance）の処理過程の障害との仮説も提唱されており，現在も精力的に研究がすすめられている[3]．

2 失行患者に対するリハ介入：失行症状の改善を図るアプローチ

　失行患者に対するリハ介入の有効性はいくつかの報告で確認されているが[4,5]，介入方法や，対照症例数が少なく症状にもばらつきがあり，確立された介入方法はない[6]．言語指示に従える場合は，言語的な介入を用いる場合も多いが，多くの失行患者で失語症を合併することから，視覚や体性感覚などの非言語的な刺激を用いた手がかりを利用して動作のきっかけにすることも重要と考えられている．物品に触れさせるなど非言語的な入力を用いて，物品の特徴を把握させることも有効と考えられる．また，最近，経頭蓋直流刺激法（tDCS）や経頭蓋磁気刺激法（rTMS，16-4 章参照）などによるニューロモジュレーション（neuro-modulation）治療（2 章 A-4 参照）の試みも行われており，左半球病変を有する観念運動失行患者に対しては，頭頂葉への経頭蓋直流電気刺激による賦活が有効であったという報告がある[7]．

3 失行患者に対するリハ介入での注意点

自己修正が可能な患者に対しては行為におけるエラーを自覚させることも有用である．エラーを自覚させることによる混乱やモチベーションの低下を起こしやすい失行患者の訓練では，患者の生活環境に近い状況で，患者の生活に密着した ADL 練習を，患者の症状に応じて難易度を調整したうえで行うよう留意する．実際のセッションでは，一連の動作がスムーズに行えるように援助を行い，エラーが生じる動作の過程の直前に，療法士が直接手を添える徒手的誘導を用いて正しい手順で援助を行う．繰り返しの中で徐々に援助を減らしながら，動作の定着を図る[8]．一般に，特定のADL に対する訓練は，他の ADL に汎化させることが難しいといわれていることから[9]，一般的な運動学習と同様に反復学習と結果のフィードバックを行うことで，一連の動作における情報処理過程を意識させ，強化を図ることがより効果的であると考えられている[10]．

入院での訓練，在宅での療養場面を通じて，介助する人によって介助手順が異なると患者の混乱を招きやすく，訓練効率が低下すると考えられる．方法・手順を図示したり文章にしたりしてベッドサイドなどに掲示することも，患者家族の病状への理解および介助方法・手順の統一に有効である．失行患者へのフィードバックにおいては，言語的なフィードバック以外に動作の遂行場面をビデオなどに撮影することも有効である．ビデオ撮影は，患者へのフィードバックと同時に，患者・家族などに対しての説明にも有用であり，症状理解を深めることが在宅療養環境での適切な援助や患者の心理的な安定をもたらす効果が期待できる．

B 失認へのリハ介入

1 失認の分類と機序 (3-3 章 C-5 参照)

失認とは，特定の感覚モダリティを介した対象物の認知が困難となる障害で一次的な感覚の低下によって説明できないものであり，それ以外の感覚モダリティを介すれば対象物品の認知が可能である．視覚に関連する失認としては視覚失認の他，相貌弁別が困難となる相貌失認や色彩情報の知覚が困難になる色彩失認などがある．視覚失認は大きく分けて統覚型と連合型に分類される．ともに要素的な知覚や形態知覚は保たれているが，前者は後頭葉から頭頂葉への視覚情報処理（背側経路）の障害によって引き起こされると考えられ，要素的な情報を形態に統一することが困難で，対象の模写や複雑図形の異同判断などが障害される．後者の連合型視覚失認では，視覚的な情報を統一することが可能で，模写や異同弁別は可能であるが，形態と対象のもつ概念との連合ができず，対象が何であるかを理解することができない．

これら失認症状は視覚以外の感覚モダリティでも出現する．聴覚による対象物の認知が困難であるが，視覚情報や触覚情報などを用いた場合の認識が保たれている状態で，これらの症状を説明しうる聴力の低下が明らかでない場合には聴覚失認とよばれる．

2 失認に対するリハ介入

失認に対するリハに確立された介入方法は存在しないが，基本的に，残存する感覚入力を活用することで，対象物品や環境の理解・把握を行うことが一般的である．視覚失認に対するリハでは物

表 1	失行のリハの留意点

- 患者のニーズに応じた課題を，できるだけ実際の ADL 場面で実施する．
- 患者がリラックスできる環境で，心理的負担に配慮して訓練を進める．
- 視覚や体性感覚などの非言語的入力を用いて，動作開始や手順などの手掛かりとする．
- 物品使用の際は，触覚や視覚入力を用いて，物品への注意を向け，特徴を把握させる．
- 患者の症状・重症度に応じて達成可能なレベルに難易度を調整する（物品数，行程数など）．
- 療法士は，なるべくエラーが生じないように徒手的に誘導することで援助する．
- 行為の行程を意識させながら，結果をフィードバックし，情報処理過程の再学習を図る．
- 介助者によって介助手順が異ならないよう介助方法の統一化を図る．
- 訓練場面の見学やビデオなどを用いて，家族の症状への理解を図る．

品名を呼称させる課題を行い，誤りがあった場合には触覚刺激などの入力を利用して物品の形状を記憶していくという訓練がよく行われている．視覚失認患者では，実物を用いた刺激での正答率が高く，写真や線画などの要素的な刺激での正答率が低くなる傾向があるため，物品を用いた課題をクリアした後に，これらの刺激を用いて徐々に難易度を上げていくことも行われている．しかし，訓練により特定の顔写真や物品の写真などを同定できるようになっても，同一物品を別角度から撮影した写真などの刺激での成績は向上せず，訓練で用いた刺激以外への汎化は難しいという報告もある．軽症の患者では，患者が知覚している情報を言語化することによって，対象の理解のきっかけにすることがあり，介入に利用されている．また，色情報や質感，動きのパターンなどの特徴を用いて対象物を理解することなども代償手段として有用である．同様に，相貌失認でも，ひげや髪の色，顔の傷などの特徴を用いた代償的相貌弁別手段が用いられることがある[11]．自宅環境では，日常的に使用する物品を一定のルールに従って並べたり，色などで識別できるようにラベルを付けるなどの工夫で，ADL 場面での介助量を軽減することが可能である．アイロンやポットなど危険物となりうる物品や，ガラス窓や階段などでの在宅療養中の事故を予防するには，物品管理や，方策や，必要に応じて住宅改修などを行うことが重要である．

文献

1) Donkervoort M, Dekker J, van den Ende E, et al. Prevalence of apraxia among patients with a first left hemisphere stroke in rehabilitation centres and nursing homes. Clin Rehabil. 2000; 14: 130-6.
2) Bickerton WL, Riddoch MJ, Samson D, et al. Systematic assessment of apraxia and functional predictions from the Birmingham Cognitive Screen. J Neurol Neurosurg Psychiatry. 2012; 83: 513-21.
3) Rounis E, Humphreys G. Limb apraxia and the "affordance competition hypothesis". Front Hum Neurosci. 2015; 9: 429.
4) Smania N, Girardi F, Domenicali C, et al. The rehabilitation of limb apraxia: a study in left-brain-damaged patients. Arch Phys Med Rehabil. 2000; 81: 379-88.
5) van Heugten CM, Dekker J, Deelman BG, et al. Outcome of strategy training in stroke patients with apraxia: a phase II study. Clin Rehabil. 1998; 12: 294-303.
6) West C, Bowen A, Hesketh A, et al. Interventions for motor apraxia following stroke. Cochrane Database Syst Rev. 2008: CD004132.
7) Bolognini N, Convento S, Banco E, et al. Improving ideomotor limb apraxia by electrical stimulation of the left posterior parietal cortex. Brain. 2015; 138: 428-39.
8) Goldenberg G, Daumüller M, Hagmann S. Assessment and therapy of complex activities of daily living in apraxia. Neuropsychol Rehabil. 2001; 11: 147-69.

9) Buxbaum LJ, Haaland KY, Hallett M, et al. Treatment of limb apraxia: moving forward to improved action. Am J Phys Med Rehabil. 2008; 87: 149-61.
10) Geusgens C, van Heugten C, Donkervoort M, et al. Transfer of training effects in stroke patients with apraxia: an exploratory study. Neuropsychol Rehabil. 2006; 16: 213-29.
11) Burns MS. Clinical management of agnosia. Top Stroke Rehabil. 2004; 11: 1-9.

〈三原雅史〉

12. リハ介入

12-11 記憶障害

Point

● 日常診療においてはエピソード記憶の障害が問題となるが，随伴する認知機能障害と合わせて評価することも重要である．

● 脳卒中後の記憶障害に対するリハ介入のエビデンスは乏しく，患者の生活状況に応じて日常生活上のニーズに応じたゴール設定を行うことが必要である．

● 記憶障害のリハにおいては，可能な限り，エラーを排除した援助方法を取り入れ，患者および介護者の能動的な参加を引き出し，患者自身の自立や社会的転帰の改善を目指したアプローチが重要である．

A 記憶障害の分類と評価

記憶は情報の取り込み，保持，取り出し，再生からなる一連の心理過程であり，質的には回想意識を伴う陳述記憶と回想意識を伴わない非陳述記憶に分類される．陳述記憶はさらに，時空間的な脈絡をもつ個人的な経験の記憶であるエピソード記憶と，言語使用に必要な概念，単語，記号などの一般的知識である意味記憶に分類される．非陳述記憶は道具の使用方法などの運転技能や手順などの認知的熟練過程である手続き記憶と，特定の手掛かり刺激が特定の記憶を引き出すプライミングとよばれる現象に分けられる．これらの質的な分類以外にも様々な記憶の分類法があり，把持時間の違いによって，数十秒程度の短期記憶とそれ以上の長期にわたって保持される長期記憶とに分類する方法もある．発症時からの時系列の観点から，過去の記憶情報の引き出しが困難な場合を逆向性健忘とよび，新たな情報の獲得/蓄積が困難な場合を前向性健忘とよぶ．日常診療において一般に問題になることが多いのは，エピソード記憶の障害であるが，障害部位や程度によってその症状や重症度は様々であり，実際のリハ介入にあたっては，各症例における記憶障害の重症度評価の他，随伴する認知機能障害の評価が不可欠である．重症度の評価としては，ウェクスラー記憶検査（WMS-R），リバーミード行動記憶検査（RBMT）などがよく用いられており，その他遂行機能障害や注意障害などの評価をウィスコンシンカードソーティングテストや Trail Making Test などを用いて評価する（3-3章 C-1，C-7参照）．

表 1	記憶障害のリハの留意点

- 対象となる患者の症状, 合併する認知機能障害に応じて, 治療プログラムを設定する.
- 記憶能力の全般的な改善を目標とするのではなく, 残存している潜在的な学習能力に もとづいて領域特異的な課題の学習を目標とする.
- 学習過程では, 可能な限り, エラーを排除した援助方法が推奨される.
- 患者の心理的な負担に配慮して, 難易度の調整および環境調整を行う.
- 訓練のゴールは, 実際の日常生活上の課題に沿ったものとし, 介護者も対象に含める.
- 治療には, 患者および介護者の能動的な参加が望ましい.
- できる限り, 行っている治療の原則および意図を明確に示し, 患者の理解を促すこと が望ましい.
- 治療効果の評価は, 患者の動機づけや性格的な特性を考慮し, 患者自身の自立や社会 的転帰の改善を基準に行う.

B 記憶障害のリハ介入

　脳卒中患者における記憶障害に対するリハのエビデンスに関しては, 無作為化比較試験を用いた研究がきわめて乏しいこともあり, 現時点では確立している方法論は存在しない[1,2]. 記憶障害のリハにおいて重要なことは, 早期から適切な評価の下に, デザインされたリハプログラムを作成し継続的に訓練を行うことであり, 記憶能力全般を改善することを目標とするのではなく, 患者の生活状況に応じたゴール設定を行うことが必要である (表1)[3]. 具体的には手続き記憶やプライミングなどの潜在的記憶を用い, 効果的に記憶を引き出せるような刺激入力を用いて日常生活上の課題を軽減することを目指す. 訓練場面においては, エラーを意識させて試行錯誤させることで, 逆にエラーが強化されることが指摘されており[4], 可能な限りエラーを自覚させない刺激を用いて訓練をすることが重要である. 記憶障害による ADL の低下は多大な心理的ストレスとなりうる. 特に重症の記憶障害患者では, ラベルなどを用いた収納物品の教示や, 矢印などのサインを用いた道順の提示など含めた環境調整を行うことで ADL の自立度を高めて, 心理的なストレスを軽減し, 訓練への意欲や意識向上を図る.

　記憶障害のリハにおいては記憶障害を代償する物品としての外的補助具もしばしば用いられ, 訓練を通じて, これらの補助具の使用方法を習得することは重要なゴールの1つである (15-4 章参照). 外的補助具には, ノートやメモ帳のように, 記憶すべき情報そのものを保持させておくものと, タイマーやアラームのように, 記憶されている情報あるいは外的記憶補助具へのアクセスを促す手がかりとして用いるものがあるが, 両者を組み合わせて用いることもしばしば行われている. 患者が普段から頻用している携帯電話や電子手帳などの物品を利用することも有用であるが, もともとメモや手帳などを使用する習慣がない患者では, 外的補助具を利用すること自体を記憶できないことが問題となりやすい. 実際の訓練場面では, 外的補助具を確実に使用できるように段階的に患者に学習させる必要がある. 初期には, 患者自身に記憶障害に対する問題意識を惹起させ, 補助具の必要性に対する注意を向けさせることが重要であり,「必要時に補助具を用いる」ことを繰り返し訓練して学習させる.

外的刺激以外の方法としては，情報を保持させて，一定時間後に想起させ，その感覚を徐々に伸ばしていく間隔伸長法とよばれる方法がある．具体的には患者の重症度，症状に応じて，記憶課題の項目数，難易度を調整し，徐々に間隔を延ばしながら反復していくが，潜在的な手続き記憶を用いて補助具を確認する動作なども同時に学習し，習慣化を図ることによって，より効率的な訓練効果が期待できると考えられる．

その他，重症患者では適応が難しいが，健常者においても日常的に利用されている内的記憶戦略を用いる方法がある．内的記憶戦略法の例としては，記憶すべき事柄を視覚的なイメージに置き換え，それらを関連させて覚える視覚イメージ法や，記憶すべき事柄について，段階的に深く解釈することで記憶に残りやすくする PQRST 法（Preview：ざっと目を通す/Question：自分で質問を作る/Read：内容を精読する/State：質問に対して答える/Test：質問の答え合わせをする）などがあり，症例によっては効果が認められる．これらの外的補助具と内的記憶戦略法の併用は脳卒中患者におけるエビデンスは確立していないが，軽症頭部外傷患者においては効果が認められており推奨されている[5]．

C 退院後への橋渡し

記憶障害患者では，運動障害などの機能障害が軽微である症例も多く，その障害が十分に周囲に理解されないことも多い．軽症例などでは，在宅療養移行後や復職後などの環境の変化によってはじめて課題が明らかになる例もあり，早期からの適切な評価および介入と，家族や同僚など周囲への情報提供を適切に行うことが，患者本人の心理的負担を軽減させ，社会復帰を促進するうえで重要である．具体的には，適切な時期に記憶障害の原因，症状，重症度などを説明するとともに，記憶障害によって起こりうる生活上での問題とその対処法について，あらかじめ提示し，周囲のサポートが十分に受けられるように援助を行うことが重要である．

文献
1) 原　寛美. 記憶障害. 臨床リハ. 2009; 18: 799-805.
2) Nair RD, Lincoln NB. Cognitive rehabilitation for memory deficits following stroke. Cochrane Database Syst Rev. 2007: CD002293
3) Turkstra LS. Treating memory problems in adults with neurogenic communication disorders. Semin Speech Lang. 2001; 22: 147-154; quiz 154-5.
4) Baddeley A, Wilson BA. When implicit learning fails: Amnesia and the problem of error elimination. Neuropsychologia. 1994; 32: 53-68.
5) Cicerone KD, Dahlberg C, Malec JF, et al. Evidence-based cognitive rehabilitation: Updated review of the literature from 1998 through 2002. Arch Phys Med Rehabil. 2005; 86: 1681-92.

〈三原雅史〉

12. リハ介入

12-12 摂食嚥下のリハ

Point

- 脳卒中患者には高頻度に摂食嚥下障害がみられ，誤嚥の有無や程度の評価と，肺炎併発予防のための全身状態安定化や予防的ケアやリハ，肺炎の早期発見と早期治療による重症化予防が重要である．
- 投与経路が経口/非経口のいずれでも，急性期から消化管からの栄養を開始したほうがよい．
- 摂食嚥下機能のベッドサイドスクリーニング検査のうえ，必要であれば嚥下造影検査，内視鏡検査などを適切に行い，栄養摂取経路（経管・経口）や食形態，姿勢，代償嚥下法の検討と指導を行う．
- 重症の場合，姿勢調節や嚥下法の指導，食形態の調整によって経口摂取訓練（＝直接訓練）を行う一方，主たる栄養摂取ルートは経管栄養などを用いながら嚥下機能改善のための食物を用いない訓練（＝間接訓練）を行う．
- 摂食嚥下リハの大切なポイントは，口腔・咽頭への直接的介入だけでなく，全身への包括的なアプローチ視点をもつことである．

A 摂食嚥下障害と誤嚥性肺炎

　脳卒中急性期患者の50〜70％と高頻度に何らかの摂食嚥下障害があり，20〜50％に誤嚥を認め，10〜20％は誤嚥性肺炎を合併するといわれ，誤嚥の有無や程度の評価（4-4章参照）と，肺炎併発予防のための全身状態安定化や予防的ケアやリハ，肺炎に至った場合は，早期発見と早期治療による重症化予防が重要である．

　咳嗽反射や嚥下反射の低下は脳卒中後遺症だけでなく加齢の影響でもみられるため，唾液が下気道に流れ込んでもむせない不顕性誤嚥が永続的なこともしばしばある．そのため，肺炎予防には攻撃因子を極力減らすだけでなく，防御因子を高めるバランスが大切である（図1）．攻撃因子の1つとして誤嚥性肺炎の起因菌について述べると，グラム陰性桿菌（大腸菌やクレブシエラ）が多いが，嫌気性菌や複合感染も各20％程度みられる．嫌気性菌の多くは口腔内常在菌に由来するため，日常的な口腔ケアは大切である．繰り返す誤嚥で細気管支を中心に炎症を生じ，喘鳴や呼吸困難など，喘息様症状を呈する病態もある．肺炎の早期発見と早期治療のために，誤嚥や誤嚥性肺炎の徴候として食事時間外の咳嗽の増加にも注意を払う．防御因子の強化には，栄養管理や消耗性の合併症予防，喀出力向上のための胸郭可動性，体力の向上などがあげられる．

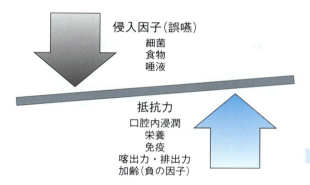

図 1 誤嚥性肺炎は，侵入因子と抵抗力のバランス破綻から生じる

B 摂食嚥下障害のリハ介入

1 絶食期間は短い方がよい

　栄養経路が経口/非経口にかかわらず，急性期から（発症 7 日以内）消化管からの栄養を開始したほうが，末梢点滴のみよりも死亡率が少ない傾向がある．脳卒中超急性期で，バイタルが不安定な状態（異常高血圧，高熱，呼吸状態不安定），頭蓋内圧亢進や小脳脳幹病変による嘔気嘔吐，イレウスや高度下痢など消化管の重篤な問題など，禁忌事項がないかぎり，極力早期に経消化管栄養投与を開始する．

　経腸栄養療法の利点は，腸管粘膜の廃用萎縮予防や消化管の生理機能の維持，急性侵襲下の代謝亢進抑制，免疫能の維持，bacterial translocation（MEMO 参照）の回避，胆汁うっ滞の回避，カテーテル合併症（敗血症や気胸など）の回避，TPN（total parenteral nutrition）に比べ長期管理が容易，廉価，代謝反応のホメオスターシス維持，などがあげられる．

> **MEMO: bacterial translocation**
>
> ● 1970 年代の終わり頃から，腸管内細菌が腸管外組織に移行する病態が注目され bacterial translocation（BT）という言葉が用いられはじめた．最初「腸管内の生菌が腸管外組織に移行すること」として定義されていた（Berg RD, et al. Infect Immun. 1979; 23: 403-11）．その後多発外傷や多臓器不全における敗血症の発生，完全静脈栄養における敗血症や肝障害の一因などと関連づけられ，またサイトカイン学の発達と共に近年注目を集めるようになった．現在では「生菌以外にも死菌やエンドトキシンなどが腸管腔内から腸管壁を越えて移行すること」と概念が変遷してきている．また，腸管壁を越えなくても，腸管粘膜下の gut-associated lymphoid tissue（GALT）まで細菌がたどり着き，そこでサイトカインの産生を促す場合も含めたり，BT と endotoxic translocation を分けてこの二者を総称して microbial translocation とよぶ考えもある．関連病態として，腸管内から侵入した細菌を取り込んだ GALT でのサイトカインカスケードの進行による systemic inflammatory response syndrome（SIRS）や multiple organ dysfunction syndrome（MODS）の惹起，TPN の副作用としての腸管萎縮からの BT による肝機能障害やカテーテル関連血流感染などがあげられる．（改変出典 http://www.jsmmn.jp/dic/1-1.html）

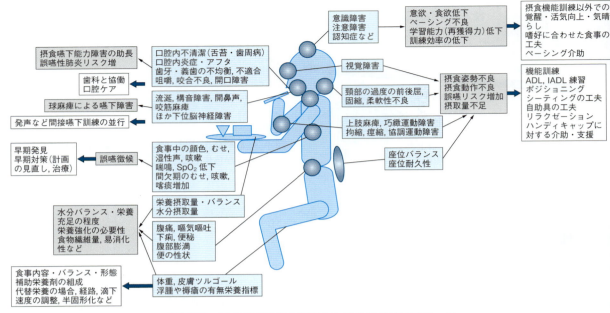

図2　摂食嚥下障害の観察点とその多角的アプローチ

2　脳卒中発症後の絶食からの食事開始

摂食嚥下評価や食事開始基準は4-4章を参考にされたい．

意識状態や流涎，唾液むせ，嚥下機能のベッドサイドスクリーニング検査のうえ，必要あれば嚥下造影検査（VF），内視鏡検査（VE）などを適切に行い，その結果を参考に，栄養摂取経路（経管・経口）や食形態，姿勢，代償嚥下法の検討と指導を行う．

大切なポイントは，口腔・咽頭への直接的介入に注意が偏りがちだが，全身への包括的なアプローチ視点をもつこと（図2）である．

3　経口摂取が当面困難と判断された患者

経口摂取が当面困難と判断された患者には，補助栄養の投与経路を適宜再評価していく．前述のような禁忌事項が改善次第，早期に経腸的に栄養管理を開始し，末梢点滴のみの継続は7日程度までにとどめる．発症1カ月以降も経口摂取困難な状況が見込まれる場合は胃瘻での栄養管理を検討する[1]．

急性期を過ぎて，補助栄養経路の変更を検討するタイミングは，回復期リハでの摂食嚥下リハにおける経鼻経管から胃瘻への移行メリット検討時や，在宅移行を想定した慢性期の栄養管理手段の検討時である．中心静脈栄養に比べ経腸栄養は，長期間の栄養補助管理に向いており，静脈栄養ほど厳しい衛生管理が必要ないのはいうまでもないが，在宅管理の容易さ，投与中の安全性を考えると経鼻経管より胃瘻のアドバンテージは高い．介護者に管理指導する期間も考慮し，漫然と経路決定時機を延ばすのは避ける．禁忌があり胃瘻造設が困難な場合は，経鼻経管でも栄養剤の工夫（高

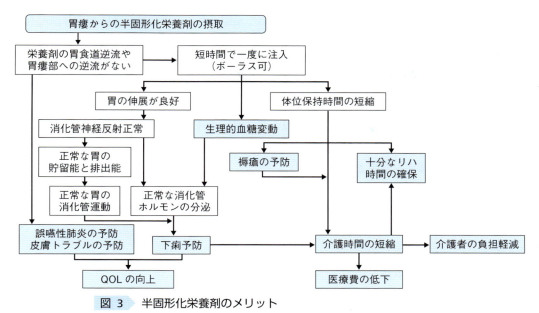

図3 半固形化栄養剤のメリット
(http://www.peg.or.jp/lecture/enteral_nutrition/05-02-01.html より改変)

濃度栄養剤や栄養剤の半固形化，Key word 参照）で注入時間を短縮化し，誤注入のリスクや介護時間を軽減する（図3）．2005年の FOOD trial では，早期の胃瘻造設はむしろ死亡率を上げるとされたが，この報告における「早期」は発症後7〜10日までの「超急性期」であり，「2〜3週間後」以降の胃瘻造設を否定するものではなかった[2]．

> **▶ Key word：栄養剤の半固形化**
>
> ● 液体状の栄養剤を経腸栄養として使用中，胃瘻周囲への漏れなど皮膚症状，胃食道逆流に伴う誤嚥性肺炎などの呼吸器症状，下痢などの消化管症状（液体栄養剤の急速な消化管の通過に起因），耐糖能異常など内分泌異常（急速吸収や長時間の液体栄養剤注入に起因）などの合併症は少なくない．近年，病態別栄養剤や水溶性植物繊維剤など材料のバリエーションの他，半固形化がポピュラーになっている．よい適応は以下である．
> ①リハの時間確保のため注入時間を短縮したい患者
> ②誤嚥や嘔吐を繰り返す患者
> ③吸収障害を伴わない下痢を繰り返す患者
> ④瘻孔への漏れがある患者
> ⑤安静が保てず注入時間を短くしたい患者
> ● 粘度が高いため，チューブが太くて短い胃瘻が望ましいが，経鼻チューブの場合注入直前にペクチン製剤を投与して胃内で粘度を高める方法もあり，同様に注入時間の短縮が可能である．現在は半固形化した既製バッグ製剤も増えており，簡便であるが，在宅介護等でコスト負担が問題となる場合は栄養剤用の増粘剤での半固形化を指導する．

4 重症摂食嚥下障害の場合

重症の場合，経管栄養などで栄養強化しながら，食物を用いない訓練（＝間接訓練）を行う．間

接訓練の具体的な手法は，ガイドラインに詳しいので参照されるとよい[1,3]．各間接訓練法の有効性は患者の病態が多岐で小規模研究であるため，エビデンスレベルが低くなってしまうが，実際には患者の病態を把握し，経時的な変化も客観的観察を行うことでそれに合わせた訓練法を選択すれば効果は期待できる．各手法，特に苦痛や危険を伴うようなものの適応を判断するときは，その即時効果と安全性を嚥下造影や内視鏡下で確認したほうがよい．頸部前屈や回旋，咽頭冷却刺激，メンデルゾーン手技，息こらえ嚥下，頸部前屈体操などの間接訓練は比較的よく行われる．嚥下造影などの検査結果に基づき栄養摂取法や代償嚥下法の検討とその指導を患者や家族に行うことは，誤嚥性肺炎や脱水・栄養障害を減少させる．

5 直接訓練の展開

姿勢調節や嚥下法の指導・食形態の調整によって経口摂取訓練（＝直接訓練）を行う．

食形態安全の目安：食事を提供して

①むせず（少なく）飲み込みがスムーズ

②食事時間は30分以内

③摂食量が必要量の2/3以上

④食事前後の脈拍や呼吸数，SpO_2の変化や疲労度が少ない

⑤発熱，喀痰増加など感染徴候がない

これらの条件を満たしていれば指示された食事のレベルが患者の摂食・嚥下能力に適合しているといえる．

C 摂食機能療法のチームアプローチ，医師の役割

臨床的には「摂食（食物を摂ること）」と「嚥下（飲み込むこと）」と用語区別があるが，医療保険では嚥下までを含めて摂食機能とよんでいる．摂食機能障害に対して，多職種が医師のリーダーシップのもと方針を共有し積極的なアプローチを行うことが望ましいが，急性期や在宅ではマンパワー不足で職種の区別なく役割を補完しながら進めていく場合も多い．介入の推進のため，言語聴覚士だけでなく看護職，歯科衛生士，理学療法士または作業療法士が摂食訓練指導を行った場合に，病棟での摂食機能療法に対して条件を満たす場合，診療報酬が認められている．

医師は，個々の患者の症状に対応した診療計画書作成，定期的な摂食機能検査をもとにその効果判定や訓練内容の記載や指導を行う．

摂食介助に関わるすべての人が毎食やケアの詳細を共有することも誤嚥予防には大切であり，共通言語を用いてわかりやすくベッドサイドで活用できる一覧を設けるなど，リスク管理を行う（表1，図4）．

なお，水分，とろみの表現や，嚥下食分類は病院単位で独自表現をしていることが多く，病院間で共有しにくい問題があった．共通言語として学会が統一した段階基準や統一名称を提唱しているので参考にするとよい〔日本摂食・嚥下リハビリテーション学会嚥下調整食特別委員会．日本摂食・嚥下リハビリテーション学会嚥下調整食分類2013，学会分類2013（食事），学会分類2013（とろみ）〕．

表1 摂食嚥下機能シート

大項目	リスト	内容			
環境設定	食事場所	自室	デイルーム		
	ポジショニング物品	車いす	いす	机	オーバーテーブル
	必要物品	エプロン	スプーン	滑り止めマット	
	食事前準備	エプロン装着介助	口腔ケアセット		
	水分準備	とろみ要	とろみ固さ	お茶配膳禁止	
食事介助	介助者	スタッフ	家族の可否		
	介助の程度	個別	ペーシング介助	声かけ	遠位監視
	食事時間の上限				
	食事中止基準				
口腔ケア	準備物品	歯ブラシ	ガーグルベースン	歯磨きペースト	コップ
	口腔ケア方法	拭き取り	歯ブラシ	含嗽	
	介助の程度	監視（仕上がり確認）	歯ブラシ介助	含嗽介助	全介助
その他注意点		（自由記載）			

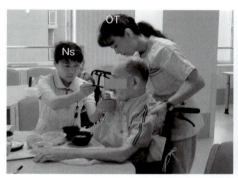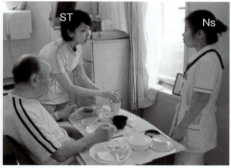

図4 当院の摂食機能シート：摂食機能療法への活用
食事時間には，Ns（看護師）全員，ST（言語聴覚士），OT（作業療法士）が協力して積極的に取り組んでいる．

D 防御因子の強化～誤嚥性肺炎の予防～

1 薬物

　脳梗塞急性期の誤嚥性肺炎予防と嚥下機能改善に対するシロスタゾールの効果は，本邦の小規模臨床試験（レベル4）で示されている程度である[4]．脳梗塞慢性期の誤嚥性肺炎は，ACE阻害薬，抗血小板薬シロスタゾール，アマンタジンにより減少するとの報告もあるが，大規模な比較試験は行われておらず，日本人あるいはアジア人種のみの報告であり，脳卒中治療ガイドライン2015では，

投与リスクをしのいでまで積極的は勧められないグレードCレベルである[5].

2 口腔ケア

　口腔ケアにより，口腔と咽頭の細菌数低減が図られる．食後だけでなく摂食嚥下前に口腔ケアを行うことが感染リスクを減らすのに重要なほか，口腔を適度に湿らせることや刺激が間接訓練となり，摂食嚥下によりよい準備をセッティングするメリットもある．歯周病は近年脳卒中のリスクの可能性との研究もあり口腔内環境の重要性が提唱されている．

　咳嗽困難な高次脳機能，口腔機能や水分や唾液誤嚥レベルの患者は，通常の歯磨き介助ではリスクが高く禁忌であり，口腔ケアに，ガーゼやスポンジ材を用いたり，水分量や処理時吸引併用など，手法に注意を要する．口腔内乾燥予防のために，発声はよい間接訓練の機会である．口腔ケアに消毒薬を使用する必要はない．乾燥予防に人工唾液や口腔内ジェルを使用する場合，量が過多で口腔内貯留すると汚染源になりうるため，適応をよく考え導入後も経過を観察する．

3 栄養管理

a．急性期からの栄養管理

　脳卒中急性期には高血糖はラクナ以外の脳梗塞の転帰不良因子であり，また重度の低血糖および低血糖遷延は永続的な神経障害を生じうる[6]．米国脳卒中協会のガイドラインでも急性期管理では血糖を140〜180 mg/dL 程度に保つことが望ましいとされている[7]．インスリン投与方法など管理手法に関するエビデンスは明らかでないが，末梢点滴などで漫然と投与カロリーを絞っておくことは，ストレス，発熱，感染合併症など高侵襲の状況下で著しい消耗を招くことや，低栄養やるいそうによる褥瘡発生リスクなどを考えると望ましくないのは明らかである．

　脳卒中のすべての入院患者に対して急性期から栄養状態を評価し，不要な絶食や安静を避け，必要栄養のバランスを保ちつつ適宜インスリンを投与するなど，急性期からの十分な栄養管理視点をもっておく．特に入院時低栄養，嚥下障害，低栄養や褥瘡のリスクのある患者では注意して十分なカロリーや蛋白質の補給を行う．

　脳卒中再発予防の視点から高血圧，糖尿病など血管系リスクである基礎疾患に対して，自己管理意識の向上とともに食生活（栄養，減塩），体重管理なども是正したいポイントである．また回復期には床上から車いす，歩行への移行など，活動度向上に伴う体重や栄養状態の再評価や栄養管理の見直しにも配慮する．

b．経腸栄養剤と栄養管理

　経腸栄養剤は，消化吸収の窒素源の形態によって成分栄養剤，消化態栄養剤，半消化態栄養剤に分類される．主に消化機能による選択，病態による栄養組成・水分のバランス，不足しうる微量元素・ビタミン類への注意の順に内容を調整する．

　腸管の消化吸収が基本的に保たれていれば半消化態栄養剤を第1選択とする．これは市販されている種類も多く栄養バランス・栄養価ともに優れている．病態別栄養剤には，糖尿病，腎疾患，肝疾患，呼吸不全に対応したものや免疫賦活栄養剤(高度侵襲期や低栄養患者の術前・術後に投与)，蛋白質・食物繊維・ビタミン・微量元素などの含有量を強化したもの，脂質の組成を工夫したもの

268 　Ⅱ．実践篇

などがある．ただし基礎疾患があっても必ずしも病態別栄養剤を選択する必要はなく，蛋白含有や繊維量などの異なる半消化態栄養剤の組み合わせで必要栄養組成のバランス調整が可能であることは多い．

成分栄養剤は，窒素源がアミノ酸で構成され，ほとんど消化を必要しないが，脂肪の含有量が極めて低い製品を長期投与する場合は必須脂肪酸欠乏予防のために経静脈的な脂肪乳剤の併用が必要となる．消化態栄養剤は，窒素源にアミノ酸のほかペプチドを含み，吸収効率はむしろ成分栄養より良いとされている．腸管の消化機能が十分でない場合，これらが選択されるが，消化態製剤の進歩で経腸栄養対象が拡大している．

心不全や腎不全など，水分制限の必要性がある場合や1回注入量を増やしたくない場合は，一般的な1 kcal/mLの製剤よりも1.5～2.0 kcal/mLに調整されたものを選択する．注入カロリーが多い場合は蛋白過多にならないか，少ない場合は微量元素・ビタミンが不足しやすいので，1日投与量の組成バランスはこれらの点にも注意しておく．

経腸栄養剤は取り扱い形式からは医薬品と食品に分けられる．成分栄養剤，消化態栄養剤は医薬品扱いで医師の処方による．半消化態栄養剤の一部に医薬品扱いのものがあるが大半は食品扱いである．

なお在宅ケアに移行する場合は，経腸栄養剤のコストや介護負担，投与手技の整理など，長期的に継続できる手技・コストであるべく，指導時に配慮が必要である．

文献

1) 日本脳卒中学会脳卒中ガイドライン委員会，編. 2-7 嚥下障害に対するリハビリテーション. 脳卒中治療ガイドライン 2015. 東京: 協和企画; 2015. p. 303-5.

2) Dennis MS, Lewis SC, Warlow C. FOOD Trial Collaboration. Effect of timing and method of enteral tube feeding for dysphagic stroke patients（FOOD）: a multicenter randomized controlled trial. Lancet. 2005; 365: 764-72.

3) 訓練法のまとめ（改訂 2010）日本摂食・嚥下リハビリテーション学会医療検討委員会版. 日本摂食リハ学会誌. 2010; 14: 644-63.

4) 日本脳卒中学会脳卒中ガイドライン委員会，編. 1-3 対症療法（2）嚥下障害. 脳卒中治療ガイドライン 2015. 東京: 協和企画; 2015. p. 16-7.

5) 日本脳卒中学会脳卒中ガイドライン委員会，編. 3-5 誤嚥性肺炎の予防. 脳卒中治療ガイドライン 2015. 東京: 協和企画; 2015. p. 124.

6) 日本脳卒中学会脳卒中ガイドライン委員会，編. 1-1 脳卒中急性期の呼吸・循環・代謝管理（3）栄養. 脳卒中治療ガイドライン 2015. 東京: 協和企画; 2015. p. 8-9.

7) Jauch EC, Saver JL, Adams HP, et al. Guideline for the early management of patients with acute ischemic stroke: a guideline for healthcare professionals from the American Heart Association/American Stroke Association. Stroke. 2013; 44: 870-947.

〈畠中めぐみ〉

13 リハに関する医療保険制度

Point

● 脳卒中の社会的インパクトを軽減するためには，発症予防，TIA 治療，発症後の早期治療，リハ，再発予防，合併症・安全管理など包括的な取り組みが必要である．

● 本邦では，回復期リハ病棟が 2000 年以降普及し，脳卒中に対して週末も含め，1 日 3 時間の個別リハ提供が医療保険でカバーされている．

● 回復期リハ病棟では，多職種チームが集中的なリハ・ケアを提供し，重度障害者を含む脳卒中患者の ADL を改善し，在宅復帰に導くシステムが構築されてきたが，その効率化が課題である．

● 回復期リハ病棟退院後のリハ・ケア継続のしくみが，地域包括ケアシステムのなかに構築されることも今後の課題である．

A 脳卒中の社会的インパクト

　脳卒中は死因としては 2011 年に癌，心疾患，肺炎に次いで第 4 位となったが，高齢者の要介護状態の主要な原因である．平成 25 年国民生活基礎調査の概況によると，要介護者などの介護が必要となった原因は，脳卒中が 18.5％，認知症が 15.8％，高齢による衰弱が 13.4％，転倒・骨折が 11.8％，関節疾患が 10.9％である．このような脳卒中の社会的インパクトを軽減するためには，それぞれの病期にわたる連続的かつ包括的な取り組みが必要で，発症予防（危険因子の治療），TIA の治療，発症後の早期治療（特に脳梗塞に対する rt-PA 治療や血栓回収療法），リハ，再発予防，合併症管理，転倒防止などの安全管理が重要である．

B 脳卒中ユニットにおける介入効果

　脳卒中ユニットにおける，早期からの集中リハをふくめた多角的チーム医療が，脳卒中患者の生存率，日常生活動作（ADL）や歩行能力を改善することに国際的なコンセンサスが得られている[1,2]．有効なチーム医療を規定する要素として，医師（内科医，神経内科医，脳外科医，精神科医など），リハ専門看護師，理学療法士，作業療法士，言語聴覚士，社会福祉士などが多角的チームを組むこと，脳卒中患者に特有な合併症を熟知し予防が行われること，チームによるミーティングが定期的に行われ，各々の患者の問題点，治療方針，ゴール決定，在宅復帰のために必要な家屋改造や訪問

270 Ⅱ．実践篇

サービスを含む社会資源の活用などに共通の認識をもたれること，リハ室でのADLと病棟でのADLに差がないこと，家族指導も積極的に行われること[1,2]などが含まれる．

C 本邦の脳卒中に対するリハ医療体制

国によってリハ供給体制には相違があり，ヨーロッパでは急性期から治療とリハを施設内で完結させる脳卒中ユニット，米国では急性期病院から地域のリハ専門病院（IRF: inpatient rehabilitation facility）に転院する地域完結型が主体である．本邦では2000年の診療報酬改定で，回復期リハ病棟入院料が「脳血管疾患または大腿骨頸部骨折等の患者に対して，リハを集中的に行って，ADLの向上による寝たきりの防止と家庭復帰を実現する」という明確な目的で創設された．従来の療法士が訓練室で行うリハから，病棟で医師，看護師，療法士，社会福祉士らがチームとしてリハ・ケアを提供する形がつくられた．同病棟では，発症後2カ月以内に急性期病院から転院・転入した脳卒中患者に対して，医師，看護師，療法士などからなるチーム医療を行う体制での入院リハが，150日（高次機能障害を伴うと180日）まで，医療保険でカバーされる．個別リハに対する考え方は2006年に変革が起こり，1日6単位（1単位＝20分）から9単位に拡大され，リハの体系も人員配置，機能訓練室の面積などを要件とする施設基準により区分されていた評価体系（総合リハ）を見直しから疾病や障害の特性に応じた4つの疾患別リハ（心大血管，脳血管疾患等，運動器，呼吸器）に変更された．

回復期リハ病棟の量的整備は順調に進み，2016年3月で1,358病院，1,725病棟，77,102床，人口10万あたり60床となった（図1，最新データは回復期リハビリテーション病棟協会ホームページ

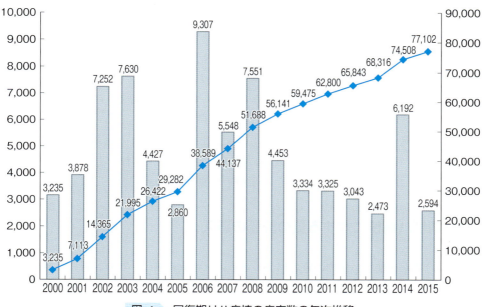

図1 回復期リハ病棟の病床数の年次推移

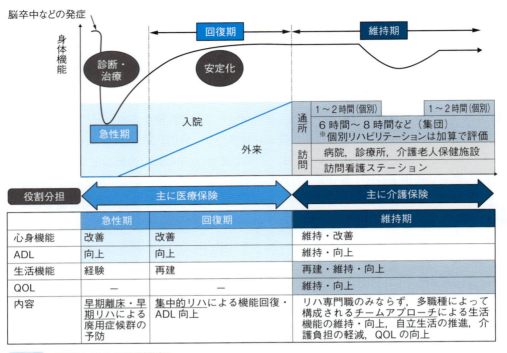

図 2　脳卒中リハの役割分担
日本リハビリテーション病院・施設協会「高齢者リハビリテーション医療のグランドデザイン」（青海社）より厚生労働省老人保健課において作成

http://www.rehabili.jp/参照）．しかし，回復期リハ病棟の分布の地域格差は問題であり，人口10万人あたり35の茨城県と146の高知県では4倍以上の開きがある．

一方，脳卒中の急性期治療を主眼とした脳卒中ケアユニット入院医療管理料は2006年に新設された．同ユニットは一般病床の治療室単位であり，医師・看護師の常時配置，常勤の理学療法士または作業療法士1名の配置が要件である．急性期治療後，回復期リハ病棟に転院・転棟し，集中リハによりADLを改善，在宅復帰に導くという診療報酬上のスキームができた（図2）．急性期病院から回復期リハ病棟への早期の連携促進のために，2006年に地域連携クリニカルパスに対する評価が診療報酬に導入された（地域連携診療計画管理料・退院時指導料）．また，急性期リハを促進するために早期リハ加算が設定されている．2014年には急性期病棟（1:1看護基準）への療法士配置への加算が加わった（ADL維持向上等体制加算，図3）．また急性期病棟でも在宅復帰率の要件が加わり，2014年には75％，2016年には80％（回復期リハ病棟への転院含む）以上となった．

D　回復期リハ病棟に対する質の評価の導入

増加しつづける回復期リハ病棟の質の担保のために，診療報酬に「質の評価」が導入された（図3）．看護職や療法士，医師，社会福祉士配置などの構造指標，重症患者受け入れ体制やリハ供給量などの過程指標，ADL改善度や在宅復帰率といった成果指標が含まれる．具体的には，回復期リハ

病棟基準1の要件として，日常生活機能評価（表1）10点以上の重度障害患者の受け入れ割合が2008，2010，2012年度にそれぞれ15％，20％，30％以上必要と次第に厳しくなり，さらに2012年には医学的重症度の指標である看護必要度A項目1点以上の患者の受け入れが15％以上という要件も加わった（2016年には5％に緩和）．アウトカム指標としては，在宅復帰率がそれぞれ60％，70％以上であること，日常生活機能評価10点以上の重症患者のうち2008，2012年度にそれぞれ3点，4点以上の改善が30％以上で達成できることと強化された．2010年度に休日リハ提供体制加算（365日リハ体制を評価），リハ充実加算（1日平均6単位以上を評価）が導入され，約80％の病院でリハが365日体制で供給されている．2014年には，医師と社会福祉士の病棟専従配置が体制強化加算として評価された．

その結果，回復期リハ病棟に投入される医療費は増加した（図4）．成果の観点からは，2008年以降，在宅復帰率が70％以上と比較的高い水準を保っている（図4）．1日あたりのリハ単位数とADL改善度（FIM利得）にも正の相関がみられる．しかし，1日あたりのADL改善度（FIM効率）5単位以上で横ばいである（図5）．また，急性期と回復期の在院日数（図6）は微減したのみであり，効率化は課題の1つである[3,4]．そのような流れを受けて2016年にはFIM効率を疾患別に補正した「実績指数」が導入され，一定以上の実績をあげない病院は6単位以上のリハ料が包括されるようになった．

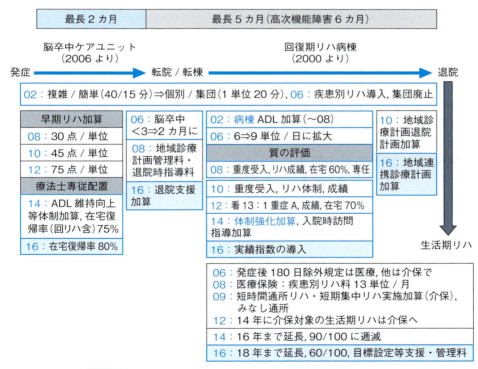

図3　脳卒中に対するリハ医療制度の変遷（2000年以降）
説明は本文参照．

表1 日常生活機能評価票

患者の状況	得　点		
	0点	1点	2点
床上安静の指示	なし	あり	—
どちらかの手を胸元まで持ち上げられる	できる	できない	—
寝返り	できる	何かにつかまればできる	できない
起き上がり	できる	できない	—
座位保持	できる	支えがあればできる	できない
移乗	できる	見守り・一部介助が必要	できない
移動方法	介助を要しない移動	介助を要する移動（搬送を含む）	—
口腔清潔	できる	できない	—
食事摂取	介助なし	一部介助	全介助
衣服の着脱	介助なし	一部介助	全介助
他者への意思伝達	できる	できる時とできない時がある	できない
診療・療養上の意思が通じる	はい	いいえ	—
危険行動	ない	ある	—
	合計得点	点	

得点： 0〜19点
得点が低いほど，生活自立度が高い．
本来この評価は，看護師がケアにどの程度関わる必要があるかを評価するために開発されたもので
ADL 評価そのものではないところに注意．

E　在宅復帰と在宅生活の維持

　回復期リハ病棟の整備に比し，その後の生活期リハについては確立された体制の模索が続いている．2012 年の診療報酬改定で，介護保険の対象である生活期リハは 2014 年に介護保険に移行する方針が明記されたが，介護保険による短時間通所リハなどの普及が十分ではなく，医療保険での算定が可能な状態が続いている（図3）．2016 年には介護保険によるリハへの移行促進のため，目標設定等支援管理料が導入された．

　団塊の世代が 75 歳以上を迎える 2025 年に向かって，医療提供体制の改革シナリオにおいては病院機能分化の徹底と連携のさらなる強化，居住系・在宅サービスのさらなる拡充などを含めて医療・介護の基盤整備の再編が大きな課題である．今後の脳卒中患者の状況においても，従来の急性疾患発症から機能回復し在宅復帰するという単相性のシナリオから乖離するケースに遭遇する機会が多くなると想定される．再発（回復期リハ病棟への再入院）例，認知症や複合的な疾患の合併など

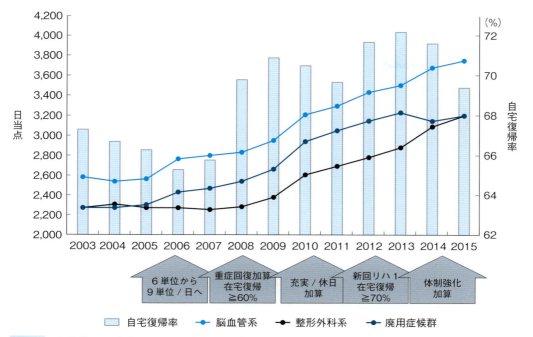

図 4　回復期リハ病棟の診療点数と自宅復帰率の変遷
回復期リハビリテーション病棟の現状と課題に関する調査報告書[4]より改変．説明は本文参照．日当点は患者1人1日あたりの診療点数で×10円が実際にかかる費用である．

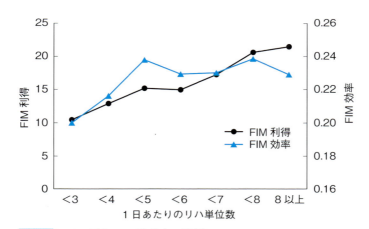

図 5　リハ量と FIM 改善度の関係
FIM 利得は退院時での FIM の改善点数，FIM 効率は1日あたりの FIM 改善点数（1単位は20分）
FIM: Functional Independence Measure（3-2 章参照）

ADL 改善がより難しい例，ADL 改善が在宅復帰に結びつくという図式が成立しない老々介護・逆介護や独居例の増加である．地域包括ケアシステムとの連動，すなわち病棟内の回復期リハチームだけでなく，患者の在宅環境を障害や介護力に見合った形に近づけるための地域の医療・介護サー

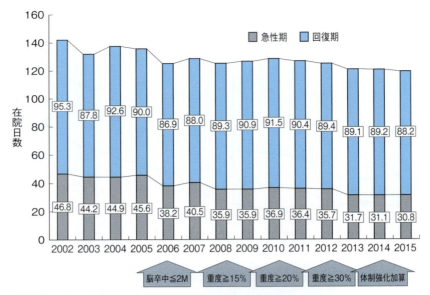

図 6 脳卒中患者における急性期と回復期の在院日数の推移
回復期リハビリテーション病棟の現状と課題に関する調査報告書[4]より改変．2006年には，回復期リハ病棟の脳卒中受入までの期間が発症後3カ月から2カ月になり，急性期在院日数が短縮した．その後，回復期リハ病棟基準1の重度障害者受け入れ基準（日常生活機能評価が10点以上の患者の割合）が強化された．また2014年には医師と社会福祉士の専従配置に対する体制強化加算が導入されたが急性期および回復期の在院日数は微減にとどまっている．

ビススタッフもチームとして包含する体制作りが問われるであろう．

1) Miyai I, Reding M. Stroke recovery and rehabilitation. In: Ginsberg MD, Bogousslavsky J. editors. Cerebrovascular disease: Pathology, diagnosis, and management. Malden: Blackwell Scientific Publications; 1998. p. 2043-56.
2) Langhorne P, de Villiers L, Pandian JD. Applicability of stroke-unit care to low-income and middle-income countries. Lancet Neurol. 2012; 11: 341-8.
3) Miyai I, Sonoda S, Nagai S, et al. Results of new policies for inpatient rehabilitation coverage in Japan. Neurorehabil Neural Repair. 2011; 25: 540-7.
4) 一般社団法人回復期リハビリテーション病棟協会．回復期リハビリテーション病棟の現状と課題に関する調査報告書．2016年2月．

〈宮井一郎〉

14 社会保障制度の活用，社会復帰

Point

● 患者，家族の暮らしを支えるために，介護保険ほか各種社会保障制度が活用される．
● 医療スタッフには，脳卒中発症後に活用できる社会保障制度に精通し，適切に案内すること
が求められている．

A 社会資源とは

1）社会保障制度の活用

患者・家族に適した社会保障制度の利用を支援するために，身体機能や経済状況・生活実態を把握し，「誰が何に困っているのか」「なぜ困っているのか」「どんな支援が必要なのか」「どうなりたいのか」を確認することが必要である．

昨今，患者の権利意識は高く，「制度を教えてもらえなかった」「制度の利用基準に該当する疾患や症状（後遺症）があると説明をしてもらえなかった」「診断書を書いてもらえなかった」など，医療関係者の不手際により権利を侵害されたと主張する患者や家族も存在する．

脳卒中リハに携わるスタッフには，①社会保障制度に関する適切な情報提供，②患者や家族が自らの疾患・心身機能・高次脳機能を理解できるような病状説明，③申請の要否を自己決定できるような支援，を行うことが求められている．

各種社会保障制度は年度毎に改訂されることが多く，地域差も大きいため，現状を確認の上で申請手続きを進める必要がある．

2）社会資源の利用の傾向

平成25年国民生活基礎調査によると，介護が必要となった主な原因の第1位が脳卒中（18.5%）であり，要介護者等のうち78.9%が何らかの介護サービスを利用している．

利用された介護サービス内容は，身体介助（入浴介助・身体清拭・排泄介助・体位交換・着替え・食事介助等），生活介助（食事の準備・買い物・洗濯・掃除等），散歩・話し相手等の本人希望に沿った支援のほか，医療の継続（服薬管理・療養指導・必要な医療処置等），医師の指示によるリハなど多岐に渡る．

患者や家族が自宅生活を希望すれば，医療必要度・介護必要度が高くても在宅生活ができる社会をめざし資源の整備が進んでいる．

以下に回復期リハに携わる医療スタッフが理解しておくとよい，脳卒中発症後の生活支援に活用頻度の高い社会保障制度についてのべる．

B 介護保険制度（平成29年1月現在）

- 65歳以上・40歳以上の脳血管疾患の介護支援を要する患者が利用できる．
- 医師には，医療や介護・介護サービス利用に関する意見書の記載が求められる．

身体機能や認知機能の低下が起こったとき，適切な介護（予防）サービスの利用により，暮らしを支える制度．医療の領域では，医療保険サービスの受給者を「患者」とよぶが，介護保険領域では，介護保険サービスの受給者を「利用者」とよぶ．

参考）http://www.jcma.or.jp/suguwakarukaigohokenn.pdf

（日本介護支援専門員協会：パンフレット）

http://www.pref.osaka.lg.jp/attach/18176/00111780/watasitati8jap.pdf

（大阪府：パンフレット）

a．対象者

年齢・疾病による制限あり．

1号被保険者：65歳以上の介護などの必要な方
2号被保険者：40歳〜64歳の特定疾患*により介護などの必要な方

* ①脳血管疾患，②筋萎縮性側索硬化症，③骨折を伴う骨粗しょう症，④後縦靱帯骨化症，⑤多系統萎縮症，⑥脊髄小脳変性症，⑦脊柱管狭窄症，⑧初老期における認知症，⑨早老症，⑩糖尿病性神経障害，糖尿病性腎症および糖尿病性網膜症，⑪閉塞性動脈硬化症，⑫パーキンソン病関連疾患，⑬慢性閉塞性肺疾患，⑭関節リウマチ，⑮両側の膝関節または股関節に著しい変形を伴う変形性関節症，⑯がん（医師が一般に認められている医学的知見に基づき回復の見込みがない状態に至ったと判断したものに限る）

b．サービス利用までの流れ（図1）

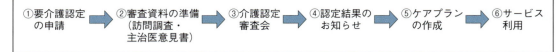

図1 サービス利用までの流れ

1）要介護認定の申請

行政機関・地域包括支援センターほか，ケアマネージャーの事業所などへ申請書・被保険者証の提出などを行う．

2）審査資料の準備

利用できるサービスや介護保険の適用範囲に影響を及ぼす．医療，身体機能，認知機能の状態を正確に反映することが必要．

- 主治医意見書：傷病に関する意見・特別な医療・心身の状態に関する意見・生活機能とサービ

ス利用に関する意見・特記すべき事項などを記載する．社会生活において必要な医療サービスや介護サービスを確保するための情報提供が必要である．下記の手引きやガイドブックを参照の上，家族や関係者からの情報収集も行い，患者に不利益が生じないよう記入する．

参考）http://www.pref.aichi.jp/cmsfiles/contents/0000068/68538/02_1_syujii_tebiki.pdf
（主治医意見書記入の手引き）

http://www.pref.aichi.jp/cmsfiles/contents/0000068/68538/04_0_gaidobukku.pdf
（主治医意見書記載ハンドブック）

● **訪問調査**：面談により，心身機能や認知機能を確認する．本人が自らの状態を説明できない場合は，家族等の介護者による説明が望ましい．入院中の患者の調査時には，医師・看護職・社会福祉士などによる補足説明も有効である．

3）介護認定審査会

2）の資料をもとに，介護が必要な度合いについて医療・保険・福祉領域の専門家による審査・判定を行う．

4）認定結果の種類（認定区分，図2）

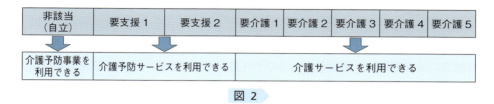

図2

5）ケアプランの作成

利用者や家族との面談，関係者からの情報収集に基づき，利用するサービスの種類や回数等のサービス利用計画を立てる．ケアマネージャーにケアプラン作成を依頼することが多い．

c．利用できるサービス

1）サービス概要（図3）

サービスが提供される場は，自宅と施設に大きく分かれ，地域での暮らしを支援する地域密着型サービスもある．

2）**自宅等の生活環境を整備するサービス**

● 福祉用具貸与

レンタル指定品目
1．車いす，2．車いす付属品，3．特殊寝台，4．特殊寝台付属品，5．床ずれ防止用具，6．体位変換器，7．認知症老人徘徊感知器，8．移動用リフト，9．手すり，10．スロープ，11．歩行器，12．歩行補助杖，13．自動排泄処理装置

自宅生活の中で必要な福祉用具のうち，指定された13品目については，ケアプランに組み入れると，介護保険が適用される．

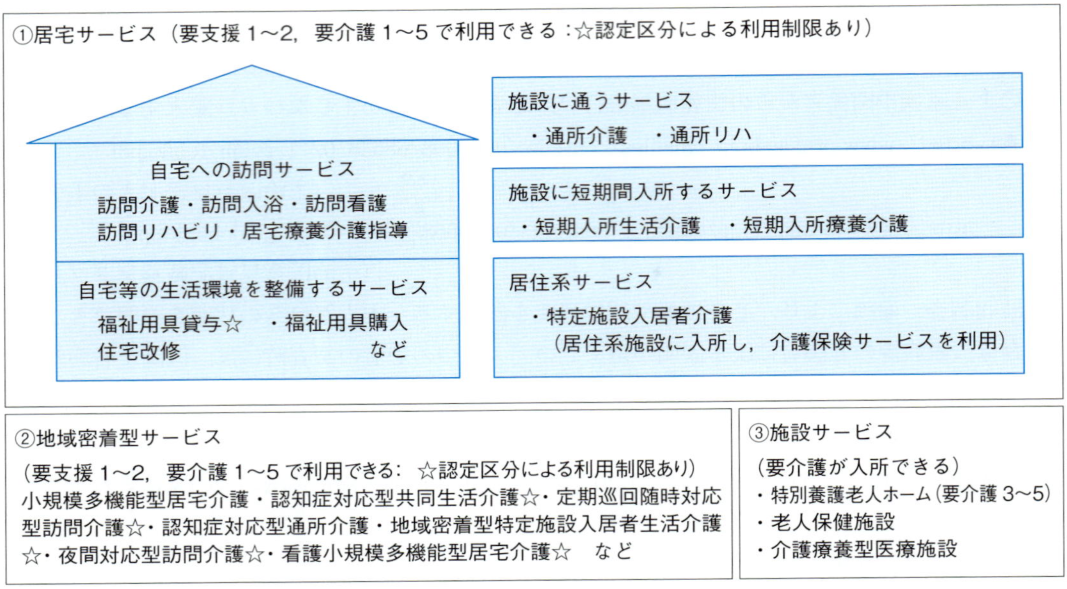

① 居宅サービス（要支援 1～2，要介護 1～5 で利用できる：☆認定区分による利用制限あり）

自宅への訪問サービス
訪問介護・訪問入浴・訪問看護
訪問リハビリ・居宅療養介護指導

自宅等の生活環境を整備するサービス
福祉用具貸与☆　・福祉用具購入
住宅改修　　　　　　　　　など

施設に通うサービス
・通所介護　・通所リハ

施設に短期間入所するサービス
・短期入所生活介護　・短期入所療養介護

居住系サービス
・特定施設入居者介護
（居住系施設に入所し，介護保険サービスを利用）

② 地域密着型サービス
（要支援 1～2，要介護 1～5 で利用できる：☆認定区分による利用制限あり）
小規模多機能型居宅介護・認知症対応型共同生活介護☆・定期巡回随時対応型訪問介護☆・認知症対応型通所介護・地域密着型特定施設入居者生活介護☆・夜間対応型訪問介護☆・看護小規模多機能型居宅介護☆　　など

③ 施設サービス
（要介護が入所できる）
・特別養護老人ホーム（要介護 3～5）
・老人保健施設
・介護療養型医療施設

図 3

　ただし，要支援 1，2，要介護 1 では，原則 1～8 までの福祉用具と，要支援 1，2，要介護 1～3 で 13 の福祉用具には介護保険が適用されないので注意が必要である．医師の意見書添付により介護保険が適用されることもあるため，個別にケアマネージャーへの相談が必要となる．

● 福祉用具購入

購入できる品目
1. 腰掛便座，2. 自動排泄処理装置の交換可能部品，3. 入浴補助用具，4. 簡易浴槽，
5. 移動用リフトの吊り具

　指定された 5 品目の購入にあたっては，介護保険が適用される．1 年間で 10 万円までの福祉用具の購入が 1 割または 2 割負担となる．

● 住宅改修

改修指定項目
1. 手すりの取り付け，2. 段差の解消，3. 滑りの防止，移動の円滑化などのための床または通路面の材料の取替え，4. 引き戸などへの扉の取替え，5. 洋式便座などへの便器の取替え，
6. その他，1～5 までの住宅改修に付帯して必要となる住宅改修

　上の改修 6 項目に介護保険が適用される．
　保険適用後の自己負担額は，20 万円以下の改修の場合 1 割または 2 割負担，20 万円を超えた改修費は全額自己負担となる．20 万円以下の改修を数回に分けて利用することも可能である．3 段階以

上重度の介護認定を受けた場合や引越した場合には，再度の改修申請にも 20 万円の保険適用が認められる．なお，自治体によっては，介護保険適用外の改修に対する助成制度もあるため，事前に自治体の相談窓口や地域のケアマネージャーへの相談を勧めている．

住宅改修の申請にはケアマネージャー等の意見書・改修計画・見積もり等を要する．改修業者との打ち合わせ・必要書類の準備・申請手続き等の期間を見込み，より早期に手続きを開始する．

介護保険は，住民票上の住宅の改修に適用されるため，住民票の所在を確認しておく．

d．利用料

●医療保険における診療報酬同様に，サービス個々に介護報酬が設定されている．

例）居宅サービスの単位と利用費用（介護度・事業所の形態等により単位数が異なる）

（平成 27 年 4 月時点）

サービス名	単位と費用　＜＞内は大阪市の地域加算を反映した費用
訪問介護	身体介護（30〜60 分未満）　388 単位＜4,314 円＞ 生活援助（45 分以上）　189 単位＜2,502 円＞
訪問看護	訪問看護ステーション　30 分以上 1 時間未満 814 単位＜9,051 円＞
訪問リハ	1 回 20 分あたり　302 単位＜3,285 円＞

（利用料は，1 単位あたり 7 区分の地域加算と 4 区分のサービス種類別単価により算定する）

暦月内に利用したサービスの合計単位数が，下記の限度額範囲内に収まれば介護保険が適用され，利用料は所得に応じて 1 割または 2 割負担となる．限度額を超えたサービス利用料は，介護保険が適用されず，10 割（全額）負担となる．また，通所サービス等で提供される食事等は，別途料金が必要となる．

●居宅サービス利用における利用限度額（1 カ月あたり単位）　　　　（平成 27 年 4 月時点）

要支援 1	要支援 2	要介護 1	要介護 2	要介護 3	要介護 4	要介護 5
5,003 単位	10,473 単位	16,692 単位	19,616 単位	26,931 単位	30,806 単位	36,065 単位

●施設サービス利用にあたっては，①介護認定に応じた介護費用，②所得に応じた食費・居住費（室料），③日常生活費を負担する．なお，病院と異なり，オムツ代は①に含まれる．

●介護保険料の支払い義務は 40 歳以上に発生する．保険料未納の期間に応じ，3 割負担，10 割負担等の介護保険の適用制限がある．介護保険の利用は長期間にわたるため，費用を心配する利用者は多い．介護保険の自己負担額を助成する制度（高額介護サービス費），医療保険と介護保険の双方の自己負担額を助成する制度（高額医療合算介護サービス・高額介護合算療養費）がある．

参考）http://www.mhlw.go.jp/topics/2009/07/dl/tp0724-1b.pdf（厚生労働省 HP）

e．医療と介護の連携について

医療から生活へのスムーズな移行が，医療・介護の双方にとって大きな課題となっている．医療・看護・介護・生活等の引き継ぎを医療スタッフ（医師・看護師・セラピスト等）と介護領域のスタッフ（ケアマネージャー・訪問看護師・訪問セラピスト等）が行った場合，医療・介護の双方で下記の報酬算定が可能である（病棟種別による算定制限あり）．

紹介状・訪問看護指示書・リハ指示書等の作成以外にも，ケアマネージャー・訪問看護師等との

対面による連携業務が報酬上で評価されていることを知っておきたい.

医療介護連携に対する報酬（平成 28 年 4 月現在）

	診療報酬	介護報酬
在宅		居宅療養管理指導　☆
入院時	退院支援加算　★	入院時情報連携加算
入院中	介護支援連携指導料（2 回まで）　★	退院・退所加算
退院時	退院時共同指導料　☆	

☆医師による連携・療養指導が報酬上で評価される
★看護師・社会福祉士による連携の評価

　そのほか, 障害者手帳（身体障害者手帳, 精神障害者保健福祉手帳, 療育手帳）の所持, 難病（358 対象疾患）の該当者が利用できる制度もある. 介護保険対象者の場合, 介護保険を優先して利用する. 介護保険にないサービスのみ, 障害者総合支援法を利用できる.

C　障害者総合支援法（平成 27 年 7 月現在）

　参考) http://www.shakyo.or.jp/business/pdf/pamphlet_h2604.pdf（障害者総合支援法の概要）
　脳卒中発症後に利用されることが多いサービスは, 補装具, 訓練給付, 介護給付, 住宅改修, 医療費助成, 手当て等である. サービスの内容や利用基準等が自治体により異なるので, 住民票のある自治体へ確認を要する.

a．対象者
1）障害者手帳所持者等
- 障害種別（身体障害者手帳）
  - 視覚障害, ● 聴覚・平衡機能障害, ● 音声・言語・そしゃく機能障害, ● 肢体不自由
  - 内部障害（心臓・じん臓・呼吸器・膀胱または直腸・小腸・免疫・肝臓）
- 障害等級
  障害種別ごとに細かな障害基準が定められ, 障害の程度により, 1〜7 級に区分される. 1〜6 級のみ手帳が発行される.
  等級は指数に換算することができ, 複数の障害を併せた総合等級もサービス利用に影響する.
  （例: 内部障害 3 級＋肢体不自由 4 級＝総合等級 2 級）
- 脳卒中発症後は, 肢体不自由や音声言語そしゃく機能障害を申請されることが多いが, 既往歴や合併症により他の機能障害に該当しないか確認しておく. 複数の障害者手帳の取得による等級合算や補装具・日常生活用具等の選択肢が増える可能性がある（例: 呼吸機能障害 1〜3 級による吸引器の支給など）.
- 高次脳機能障害に対して精神障害者保健福祉手帳を申請する場合は, 取得に対して社会的な心理的抵抗, 業務や資格の制限につながる可能性があることを理解した上での申請の検討を勧めて

282　Ⅱ．実践篇

いる.

● 高次脳機能障害の場合は，手帳を所持しなくても診断書の提出により，利用できるサービスがある.

参考）http://www.mhlw.go.jp/bunya/shougaihoken/shougaishatechou/dl/toukyu.pdf

（厚生労働省 HP：身体障害者障害程度等級表）

http://www.pref.osaka.lg.jp/jiritsusodan/tetyo/sinsakijun.html

（大阪府 HP：身体障害者手帳認定の手引き）

● 手帳交付申請：1．市区町村の障害福祉担当窓口にて申請書類の受け取り

2．指定医師による診断および診断書の作成

3．診断書ほか，申請書類・写真等を自治体窓口へ提出

自治体による認定審査を経て，障害者手帳が交付される．認定審査会の開催スケジュールにより申請後 1〜2 カ月後の交付となる場合もある．諸サービスを利用する場合は，事前にスケジュール確認をしておくとよい．自治体によっては診断書料が還付される.

2）難 病

厚生労働省で認定された難病（平成 29 年 4 月現在 358 疾患）では，障害者手帳がなくても障害者総合支援法による各サービスを利用できる.

参考）http://www.mhlw.go.jp/file/06-Seisakujouhou-12200000-Shakaiengokyokushougaihokenfukushibu/0000156426.pdf（厚生労働省 HP：障害者総合支援法の対象となる疾病）

b．サービス利用申請

市区町村の障害担当窓口でサービス利用を申請する.

介護給付等を利用する場合は，介護保険と同様に障害支援区分認定が必要となる．障害支援区分認定にも，主治医意見書が必要である.

参考）http://www.pref.osaka.lg.jp/attach/1192/00000000/ikensyo.pdf

（大阪府 HP：医師意見書記載の手引き）

障害支援区分認定にも申請から約 1 カ月間を要す．サービス利用希望時期に合わせ，障害者手帳と障害支援区分認定を同時に申請できないかなど，早めに自治体担当者に相談するよう勧める.

介護給付を受ける場合のサービス利用計画の立案は，障害者総合支援法の指定を受けているケアマネージャーに依頼できる.

c．サービスの種類

自立支援給付	介護給付	居宅介護（ホームヘルプ）・重度訪問介護・行動援護・同行援護・重度障害者等包括支援・児童デイサービス・短期入所（ショートステイ）・療養介護・生活介護・施設入所支援・共同生活介護（ケアホーム）
	訓練等給付	自立支援（機能訓練・生活訓練）・就労移行支援・就労継続支援・共同生活援助（グループホーム）
地域生活支援事業		相談支援・住宅入居支援・コミュニケーション支援・日常生活用具の給付または貸与・移動支援・地域活動支援センター

d．利用料

　介護給付・補装具・日常生活用具などのサービス利用時には，利用料の原則1割を負担する．所得に応じて，減免制度や，高額所得者の利用制限がある．

e．よく利用されるサービス

①補装具

　・介護保険の利用対象者は介護保険によるレンタルを優先利用する．障害の程度や身体状況に合わせたオーダーメイドの補装具が必要な場合は，本法の適用による補装具が支給される（車いす・電動車いす・歩行器・歩行補助杖等）．

　・医師の意見書・自治体のリハ指定医による判定等が必要．オーダーメイドの車いす等を作成する場合は申請から支給まで数カ月を要する．事前の相談・スケジュール確認が必要である．

②重度障害者医療費助成

　重度の障害認定者（身体障害者手帳1～2級・療育手帳A）の医療費負担額を助成する制度．自治体により，対象となる障害や等級，医療費の助成額・所得制限などが異なるため確認を要する（大阪市の場合，所得制限はあるが，1カ月あたりに1医療機関で支払う医療費の窓口負担上限額が500円×2回＝1,000円となる．1カ月に複数の医療機関を利用した場合，自己負担額が2,500円を超えた場合は，超過分が還付される．）

③特別障害者手当

　身体や精神（知的を含む）の障害があり，自宅での日常生活において常時特別の介護を必要とする状態にある20歳以上の方に支給される手当．診断書提出による申請が必要となる．診断書は，指定医でなくとも作成可能である．

　平成28年4月現在の支給月額は，26,830円（大阪市）である（高額所得者には支給制限あり）．

　20歳未満の場合は，障害児福祉手当・特別児童扶養手当の申請を相談できる．

④住宅改修

　日常生活上の利便を向上させるなどの目的で行われる住宅の改修費用を助成する制度．助成の対象となる障害種別・等級・助成額・対象工事は自治体による規程があるため，確認が必要だ．

⑤訓練等給付例

　自立訓練：機能訓練（療法士などによる通所や入所による訓練．個別訓練・集団療法・パソコンなどの職業訓練・スポーツ活動・趣味活動など）

　就労移行支援・就労継続支援：個人の課題に合わせた学習サポート・軽作業・求職支援・企業との連携サポート・就業後の相談サポートなど．訓練参加時の工賃が支給される．

D　その他

● 就労は，健康管理・日常生活管理・社会生活力の維持の上に成り立つ．障害の状態に合わせた準備をするために各種相談支援機関を利用できる．

● 患者や家族が，心身機能・高次脳機能障害の状況を的確に把握している必要がある．

1 就業支援・就労支援について

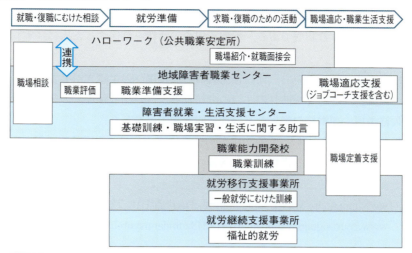

図 4 就労を支援する機関と役割
（高次脳機能障害情報・支援センター：http://www.rehab.go.jp/brain_fukyu/how06/より）

参考）http://www.mhlw.go.jp/seisakunitsuite/bunya/koyou_roudou/koyou/shougaishakoyou/shisaku/shougaisha/dl/h25_degb-06_01.pdf（厚生労働省 HP：相談支援機関の紹介）

http://www.cccplus.jp/shien_nagare.pdf（大阪市就業・生活支援センター：支援の流れ）

公共職業安定所（ハローワーク）以外にも，職業相談の窓口が整備されている．障害者就業・生活支援センター（相談支援・職業準備・実習等の職業指導・アフターフォロー等），障害者職業センター（職業評価・職業リハビリテーション計画・職場適応支援・リワーク支援等），障害者職業能力開発校等で職業準備や就職後のアフターフォローまでの支援を受けることができる．

職業訓練のプログラムは介護・農業・パソコンなど多岐にわたり，プログラムには地域差がある．必要とされる技能，訓練期間，定員などは個々に設定されており，個別の相談が必要である．大阪では，圧倒的にパソコンの活用を支援するプログラムが多い．

障害者総合支援法の対象者は，障害者総合支援法による就労移行支援事業も活用できる．

留意事項

職業訓練の開始時期や内容は，相談窓口の担当者と十分に相談の上で計画することを勧める．健康や日常生活の管理や維持が整わない時期尚早の開始や，訓練内容と能力とのギャップは，患者の自信喪失や疲弊につながり，仕事ばかりか日常生活を送ることも難しくなる場合もある．

相談窓口の担当者には，患者の健康状態，身体機能，高次脳機能障害等を細かに情報提供することが必要となる．医療スタッフは，各職種による評価内容を患者家族が理解できるように説明し，必要に応じて書面による情報提供等を行う．

なお，復学については身体機能に合わせた環境設定や心身機能をサポートする担当者の配置が望ましい場合がある．いずれの場合にも，教育委員会による検討や準備などが必要となるため，担当教員への早期からの相談が必須である．

2 成年後見制度

精神疾患，認知症や高次脳機能障害等により判断能力が不十分な場合，財産管理，契約手続きなどの法的な視点から保護する制度である．治療費用や生活費を確保するために，本制度を利用する例も少なくない．

法定後見人は家庭裁判所への申立，任意後見人は公証役場への手続きが必要となり，判断能力の程度に応じて「後見」「保佐」「補助」の3つに分かれる．「後見」「保佐」の決定により，医師等の資格に対する欠格条項や選挙権の喪失などの社会的な制限がある．

医師は，診断書の作成（成年後見制度の申請時），鑑定書の作成（家庭裁判所等からの依頼時）を求められる．主治医が記載できる書類だが，各種の客観的な評価に基づき記載されることが望ましい．手引き等を参照されたい．

参考）http://www.moj.go.jp/MINJI/minji95.html（法務省 HP：成年後見制度の概要）

http://www.courts.go.jp/vcms_lf/201412243sinndannsyotebiki.pdf

（裁判所：診断書作成の手引き）

http://www.courts.go.jp/vcms_lf/201412241kannteitebiki.pdf

（裁判所：鑑定書作成の手引き）

3 経済的な支援に関する制度

脳卒中発症後，収入減や医療・介護費用の負担などの経済面への影響が大きく，生活が一変する患者も少なくない．

以下に，よく利用される所得保障や医療費負担の助成制度を紹介する．

a．高額療養費制度（平成27年1月現在）（表1）

医療費の負担額を所得に応じた上限額に抑えることができる制度

- 限度額は，同月内に受けた医療費が対象となり，室料，食事代，文書料等は含まない．
- 70歳未満，70歳以上で限度額設定が異なる
- 同月に世帯内に複数（家族・医療機関）の高額医療（21,000円以上）を負担する場合は，合算した限度額の適用が可能

参考）https://www.kyoukaikenpo.or.jp/g3/cat310/sb3030（全国健康保険協会）

（負担上限額の例：70歳未満の方）

b．障害年金（平成28年4月現在）

- 疾患・障害程度・保険料納付期間のほか，初診日が65歳未満で，初診日の時点に年金加入している等の受給条件がある
- 障害固定をもって受給申請ができる．

（障害固定日：一般的には初診日から1年6カ月経過した日．脳卒中の場合は，初診日から6カ月後で主治医が障害固定と認めた日の相談も可）

老齢年金受給前に年金を受給できる制度である．

参考）http://www.nenkin.go.jp/n/open_imgs/free3/0000000011_0000023554.pdf

（日本年金機構 HP：パンフレット）

表1 高額療養費制度

平成27年1月診療分から所得区分	自己負担限度額	多数該当[注]
①区分ア （標準報酬月額83万円以上の方）	252,600円＋（総医療費−842,000円）×1%	140,100円
②区分イ （標準報酬月額53万〜79万円の方）	167,400円＋（総医療費−558,000円）×1%	93,000円
③区分ウ （標準報酬月額28万〜50万円の方）	80,100円＋（総医療費−267,000円）×1%	44,400円
④区分エ （標準報酬月額26万円以下の方）	57,600円	44,400円
⑤区分オ（低所得者） （被保険者が市区町村民税の非課税者等）	35,400円	24,600円

注）「区分ア」または「区分イ」に該当する場合，市区町村民税が非課税であっても，標準報酬月額での
「区分ア」または「区分イ」の該当となります． （全国保険協会HPより）

https://www.kyoukaikenpo.or.jp/g3/cat310/sb3030/r150

注）多数該当：直近12カ月間で高額療養費を3月以上利用した場合，4月目から適用

　　　　　http://www.nenkin.go.jp/n/www/service/detail.jsp?id=3225 （日本年金機構HP：年金額）

　相談窓口は，障害基礎年金は市区町村等窓口，障害厚生年金は年金事務所・年金相談センターとなる．

　申請時に必要となる初診時の状況証明や障害固定の状況を記す診断書は，指定医でなくても主治医による作成が可能である．

　障害基礎年金1級で975,125円（年額），障害基礎年金2級で780,100円（年額）が支給される．厚生年金の加入者には，報酬に応じた障害厚生年金も支給される．

c．傷病手当金

- 協会けんぽへの加入者が，疾病による3日以上連続して休職し，給与の支払いがない（もしくは傷病手当金の額より少ない）場合に申請できる（共済保険や組合保険の加入者は，申請条件を保険者に確認すること）．
- 給付額は，標準報酬日額の2/3に相当する額である．
- 同一疾病による休職が続く場合，最長1年6カ月間受給できる．

　病気やけがによる休職中に，事業主から十分な報酬が受けられない場合に支給される．

　参考）http://www.kyoukaikenpo.or.jp/g3/cat310/sb3040/r139 （全国健康保険協会HP）

　手続き方法（会社によっては，総務・人事担当者が手続き代行してくれるため，要相談）

　・協会けんぽ（共済・組合）の窓口へ必要資料を取り寄せ

　・医師記載欄・事業所記載欄を記載の上，窓口へ提出

　・数カ月後，指定の口座に手当金が給付される

4 社会保障制度の活用例：事例紹介

主家計者であり，別居の母の精神的支援も行っていた男性の脳梗塞発症に伴い，母も自宅で転倒骨折した事例.

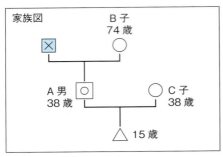

図 5a

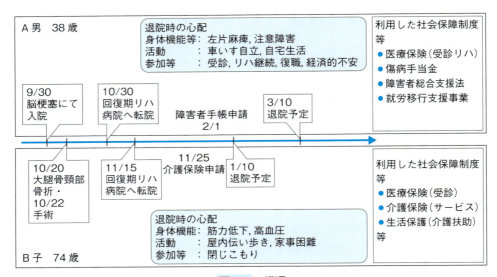

図 5b 経過

a．A男の社会資源利用について

①A男は40歳未満のため介護保険は対象外．身体障害者手帳（肢体不自由）を退院1カ月半前に申請し，障害者総合支援法によるサービス（車いす，自立訓練）利用を想定した．

②家計者の発症のため経済的な不安が強い．傷病手当金・障害年金などの所得補償制度の手続きを検討する．

②早期の職場復帰を希望したが，まずは自宅生活の安定をめざすよう指導中である．就労移行支援事業所の見学をセッティングし，利用開始時期を担当者と相談するように案内した．

b．B子の社会資源の利用について

①暖かくなる春まで長期施設入所ののち，自宅退院を希望したが，生活保護受給中で長期の自宅の確保が難しく，直接自宅退院を支援することになった．生活保護法では，空家賃の支給が必

要最低限の期間〔原則3（〜6）カ月〕認められている．

②介護保険で，福祉用具貸与（車いす），訪問介護（買い物・調理等），通所リハ（リハ，入浴等）利用を想定した．退院までに要介護認定が済み，退院後のケアプランが確定できるよう退院1カ月半前に申請手続きを行った．介護保険サービスの利用は，介護扶助として生活保護から支給される．

③退院後，かかりつけ医への通院の心配があるため，訪問診察，訪問看護の利用も検討した．

c．C子への関わり

A男とB子の退院準備や暮らしのサポートにC子の協力は欠かせない．C子の協力を得るためには，C子の心情等を慮った対応やC子の身体的，精神的な負担軽減に配慮した．

ポイント：・疾患・心身の状態・年齢・所得等により，活用できる制度が異なる．

・社会資源の利用には，申請・利用調整等の手続き期間が必要．

・患者だけでなく，家族の暮らしも視野に入れた社会資源の利用が必須．

患者の生活支援には，家族背景・経済状況等が密接に関係している．幅広い社会背景のアセスメントが欠かせない．

〈藤井由記代〉

15. ケーススタディ

15-1 上肢のリハ
上肢麻痺の特性を評価しリハ介入に活かした1例

Case report

［症例］ 80歳代，女性，喫茶店自営．
［現病歴］ 右穿通枝のラクナ梗塞のため左片麻痺を呈し，発症37日で急性期病院から当院の回復期リハ病棟に転院した．
［入院時所見］ 転院時，左顔面を含む左片麻痺をみとめ，機能障害スケールであるFugl-Meyerの運動スコア（3-2章参照）は，上肢9，下肢16点，感覚障害は認めず筋緊張は軽度亢進していた．左肘は屈曲位で伸展困難，手指開排困難であり，手の口へのリーチでは体幹を右に屈側させる代償運動が強くはたらいた．ADLは急性期からの未経験な要素も多く依存的で，FIM（3-2章参照）は運動31，認知21点であった．MRIでは右内包後脚の外側寄りにラクナがあり，テント上に無症候性梗塞を複数認めた（図1）．
［入院後経過］ 積極的リハにより，左上肢は緩徐ながら肘進展の自動可動域が増加し，更衣動作中の空間保持や，下方位での押さえ手として日常生活動作に参加，つたい歩きが可能になった．FIMは入院4カ月目には運動68，認知33点まで改善し，在宅復帰し介護保険サービスに移行した．
［退院後経過］ 退院後約1年経過，手を口へ運ぶ動作完遂を重視するあまり，肘屈曲のまま体幹側屈の代償が強く働き，肘の伸展能力は伸びず，手指開排にも非麻痺側の介助を要し本人の希望する麻痺手での物の把持には遠い状態であった．

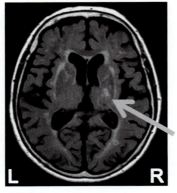

図1 MR画像（FLAIR）
右内包後脚にラクナを認める（矢印）．

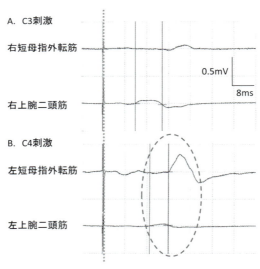

図2 TMS
Bの右（C4）刺激では，Aの左（C3）刺激に比べ，上腕二頭筋の誘発電位は潜時延長し低振幅だが，短母指外転筋の導出は良好

診察では，肩から肘の上肢近位部は屈曲共同運動が主であるが，わずかな肘伸展もみられた．そこで，肩甲帯や上腕の過剰な引き上げ動作を減らすことで潜在している肘伸展や手指開排運動がしやすくなることを期待し，上腕の重さをコントロールするために肘から前腕を験者がサポートし免荷すると，伸展可動域が増加する即時効果がみられた．また，経頭蓋磁気刺激（TMS）では，病変側の右 hotspot の単回刺激で，左に比べ，上腕二頭筋の誘発電位（MEP）は潜時延長し低振幅だが，単母指外転筋の導出は良好であった（図2）．これは上腕に比べ手指が比較的よく動く，近位優位麻痺の臨床所見を電気生理的にも支持していた．

　脳卒中慢性期（維持期）では，日常生活動作の能率重視のため非麻痺側ばかりを使用する麻痺側の不使用習慣（learned non-use），積極的に麻痺手を使用していても自己流で効率的とはいえない適応不良（maladaptation）などがしばしばみられる．
　医療者の不在な時間が大半である家庭で，より効率的で機能的な分離動作を多く引き出すようセッティングし，日常生活に汎化していくことをめざすのが transfer package（12-1 章参照）の考え方である．本例では上肢免荷（arm weight support：AWS）手段として，The Balanced Forearm Orthosis（BFO）を導入した．これは主に上肢の近位側の筋力低下を呈する神経筋疾患や頸髄不全損傷に用いられる自助具である．PSB（Portable Spring Balancer）は，前腕2カ所で支え，上腕の能動運動を妨げないよう支柱と肘に相応する部分の2カ所に自由をもたせ，バネの力で上肢を牽引する腕装具である．訪問リハを作業療法士に依頼し，PSB を居間のテーブルに据えて肘の屈伸や体幹の可動域向上，AWS のもとの物品把持，机上動作（図3），ひきつづき動作が軽くなると AWS なしで日用物品を使用した動作（タオルで顔ふき，リンゴの把持など）を続いて行うように自主練習を指導した．単純作業達成により，複雑作業に目標をシフトしていく shaping（12-1 章参照）の考えである．
　本人は新たな積極介入に前向きでケアマネージャーには自主練習の継続支援を依頼したところ，折に触れて自宅で積極的に練習する姿をカメラやビデオにおさめ報告してくれた．退院後のリハ介

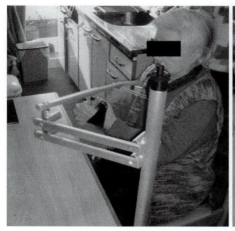 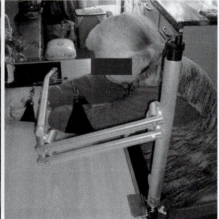

図 3　自宅での PSB を用いた自主練習の 1 つ
　　　左は肘屈曲位，右は肘を伸展したリーチと体幹前屈のストレッチ

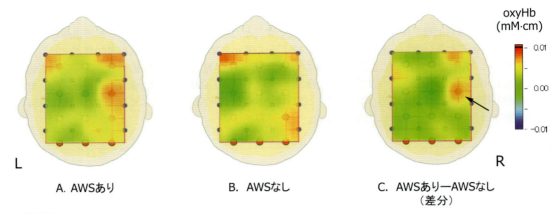

図 4　左肘屈伸運動中の fNIRS. 酸素化ヘモグロビン増加によるマッピング
AのAWSのある状態では，右感覚運動野や前頭部の賦活以外に，BのAWSなしに比べ，右運動前野の活動が増加している（矢印）（C）.

入量は充実したものではなかったが，意欲に勝るものなくじわじわと伸び，約10カ月後には免荷なしでも机上のペットボトルやふきんへ手を伸ばし，つかみ，手指を開排して放すことが自然にできるようになった．徐々にお椀の把持も可能になった．肘の伸展と手指開排がしやすくなったことで，野菜を把持し包丁を使った皮むき作業まで可能になった．

AWSにおける脳活動の変化を調べるために実施した機能的近赤外線イメージング（functional near-infrared spectroscopy：fNIRS）（16-3章参照）では，左肘の屈伸運動タスクに関連した酸素化ヘモグロビン増加量をマッピングすると，右感覚運動野や前頭部の賦活以外に，AWSありではAWSなしに比べ，右運動前野の活動が増加しており，左上肢近位部への運動神経下降路がより多く活動していると考えられた（図4）．日課として行っている運動で起こっている脳活動をビジュアル化して見ることができたことを，日々の励みになると喜ばれた．脳機能画像検査は，結果を患者にフィードバックすることで動機づけに役立つことを再認した．

脳卒中リハの介入効果を検証したシステマティックレビューでは，ロボット補助訓練は手指機能でなく上肢（近位）に有効であった（12-1章参照）．上肢反復訓練でも麻痺の特性をよく観察し，何をよくしたいのか目的を明確にし，具体的な介入プランと実施確認，効果判定，再評価のプロセスが重要である．

〈畠中めぐみ〉

15. ケーススタディ

15-2 歩行のリハ
結果フィードバックが歩行転帰をよくした1例

Case report

［症例］　20歳代，女性．
［既往歴］　特記すべき事項なし．
［現病歴］　外出中に頭痛と左半身の麻痺で発症．近医へ搬送され，MRIで右基底核領域に梗塞を認め，血管解離に伴う出血性梗塞と診断され，rt-PAは見合わせ保存的に加療された．発症約3週間後，リハビリ目的で当院へ転院．
［入院時所見］　顔面含む左半身の麻痺．SIAS-m　上肢 0/0　下肢 2/2/1．感覚障害なし，失調なし，左上下肢で深部腱反射亢進，立位保持可能，歩行は軽介助で数歩程度可能であった．
［入院後経過］　入院後文書による同意を得たうえで後述するSIRRACT臨床試験にエントリーした．通常の回復期リハに加えて以下の介入を行った．

両側の下肢にセンサーを装着し1日の運動量を計測した．週3回10m歩行速度を測定し，センサーからのデータとともに本人へ伝えてモチベーションを維持できるよう励ました．

経時的に歩行速度は改善し（図1），約2カ月で病室内の歩行自立，3カ月後には建物内歩行自立レベルへ改善を認め，屋外歩行も可能となった状態で自宅退院した．

	入院時	退院時
FIM 合計	84	124
下肢 Fugl-Meyer スコア	15	29

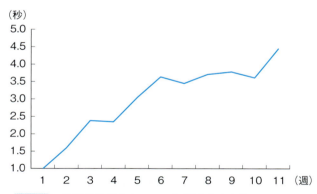

図1　入院後実施した10m歩行速度の変化
縦軸は入院時歩行速度を1とした比率，横軸は歩行測定回数

SIRROWS と SIRRACT について

SIRROWS (Stroke Inpatient Rehabilitation with Reinforcement of Walking Speed) は 2007 年から 2009 年に実施された多施設無作為臨床試験である（8 カ国から 18 施設が参加し，179 名の脳卒中患者が登録）[1]．

この試験では，通常のリハに加えて，毎日短距離歩行を測定し，その場で歩行速度を伝えて励ます群（DRS：daily reinforcement of speed）と，対照群（NRS：no reinforcement of speed）で入院時，退院時，3 カ月後の歩行速度を比較した．その結果，フィードバックを行うことで，歩行速度を有意に改善することが明らかとなった（図 2，表 1）．

SIRROWS は，シンプルな方法で行う患者への結果フィードバックがそのアウトカムを改善することを国際的な多施設研究で証明した画期的な臨床試験であった．

SIRRACT (Stroke Inpatient Rehabilitation Reinforcement of ACTivity) はその発展版として計画された臨床試験であり，歩行速度に加えて両下肢に装着したセンサーで日中の活動度を測定し，それをインターネット経由で毎日データセンターへ送り，解析したうえで患者へフィードバックするシステムを開発し，採用した（MDAWN：Medical Daily Activity Wireless Network）（図 3，図 4）[2]．

新規に開発された小形，軽量のセンサーを使用することで，歩行距離，歩行速度，歩数に加えて，事前登録した自主トレーニング動作や階段昇降などの特定の活動も記録，解析することが可能となった．

被験者は歩行速度のみをフィードバックする群（SOF：Speed Only Feedback）と歩行速度に加え

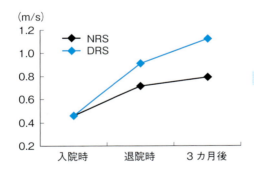

図 2　SIRROWS 試験のグループ別の歩行速度（入院時，退院時，3 カ月後）(Dobkin BH, et al. Neurorehabil Neural Repair. 2010; 24: 235-42[1]より改変)
DRS：歩行速度の結果フィードバック群
NRS：対照群

表 1　SIRROWS 試験のアウトカム比較

	DRS, mean (SD), 95% CI	NRS, mean (SD), 95% CI	P Value
歩行速度（m/s）	0.91 (0.57), −0.21, 2.03	0.72 (0.44), −0.14, 1.58	0.01
在院日数（days）	42.8 (34.7)	40.4 (28.7)	0.62
歩行距離（m）	131.9 (75.4)	112.2 (61.0)	0.09
FAC≧4	36%	24%	0.12

SD: standard drviation, DRS: daily reinforcement of walking speed, NRS: no reinforcement of walking speed, CI: confidence interval, FAC: functional ambulation category
(Dobkin BH, et al. Neurorehabil Neural Repair. 2010; 24: 235-42[1]より改変)

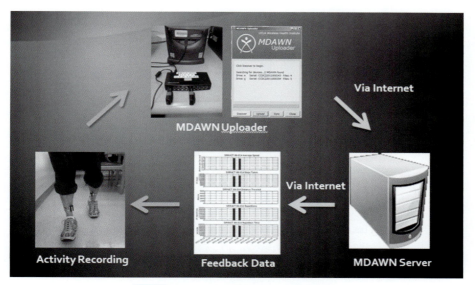

図 3　SIRRACT 試験のシステム概略図

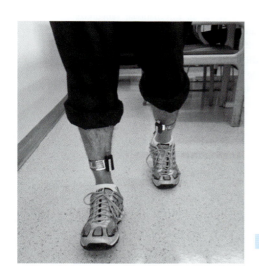

図 4　SIRRACT 試験で両下肢に装着されたセンサー

てセンサーから得られた活動データをフィードバックする群（AF: Activity Feedback）（図 5）の 2 群に無作為に割付けられ，週 3 回のフィードバックを 4 週間実施した．

本研究は 2011～2012 年に 11 カ国 16 施設，登録患者 135 名の多施設無作為臨床試験として実施された．その結果，両群で主要エンドポイントである 15 m 歩行速度，1 日の全歩行時間には有意な差を認めなかった．現時点では，歩行速度以外の有効なフィードバック手段は明らかにされていないが，本研究によって臨床の場におけるワイヤレスモニタリングとインターネットを用いたデータ解析の実用性が証明され，今後のさらなる応用が期待される．

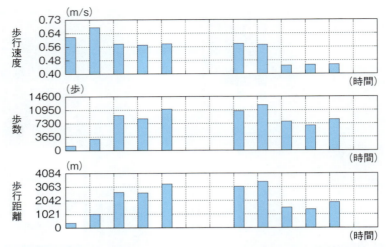

図 5　SIRRACT試験で患者へのフィードバックに使用された歩行記録例

 文献

1) Dobkin BH, Plummer-D'Amato P, Elashoff R, et al. International randomized clinical trial, stroke inpatient rehabilitation with reinforcement of walking speed (SIRROWS), improves outcomes. Neurorehabil Neural Repair. 2010; 24: 235-42.
2) Dorsch AK, Thomas S, Xu X, et al. SIRRACT investigators. SIRRACT: An International Randomized Clinical Trial of Activity Feedback During Inpatient Stroke Rehabilitation Enabled by Wireless Sensing. Neurorehabil Neural Repair. 2015; 29: 407-15.

〈河野悌司〉

15. ケーススタディ

15-3 嚥下障害
遷延する中枢性呼吸障害を合併した延髄外側症候群（Wallenberg 症候群）

Case report

［症例］　50 歳代，男性，右利き．

［現病歴］　デスクワーク中，振り向きざまに頭痛とめまいで発症，近医搬送され左延髄梗塞と診断．構音嚥下障害も出現した．急性期に肺炎を契機に 2 度呼吸停止し数日の人工呼吸管理を要した．その後呼吸症状なく第 60 病日にリハビリ目的で当院転院．

［入院時所見］　構音障害，嚥下障害，Horner 徴候，左軟口蓋麻痺，交代性感覚障害，左上下肢と体幹に小脳性運動失調を呈した．MR では左側の疑核・孤束核を含む延髄外側に 8 mm 大の限局病変と周囲にわずかな出血性変化を認めた．MRA では左椎骨動脈の信号低下を認め T2 強調画像で，病変部位よりやや尾側の椎骨動脈に小範囲の double lumen を認め，病歴やこれら画像所見から動脈解離機序を疑った（図 1）．

［入院後経過］　積極的なリハで ADL 自立，介助歩行に至った．一方で唾液嚥下困難は遷延し，大量にティッシュで拭き取る毎日であった．嚥下造影検査では喉頭挙上不良や食道入口部開大不全のため液体は咽頭に貯留し（図 2），ゼリーでも同様であった．嚥下障害は長期化すると見込み，嚥下訓練と平行して間欠的経管栄養の自己手技を指導し外泊訓練を行った．第 132 病日に軽いむせを機に唾液量が増加し呼吸苦の訴えあり，血液ガス pH 7.32，PO_2 42Torr，PCO_2 79Torr，HCO_3 39.9 mmol/L と

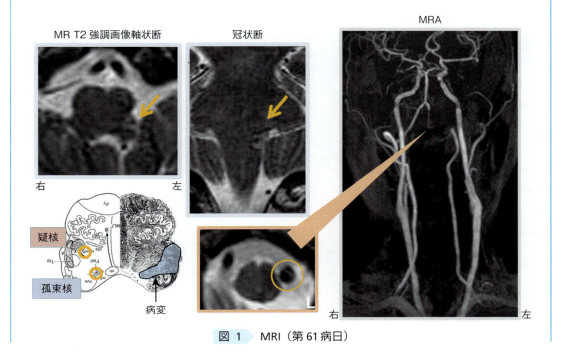

図 1　MRI（第 61 病日）

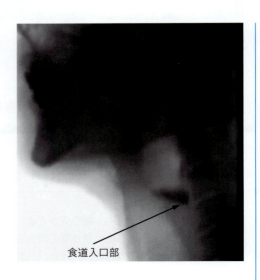

図 2　嚥下造影検査
喉頭挙上不良で，食道入口部は開大不全のため有効な嚥下反射が生じず造影剤貯留．頭・頸位，リクライニングなど代償姿勢を種々試みても通過しなかった

食道入口部

アシドーシスを認め慢性呼吸不全の急性増悪と判断，数日の人工呼吸管理を要した．離脱後呼吸モニタリングを継続すると，日中は無症状ながら，端座位で雑誌を読んでいる最中でも2分近くの呼吸停止を認めた．夜間のスリープテストでは無呼吸指数は64.2回/時間と高度障害を認めた．このように昼夜ともに中枢性無呼吸が頻回にみられ，呼吸を促すと深呼吸はできた．非侵襲的陽圧換気を導入しCO_2貯留は改善した．

表 1　呼吸障害を伴った一側性延髄外側症候群の過去の報告

報告者，年	症例	病側	呼吸障害発症までの期間	改善の有無（観察期間）	嚥下障害	脳神経障害	Horner症候群	感覚障害	失調	運動麻痺
Levin, 1977	52M	L	5時間	×（?，死亡）	＋	5, 6, 7, 9, 10	−	＋	＋	＋
Hashimoto, 1989	71M	L	3日	○（21日）	＋	5, 7, 9, 10	＋	＋	＋	−
Bogousslavsky, 1990	73M	R	4日	×（?，死亡）	?	7	＋	＋	＋	＋
	65M	L	1日	×（?，死亡）	＋	7, 9, 10	＋	−	＋	−
Takehara, 1992	64M	R	3日	×（1年3カ月）	＋	5, 7, 9, 10	＋	＋	＋	−
Iwasaki, 2001	78M	R	7日	○（43日）	＋	5, 9, 10	＋	＋	＋	−
Terao, 2004	70M	L	2日	×（2日，死亡）	＋	5, 7, 9, 10, 12	−	＋	＋	−
Takabatake, 2005	59M	L	18時間	○（2.5カ月）	＋	5, 9, 10, 12	−	＋	＋	−
Arai, 2008	86M	R	5日	×（9カ月）	＋	5, 9, 10	−	＋	＋	＋
	83F	R	3日	×（8カ月）	＋	9, 10	−	＋	＋	−
Oya, 2001	68M	R	31日	○（36日）	＋	5, 9, 10, 11	＋	＋	＋	−
本例	57M	L	3日	×（7カ月）	＋	5, 9, 10, 11	＋	＋	＋	−

（新井憲俊，他．臨床神経．2008; 48: 343-6[2]）より改変）

嚥下障害は疑核を含み，吻側に及ぶ延髄外側病変は嚥下障害を呈しやすいと報告がある[1]．一方，自律呼吸調節は病変の大きさによらず，延髄疑核と孤束核を含むと破綻しやすいようである．つまり延髄外側症候群の場合，病変が小さくても疑核，孤束核を含む場合，嚥下障害以外に中枢性呼吸障害が併存している可能性を疑っておく必要がある．呼吸障害は急性期合併症としての問題をクリアしてからの予後は，症例が少なく一定の見解は乏しい（表1）．

　本例のように嚥下以外の機能障害は軽度にもかかわらず中枢性低換気が半年以上も遷延している例もあり，自覚症状が乏しい点からも注意すべき病態である．呼吸自覚症状はなくても潜在的な問題のスクリーニングとして，血液ガス検査やスリープテストなどは有用である．

1) 黒野裕子，上坂義和，國本雅也，他．延髄外側症候群急性期の嚥下障害における疑核の関与〜MRI画像からの検討〜．臨床神経．2006; 46: 461-6.
2) 新井憲俊，大淵麻衣子，松久顕之，他．呼吸障害を呈した延髄外側梗塞の2例．臨床神経．2008; 48: 343-6.

〈畠中めぐみ〉

15. ケーススタディ

15-4 健忘症候群
外部記憶の使用により自宅退院が可能となった1例

　脳卒中患者では記憶障害を認めることがある．記憶障害にはいくつかのタイプが存在するが，そのなかで純粋健忘症候群は障害が記憶に限定され，強い健忘を示すが，その他の知的能力は維持されることが多い．両側脳弓に生じた梗塞により，急性発症の強い健忘を認めたが，リハによりADLの改善を認め，独居再開が可能となった症例を以下に提示する．

Case report

［症例］　60歳代，女性，右利き．
［既往歴］　高血圧症，慢性心房細動，僧帽弁逆流症
［現病歴］　僧帽弁逆流症の術前評価目的で血管造影検査を施行され，直後より健忘症状を発症した．当初は一過性全健忘が疑われたが，24時間以降も症状が持続し，翌日に実施したMRI拡散強調画像において両側の脳弓に高信号を認めた（図1）．脳梗塞と診断した．保存的加療も症状は持続し，第35病日，リハ目的で当院へ転院した．
［所見］　脈不整，心雑音あり．神経学的所見：覚醒，見当識は良好．記憶障害（前向性健忘および逆行性健忘）あり．その他麻痺，感覚障害，失語，失行，失認などの症候を認めなかった．
　　神経心理学的検査（3-3章参照）（第43病日）：数唱：順6桁逆5桁，FAB：17/18，MMSE：27/30．WAIS-Ⅲ：言語性IQ 112，動作性IQ 117，言語理解107，知覚統合116，作動記憶111，処理速度124．WMS-R：言語性記憶90，視覚性記憶106，一般記憶95，注意128，遅延再生61．リバーミード行動記憶検査：プロフィール点8/24，スクリーニング点3/12．
［経過］　臨床像は純粋健忘であり，検査スコアは第81病日のフォローアップ検査にても明らかな改善を認めなかった．作話なく，抑うつや易怒性を認めなかった．
　　病棟内でのADLは自立していたが，病識に乏しく訓練効果の汎化が生じにくいタイプであった．そのため目標指向型のアプローチを行った．もともと独居であり，内服，スケジュール，金銭の管理などにターゲットをしぼり，外部記憶使用法の定着や環境整備による生活管理方法の指導を繰り返し実施した．並行して家人付き添いでの外泊を繰り返し，自宅退院後の生活についてのイメージを作れるよう指導した．退院後起こりうる問題点をリストアップし，ケアマネや民生委員へ情報提供を行い，サービス利用の道筋をつけた上で第113病日に退院した．退院後，金銭管理や通院については見守りが必要であったが，その他は大きなトラブルなく自宅で過ごすことが可能であった．

　脳弓はPapez回路の一部を形成しており（図2），種々の原因による損傷に伴い記憶障害が起こることが知られているが，脳梗塞による健忘症状はまれである．本症例では，遷延性の純粋健忘を認めたが，前頭葉機能，知能，見当識は保たれており外部記憶の使用も指導を行うことで定着したことが独居での自宅退院可能であった理由であると考えた（3-3章，12-11章参照）．

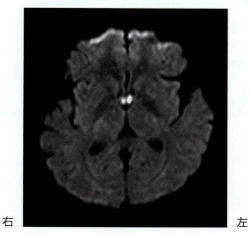

図 1 発症時の頭部 MRI 拡散強調画像
両側脳弓に限局性の病変を認める

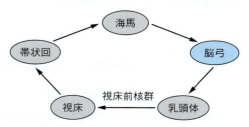

図 2 Papez 回路
Papez 回路とは，海馬-脳弓-乳頭体-視床前核群-帯状回-海馬からなる閉鎖回路である．もともとは情動の系として提唱されたが，現在では，記憶の系として認識されている．海馬を含む側頭葉内側面の損傷では，健忘症候群（エピソード記憶の障害）が生じる．Papez 回路に属する海馬以外の領域の損傷でも，両側損傷の場合，健忘が生じる（3-3 章参照）．

〈河野悌司〉

15. ケーススタディ

15-5 Aggressive behavior
患者の攻撃的行動への対処

Aggressive behavior は入院継続に難渋する精神合併症の1つである．医療従事者への暴力もときにみられ，ときに精神科への転院を要し，やむなくリハを断念することもある．両側後大動脈領域の脳梗塞で aggressive behavior をきたした症例を経験した．

Case report

［症例］　60歳代，男性，右利き．
［既往歴］　糖尿病，心房細動にて近医フォロー中．
　X−5年：右半分が見えなくなり脳梗塞にて入院．
　X−3年：偶然，脳梗塞がみつかりワルファリン内服開始．
［現病歴，経過］　X年某日左拇指開放性脱臼骨折にて，当院整形外科入院．症状に変化はなかったが，MRIにて偶然，急性期脳梗塞（図1）がみつかり神経内科コンサルトとなった．
［入院時現症］
　第1病日：左上1/4盲，左半側空間無視，触覚も同時刺激にて左側消去現象．運動麻痺なし．
　第2病日：皮質盲が出現．見当識障害・注意障害・保続，構音障害，軽度の右片麻痺を認めた．
　第4病日より，夜間不穏が出現．
　第10病日より，ベッド柵や読書灯にぶつかるたびに，暴言や暴力，介護中の医療従事者への暴言や暴力などが出現した．
　これらの症状は抗精神病薬に反応せず，ミタゾラムの持続点滴を開始した．
　第25病日より，ミダゾラムの減量が可能となり内服薬への切り替えが図れたが，転倒・骨折のリスクが非常に高く，夜間ベッド上での四肢抑制が必要となった．
　その後，徐々に介助量の軽減は図れ，妻の介助で歩行可能となり，自宅退院となった．退院時の抗精神病薬はリスペリドン10mg，クロルプロマジン25mgなど．

　感情をコントロールする領域として，眼窩前頭皮質を中心とした前方領域や扁桃体を中心とした領域がある．前方領域は anger（怒り）に，後方領域は fear（恐怖）に関連しており後方領域の梗塞の方がより攻撃性が強い印象がある[1]．

　後大脳動脈領域の領域の梗塞の30名中3名（10%）に aggressive behavior を呈し，身体抑制や抗精神病薬の投与が必要も，2週間後には改善するという報告がある[2]．その他，以下のような特徴がある．

1）両側後頭葉に加え側頭葉内側面にも及ぶ病巣では，aggressive behavior の改善は困難で，改善しても数カ月を要し，抗精神病薬も相当必要である．
2）一側の病変，もしくは側頭葉内側面に及ばない病巣では2週間以内に改善した．
3）一側の舌状回，紡錘状回を主体とした病変でも，aggressive behavior は報告されている．

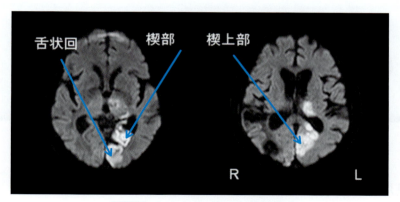

図 1　本症例の MRI 拡散強調像

　本症例では舌状回や紡錘状回を含むが扁桃体は保たれており，過去の報告例でも，扁桃体の関与は不明である．本症例は，一側ながら後大脳動脈領域の広範病変のため，改善までに時間を要した．
　攻撃性のほか，病識低下や視覚障害なども相乗的に働き，回復期リハ病棟の安全管理やリハ継続を困難にする．病巣と症候をよく観察しスタッフや家族の安全や心理面にも配慮しながら薬物コントロールを行う．

文献

1) Davidson RJ, Putnam KM, Larson CL. Dysfunction in the neural circuitry of emotion regulation--a possible prelude to violence. Science. 2000; 289: 591-4.
2) Botez SA, Carrera E, Maeder P, et al. Aggressive behavior and posterior cerebral artery stroke. Arch Neurol. 2007; 64: 1029-33.

〈矢倉　一〉

15. ケーススタディ

15-6 ボツリヌス療法，手術

A　ボツリヌス療法（ボトックス®）（12-7 章参照）

Case report

［症例 1］　40 歳代，男性，脳出血，左片麻痺，70 kg.
［主訴］　左足趾の屈曲による疼痛および左足内反変形による歩行障害.
［身体所見］　右杖および左短下肢装具を使用してゆっくり独歩可能である．座っている時は，足趾は伸展し，足部も中間位で足底全体を接地している（図 1）．歩行時に，足は内反するとともに足趾全体が強く屈曲するため，足趾先が地面を圧迫して疼痛を生じる（図 2）．いす座位では足趾屈曲痙縮の評価は MAS（Modified Ashworth Scale）1＋，MTS（Modified Tadieu Scale：fast stretch）2 であった．しかし，歩行時には MAS4，MTS5 と著明に亢進した．
長母趾屈筋，長趾屈筋，後脛骨筋の痙性が歩行障害になっていると診断.

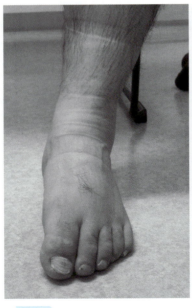

図 1
安静時には足趾は伸展している．

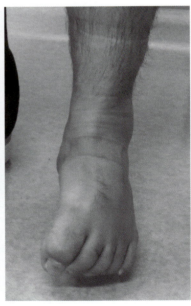

図 2
立位になると，足趾はすべて屈曲，足の内反も生じる．このため，歩行時に足趾先が地面を圧迫して疼痛を生じる．

［治療］ ボトックス® 250 単位（100 単位を 4 mL で溶解）．

長母趾屈筋 100 単位，長趾屈筋 100 単位，後脛骨筋 50 単位．

上記施注量で 4，5 カ月間隔で合計 4 回施注することにより，立位では内反，槌趾になるが，他動的に容易に伸展可能となった．歩行時には，足趾は屈曲するが地面を圧迫しなくなったため，疼痛なく 3 時間程度散歩でき，杖を持たず外出することもできるようになった．

［症例 2］ 50 歳代，男性．脳出血，左片麻痺，72 kg．
［主訴］ 歩行時に左肘が屈曲し，左手指を握りこむためにバランスがとりにくい．服の着替えで袖を通しにくい．左手指を握りこむために手を洗いにくい．
［身体所見］ 肘は屈曲，前腕回外，手指を握りこんでおり，特に母指 IP 関節が屈曲，示指〜小指では特に PIP（近位指間関節）の屈曲と痙縮が強かった（図 3）．

左肘伸展 MAS4，MTS 4（fast stretch R1 90°，R2 180°）

左手指（PIP 関節）伸展：MAS4，MTS 4（fast stretch R1 80°，R2 180°）

左足にも内反尖足痙性があり短下肢装具を使用して歩行していた．
［治療］ 本人と話し合い，上肢の痙縮軽減を主体に治療することにした．

ボトックス® 250 単位を 4，5 カ月間隔で 5 回施注（100 単位を 2 mL の生理食塩水で溶解）．

上腕二頭筋 50 単位，上腕筋 20 単位，腕橈骨筋 50 単位，浅指屈筋 70 単位，深指屈筋 40 単位，長母指屈筋 20 単位（下肢施注分は省略）．

肘や手指の屈曲痙縮が減弱し，歩きやすくなった，手を洗いやすくなったなどの改善がみられた（図 4）．

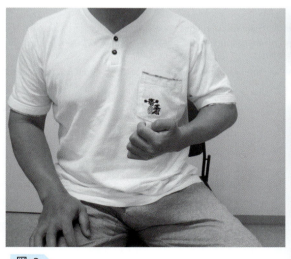

図 3
施注前は，肘が屈曲して手指を握りこんでいた．歩行時にはこれらの変形は増強していた．

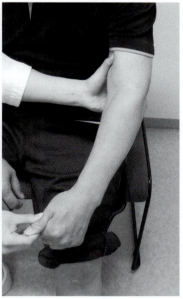

図 4
施注後，他動的に肘の伸展や手指の伸展が行いやすくなり ADL も改善した．

B 脳卒中患者に対する整形外科手術 (12-7 章参照)

　前述の症例1のような，槌趾状変形を合併する内反尖足変形において，ボトックス®によっても症状が軽減しない場合は手術の対象となる．

　尖足に対してはアキレス腱延長術またはその一部である腓腹筋腱延長術を行う．膝屈曲で足関節が中間位になる場合は腓腹筋のみの延長でよい．膝屈曲位でも足関節が中間位にならない場合はアキレス腱も延長する．腓腹筋は膝と足関節にまたがる二関節筋であり，ヒラメ筋は足関節の底屈だけに関与する単関節筋のためである．

　尖足に合併する内反変形を矯正する術式として，split tibialis anterior transfer[1]あるいは split tibialis posterior transfer，長母趾屈筋前方移行術[2]などがある．前2者は足を内反させる力源となっている前脛骨筋腱あるいは後脛骨筋腱を付着部で長軸方向に半分に裂き（split），その一部を立方骨など足の外側に移行して固定する．これにより，足の内外反を中間位に保つ．槌趾状変形を矯正するためには，長趾屈筋，長母趾屈筋を停止部である各足趾の基節骨付近で切離する．

　一方，長母趾屈筋前方移行術は，長母趾屈筋（および長趾屈筋）を，停止部より切離して，骨間膜から前方に引き出し，皮下トンネルを通したのち，第2（内反がない場合）または第3中足骨（内反変形がある場合）に縫着（固定）する．腱移行術により，足趾の屈筋であった長趾屈筋，長母趾屈筋が，足関節の底屈を制動する作用にかわる．同時に足趾の槌趾変形の矯正にもなる．

文献

1) Vogt JC, Bach G, Cantini B, et al. Split anterior tibial tendon transfer for varus equinus spastic foot deformity initial clinical findings correlated functional results: A series of 132 operated feet. Foot Ankle Surg. 2011; 17: 178-181.
2) Ono K, Hiroshima K, Tada K, et al. Anterior transfer of the toe flexors for equinovarus deformity of the foot. Int Orthop. 1980; 4: 225-9.

〈柴田　徹〉

15. ケーススタディ

15-7 Fecal impaction
見逃されやすい消化器合併症

Fecal impaction（糞便による嵌頓状態）はしばしば見過ごされがちであるが、リハ入院中に起こりうる重要な合併症である.

排便処置後、急激な血圧の低下で発症、全身状態の悪化が遷延し、当初診断に苦慮した症例を経験した.

Case report

［症例］　50歳代、男性、右利き.

［既往歴］　アルコール性肝障害

［現病歴、経過］　脳内出血を発症し、外科的治療後（開頭血腫除去術、外減圧術）、当院へリハ目的で転院した. 重度の左片麻痺, 左半側空間無視あり移動には車いすが必要であった. 入院約5カ月後、数日間持続した便秘に対する治療として浣腸を実施したところ、突然血圧低下（収縮期圧60 mmHg台）、徐脈、著明な発汗、縮瞳を認めた. 腹痛の訴えはなく、腹部の理学所見も明らかな異常を認めなかった.

迷走神経反射を疑い、下肢挙上や大量補液を開始したが反応は悪く徐脈と血圧低下は遷延した. 原因精査では虚血性心疾患、肺塞栓症、腸間膜動脈塞栓症、腸管穿孔などでは否定、腹部CTで結腸に著明な便の貯留と腸管拡張を認めた（図1）. ICUで昇圧薬、高圧浣腸併用下で用手的摘便処置を実施したところ血圧は回復した.

本例では、慢性的な弛緩性便秘に対して、浣腸処置を契機に重篤な血圧低下の遷延が生じたが、脳卒中後の弛緩性便秘の頻度自体は多い.

Fecal impactionは大きなmassとなった便塊がいずれかの腸管のレベルで自然排出ができなくなった状態をいう[1]. 有病リスクとして、高齢、精神神経疾患、非自立状態、入院や施設入所状態などがあげられる[2]. 非特異的な腹部症状（腹痛、嘔気嘔吐、腹部膨満感、食思不振など）が半数にみられるが、無症状であることも多く、特に脳卒中により重度感覚障害や高次脳機能障害を伴う場合は主訴がないこともしばしばあり、注意を要す. また、便秘は必発ではなく、高位で硬い便が嵌頓している場合に自力もしくは刺激性下剤に反応して便汁が排出したり（図2）、また括約筋が緩むと便失禁が生じることもあり、排便の頻度や便の性状だけでなく、量が確保できているか観察することが大切である.

嵌頓の合併症には、腸管の潰瘍、穿孔、bacterial translocation（12-12章参照）による敗血症など生命に関わる重篤なものがある. その予防だけでなく、嘔気や食思不振の持続から本来不必要な補液や制吐薬などが漫然と投与されないためにも、本病態を疑うことが最も大事なステップである. 直腸診や腹部単純X線、腹部CTなどが有用であるが、高位嵌頓の場合は直腸診ではわからないこと

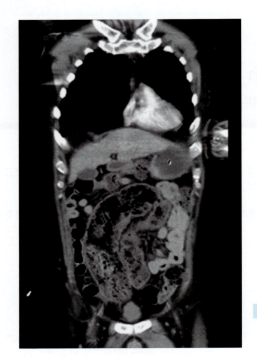

図 1 　胸腹部造影 CT
大腸内部に大量の便貯留．腸管は造影されており，腸虚血所見は認めない．

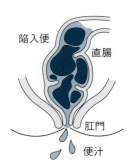

図 2 　fecal impaction
排便があっても否定できないことに注意する．

もあるので注意する．

　治療は予防的ケアが最重要であり，前述のように排便の適正な観察，適度の離床・運動，繊維質の摂取や緩下薬の使用による排便コントロールなどがあげられる．嵌頓に至った状態には，用手的除去，浣腸，微温湯を用いた高圧浣腸などが必要になる．

1) Serrano Falcon B, Barceló López M, Mateos Muñoz B, et al. Fecal impaction: a systematic review of its medical complications. BMC Geriatr. 2016; 16: 4.
2) Wrenn K. Fecal impaction. N Engl J Med. 1989; 321: 658-62.

〈河野悌司　畠中めぐみ〉

15. ケーススタディ

15-8 慢性期脳梗塞例における手指機能改善の神経基盤

Case report

［症例］ 50歳代，女性．
［経過］ 7年前，右中大脳動脈閉塞による広範な脳梗塞をきたし，高次脳機能障害，構音障害，左片麻痺が残存した．左上肢は手指の分離運動がみられず，機能的に使用困難で，左下肢は足関節の背屈が困難で屋内でも装具を着用して歩行していたが，他院で通院リハを週2回受け，2年ほど前からわずかに手指の分離がみられていた．さらなる機能回復を目的に入院リハを施行．理学療法，作業療法をそれぞれ6時間/週×8週間行ったところ，手指の分離運動，歩容などに改善がみられた．Fugl-Meyer Assessment 運動機能は上肢 21→31，下肢 18→22，Functional Independence Measure は，認知合計は 30 で不変であったが，運動合計は 73→77 と改善した．

発症から7年経過し，かつ運動関連領域が広範に侵された病変ながら，緩徐に運動機能が回復（遠位筋の分離運動が出現）している興味深い1例である．機能回復の機序を知る目的で，退院前に拡散テンソル画像（DTI）と機能的 MRI（fMRI）を撮像した（図1）．fMRIの課題は，0.5 Hz で視覚刺激に合わせた，左手と右手それぞれの開閉運動で，20 秒の安静と 20 秒の運動を交互に繰り返すブロックデザインとした．

右中大脳動脈領域の広範な脳梗塞により右側頭葉，頭頂葉，前頭葉の皮質，白質，大脳基底核な

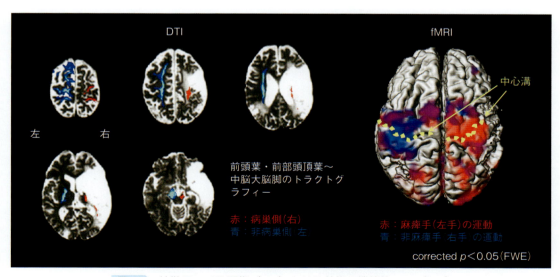

図1　拡散テンソル画像（DTI）とリハ前後の機能的 MRI（fMI）

どが欠損していた．また，左頭頂葉，後頭葉にも陳旧性の梗塞巣を認めた．DTIトラクトグラフィーで前頭葉・前部頭頂葉と中脳大脳脚を通る白質線維を描出すると，右側脳室壁に沿うようにかろうじて残存していた白質線維が錐体路の一部であり，背側一次運動野の下降路がわずかに残存していることが示唆された．fMRIの結果からは，麻痺手（左手）の運動に伴う右中心溝周辺の一次運動野，感覚野の賦活は，非麻痺手（右手）の運動に伴う左中心溝付近の賦活に比べ，背側（内側）にシフトしていることがわかる．本例では，慢性期のリハによる麻痺手の運動機能の回復には，病巣側の残存する背側一次運動野の機能的再編成が関連していると考えられた[1]．

〔解析にはSPM（http://www.fil.ion.ucl.ac.uk/spm/），FDT（http://fsl.fmrib.ox.ac.uk/fsl/fslwiki/FDT）を使用〕．

1) Cramer SC. Repairing the human brain after stroke: I. Mechanisms of spontaneous recovery. Ann Neurol. 2008; 63: 272-87.

〈服部憲明〉

16. トピックスコラム

16-1 機能的 MRI

A BOLD 法による機能的 MRI

　陽電子放射断層撮像（positron emission tomography：PET），MRI や近赤外線スペクトロスコピー（NIRS）などの，いわゆる脳機能イメージングでは，直接神経活動をとらえるのではなく，脳活動に伴う局所のエネルギー代謝や脳血流の変化を計測している．最も一般的に行われているのは blood oxygenation level dependent（BOLD）法を利用した機能的 MRI（functional MRI: fMRI）である．BOLD 法による fMRI の原理は，神経活動に伴う neurovascular coupling により，局所の脳血流量が増加するが，酸素摂取率はほとんど増加しない．そのため，血中の反磁性体の oxy-hemoglobin（oxy-Hb）の濃度が相対的に常磁性体の deoxy-hemoglobin（deoxy-Hb）の濃度よりも増加することになる．これにより磁場の均一性が向上し，T2*減衰が遅くなり，T2*強調像の信号強度が増加する現象を echo planar imaging（EPI）という高速撮像法により画像化するというものである．神経が活動してから BOLD 信号がピークに達するまでには 4〜6 秒の遅延があるとされる．内頸動脈や脳動脈に閉塞や強度の狭窄があり脳灌流が低下している場合，BOLD 効果が通常と異なる可能性があり，fMRI の評価は慎重を要する．

B fMRI の脳卒中リハへの応用

　fMRI は多くの認知機能や運動機能の解明に役立ってきた．また，脳卒中後の運動機能や言語機能の回復の背景にある脳の可塑性の解明にも利用されてきた．麻痺手の運動機能が回復する際に，一次運動野の手の領域が，本来の手の領域から周辺の領域にシフトする場合もある（15-8 章参照）．病巣と反対側の一次運動野は，特に運動機能の回復が良好でない例で，麻痺側上肢の運動の際に賦活を認める傾向があるが，この病巣反対側の一次運動野の活動は，病巣側の一次運動野の活動を過度な半球間抑制により抑制している可能性も指摘されている[1]．脳梗塞後の運動機能の回復を経時的に追った研究では，障害が起きた直後の麻痺側肢の運動には両側半球の一次運動野，運動関連領域が動員されるが，回復にともない，次第に脳活動は病巣側にシフトし，正常のパターンに収束していく傾向がある（図1）．また，賦活部位の空間的な分析だけでなく，連関（connectivity）解析により，手の運動において賦活領域間の連関が脳卒中後には変化するという報告もある[2]．急性期の言語課題[3]や運動課題[4]の fMRI の賦活パターンで機能回復を予測できたという報告もある．

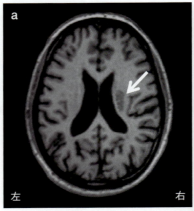
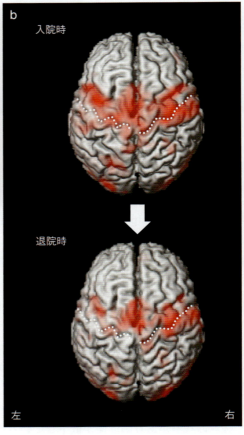

図1 脳卒中後の運動機能回復と脳賦活の変化

右放線冠の branch atheromatous disease による脳梗塞例（a）．回復期リハ病棟で，右片麻痺に対し2カ月のリハを受けた．Stroke Impairment Assessment Set（SIAS）運動機能手指テストは3から4に改善した．麻痺手（左手）の運動に伴う脳賦活は，入院時には病巣側（右側）の一次運動野，感覚野だけでなく，両側の補足運動野，運動前野にも認めている．退院時には，病巣反対側の運動前野の賦活は減少している（b，点線：中心溝）．

C 安静時 fMRI（resting-state fMRI: rs-fMRI）

　特定の運動課題や認知課題を行っているときではなく，安静時の fMRI の信号値の揺らぎ（特に 0.1 Hz 以下の低周波成分）を解析すると，揺らぎが同期する脳部位が存在することが見い出され[5]，これは内在的な神経ネットワークを反映していると考えられている．感覚運動，視覚，聴覚などのネットワーク，default mode network*などが抽出でき，安静時ネットワーク（resting-state network: RSN）ともよばれている（図2）．rs-fMRI の解析には，特定の関心領域の信号変化と他の脳領域の信号変化の相関（機能的連関: functional connectivity）をみる seed-based アプローチ，多変量解析の1つである独立成分分析を用いる方法やグラフ理論による解析法などがある．また，領域間の信

---

*default mode nertwork とは，自伝的記憶を呼び起こしたり，将来を想像したり，内省しているときに活動が高まる脳領域で構成されるネットワークである．内側前頭前野，後部帯状回，楔前部，下頭頂小葉などが含まれる．通常の外的な刺激に反応するような課題の PET や fMRI では，このネットワークの活動は課題の内容にかかわらず非特異的に低下する．精神疾患などでこのネットワークの機能が障害されているという報告もある[8]．

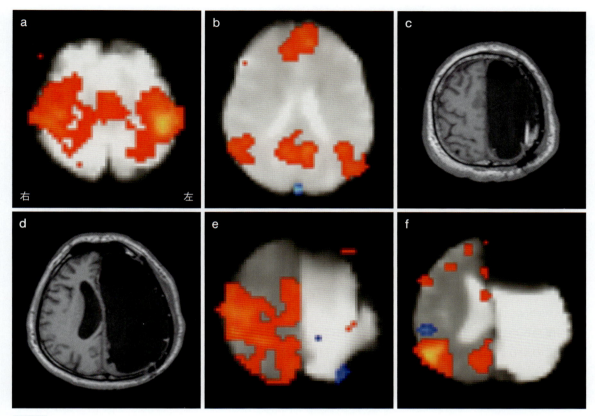

図 2　安静時ネットワーク
健常人の安静時 fMRI データを独立成分分析で解析すると，信号値の揺らぎは，一次運動野，感覚野などからなる sensori-motor network（a），default mode network*（b）などの安静時ネットワークに分類できる．症例は左内頸動脈閉塞により左大脳の脳梗塞をきたし，広範囲の脳浮腫に対し，内減圧術を受けた例である（c, d）．全失語，完全右片麻痺を認めた．安静時 fMRI では，残存する右大脳半球内で sensorimotor network（e），default mode network（f）が保たれていることがわかる．解析には MELODIC（http://fsl.fmrib.ox.ac.uk/fsl/fslwiki/MELODIC）を使用．

号の時系列データの相関をみるだけでなく，情報の流れる方向も含めた連関（effective connectivity）を解析する方法も提案されている[6]．米国 National Institutes of Health による Human Connectome Project（http://www.humanconnectome.org）では，多数の被験者の rs-fMRI，様々な課題の fMRI，拡散テンソル画像による白質線維のネットワーク情報，遺伝子情報，行動データを組み合わせて，脳内ネットワークを解明しようとする研究が行われた．

このような脳部位間の信号の同期の機序は十分には解明されていないが，精神疾患や脳卒中の病態解明の手法として用いられるようになってきている．例として，Carter らは，急性期脳卒中患者を対象とし，注意や運動機能に関わるネットワークの機能的連関の障害と視覚性注意障害や上肢の麻痺の重症度との相関を認めている[7]．Rs-fMRI は患者に特別な課題を要求することなく，5〜10 分程度で撮像できるので，今後，ますますその有用性について検討されていくと考えられる．

D fMRI 撮像上の注意点

　最近の MRI 装置であれば簡単に fMRI を撮像できるが，課題を伴う fMRI を計画する際に留意する点として，BOLD 効果による信号値の変化は 3 テスラ装置でも数パーセントであり，安静条件と課題条件を何度か繰り返して感度を上げていく必要がある．また，強力な磁場のため，MRI 室には通常の計測機器を持ち込めず，制約が多い環境であるが，リハに関連する研究を行うには，パフォーマンスをいかにモニタリングするかが重要である．麻痺手の運動の fMRI では，課題施行中に反対側の手に mirror movement が出現していないか，運動側のより近位の上肢や体幹にも運動がみられていないか，などをチェックするのが望ましい．MRI に対応した筋電計による筋電の同時計測も有用である．

　fMRI 撮像に際し，呼吸や心拍などに由来する生理的なアーチファクトは避けられないが，被験者の動きによるアーチファクトは可能な限り抑える必要がある．撮像条件や解析方法，動きと課題の時間的な関連などにより，許容できる動きの大きさは異なってくるが，fMRI の前処理で motion correction（動きの補正）を行うとしても，数ミリ以上の頭部の動きがあれば，解析は困難となる．回復過程の患者のデータをとる場合，厳密には，二度と同じ状態はない．患者の負担を考えても，撮像のやり直しは避けたい．したがって，fMRI 撮像終了後にアーチファクトをチェックするのではなく，撮像中に，リアルタイムで頭部の動きをモニターできるシステムを組むことは非常に有用であり，MRI 装置によっては可能になってきている．

文献

1) Murase N, Duque J, Mazzocchio R, et al. Influence of interhemispheric interactions on motor function in chronic stroke. Ann Neurol. 2004；55：400-9.

2) Grefkes C, Fink GR. Reorganization of cerebral networks after stroke：new insights from neuroimaging with connectivity approaches. Brain. 2011；134（Pt 5）：1264-76.

3) Saur D, Ronneberger O, Kümmerer D, et al. Early functional magnetic resonance imaging activations predict language outcome after stroke. Brain. 2010；133（Pt 4）：1252-64.

4) Marshall RS, Zarahn E, Alon L, et al. Early imaging correlates of subsequent motor recovery after stroke. Ann Neurol. 2009；65：596-602.

5) Biswal B, Yetkin FZ, Haughton VM, et al. Functional connectivity in the motor cortex of resting human brain using echo-planar MRI. Magn Reson Med. 1995；34：537-41.

6) Smith SM, Vidaurre D, Beckmann CF, et al. Functional connectomics from resting-state fMRI. Trends Cogn Sci. 2013；17：666-82.

7) Carter AR, Astafiev SV, Lang CE, et al. Resting interhemispheric functional magnetic resonance imaging connectivity predicts performance after stroke. Ann Neurol. 2010；67：365-75.

8) Buckner RL, Andrews-Hanna JR, Schacter DL. The brain's default network：anatomy, function, and relevance to disease. Ann N Y Acad Sci. 2008；1124：1-38.

〈服部憲明〉

16. トピックスコラム

16-2 Voxel-based morphometry（VBM）

　脳の形態学的な変化をとらえるために，従来，CT や MRI 画像を用いて，特定の断面で頭蓋，脳実質，脳室などの長さや面積の絶対値や比率を計測し，脳の萎縮や脳室の拡大を評価していた．しかし，近年の MRI 装置や撮像法の向上に伴い，組織コントラストが良好な 3 次元高分解能（1 mm 程度）の形態画像の撮像が可能となった．そして，個人の脳を標準化された脳座標に変換する方法（spatial normalization）と MRI 画像（主に T1 強調像）から脳組織（灰白質，白質，脳脊髄液）を自動的に分割する方法（tissue segmentation）を組み合わせて，個人の脳を標準脳座標に変換し，ボクセル（voxel; 3 次元での MRI 画像の最小単位．2 次元でのピクセル pixel に相当）レベルでの脳組織の情報に基づいて統計解析を行う，voxel-based morphometry（VBM）とよばれる手法が提案された（図 1）[1]．実際の計算は複雑であるが，Statistical Parametric Mapping（SPM: http://www.fil.ion.ucl.ac.uk/spm/）などのソフトウェアを用いることで解析は簡単に行うことができる．従来の手法と比較して，処理が自動化されており計測者による影響を受けない，事前に対象となる構造を特定する必要がなく，全脳での探索が可能である，脳回のように計測が困難な部位にも適用できる，などの特徴がある．

　VBM は，臨床では，加齢による脳萎縮（図 2），Alzheimer 病などの神経変性疾患や精神疾患における脳の形態学的変化の評価に広く応用されている．VBM が脳の可塑的な変化をとらえることができるかという点に関しては，学習や経験が大脳皮質の変化をきたしうる（experience-dependent structural plasticity）ことを示唆するデータが蓄積されている．比較的短期間に皮質に可塑的な変化が生じる可能性を示すものとしては，ジャグリングの習得[2]など，種々の学習の際に経時的に MRI を測定し，灰白質の変化を認めたという報告もある．

　なお，VBM で変化を認めた，すなわち，T1 強調像の濃度に基づく形態学的評価において変化を認めたとしても，その原因となる解剖学的変化が実際には不明である場合も多い．VBM でとらえられる変化には，脳血流の変化も含まれる可能性を示唆する報告もある[3]．近年，超高磁場（7〜8 テスラ）ヒト用 MRI 装置を用いて，灰白質内の構造の画像化が可能になってきており，今後，より直接的に形態学的変化を描出できる可能性がある．

　VBM の標準的な tissue segmentation では，脳卒中の病巣，あるいは，しばしばみられる白質の虚血性変化や無症候性脳梗塞などを分割することはできない．したがって，病巣のマスクを manual で作成し前処理に含めない[4]，あるいは，病巣の組織分画を新たに作成する[5]などの工夫が必要である．また，脳卒中では，病巣のために非対称的に脳萎縮や脳室拡大がみられることがあるので，spatial normalization が正確にできているかを確認する必要がある．

　なお，ボクセル毎の解析としては，voxel-based lesion symptom mapping（VLSM）が脳卒中の画像

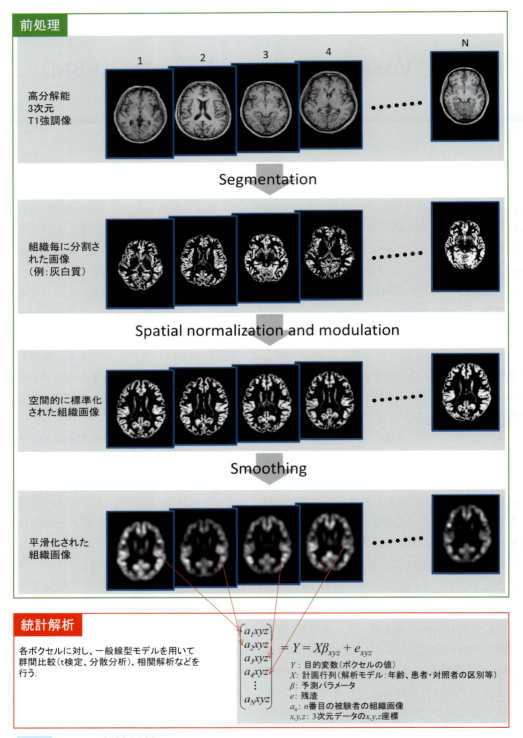

図1　VBMの解析の手順
Segmentation，spatial normalization，modulation，smoothing などの前処理の後，ボクセル毎に一般線形モデルを用いて統計解析を行う．

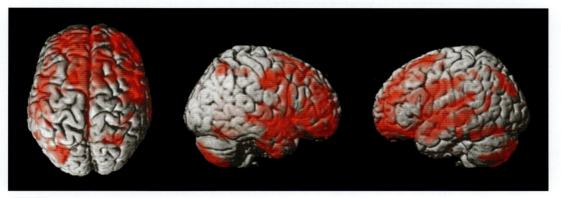

図2 健常者の加齢による灰白質の変化の例
加齢とともに萎縮する灰白質を赤で表示．大脳皮質の萎縮は皮質全体で均等に進むのではなく，前頭前野などでより顕著にみられることがわかる（解析にはSPM8を使用．標準脳にrenderingし，左から順に，上方，右方，左方からみたもの）．

研究ではよく用いられている[6]．VLSMでは，病巣をmanualでテンプレートにトレースし，あるいは，患者のMRI形態画像を標準脳にspatial normalizationし，ボクセル毎に，そのボクセルが病巣に含まれるか，含まれないか，で患者を2群に分ける．そして，臨床症状についてスコア化されたものを，この2群で統計学的に比較する．脳卒中患者の失語症や高次脳機能障害などと病巣部位の関連を調べる研究に広く利用されるようになっている[7]．

文献

1) Ashburner J, Friston KJ. Voxel-based morphometry--the methods. Neuroimage. 2000; 11 (6 Pt 1): 805-21.
2) Draganski B, Gaser C, Busch V, et al. Neuroplasticity: changes in grey matter induced by training. Nature. 2004; 427: 311-2.
3) Franklin TR, Wang Z, Shin J, et al. A VBM study demonstrating "apparent" effects of a single dose of medication on T1-weighted MRIs. Brain Struct Funct. 2013; 218: 97-104.
4) Stebbins GT, Nyenhuis DL, Wang C, et al. Gray matter atrophy in patients with ischemic stroke with cognitive impairment. Stroke 2008; 39: 785-93.
5) Leff AP, Schofield TM, Crinion JT, et al. The left superior temporal gyrus is a shared substrate for auditory short-term memory and speech comprehension: evidence from 210 patients with stroke. Brain. 2009; 132 (Pt 12): 3401-10.
6) Bates E, Wilson SM, Saygin AP, et al. Voxel-based lesion-symptom mapping. Nat Neurosci. 2003; 6: 448-50.
7) 服部憲明．高次脳機能障害の発症・回復・リハビリテーション介入の原理．MB Med Rehab. 2016; 1: 17-23.

〈服部憲明〉

16. トピックスコラム

16-3 機能的 NIRS

　機能的近赤外分光法（functional near-infrared spectroscopy：fNIRS）は頭蓋や皮膚を透過する近赤外光を利用した機能的脳画像技術の1つであり，現在もっとも多く利用されている機能的 MRI（fMRI）およびポジトロン CT（PET）と同様に神経活動に伴う大脳皮質の血流変化を検出する．近赤外領域の光は，可視領域の光と異なり，頭蓋骨や皮膚を通過するという特徴があり，主にヘモグロビンをはじめとする生体内色素によって吸収されることから，吸光度の変化を測定することにより，局所の酸素飽和度の変化および血流変化を測定することができると考えられている[1]．局所の血流変化は，散乱が一定であるという条件下で溶液中の吸光度が光路長と吸光物質の濃度変化に比例するという修正 Beer-Lambert 則にもとづいて推定されるが，実際の脳機能測定場面では，光路長の正確な評価は困難であり，得られる信号は相対的な脳血流変化となる．脳機能マッピングのためには，複数のファイバーを用いて頭表上の複数の部位より測定する必要があるが，近赤外光を送光する部位と受光する部位との間隔が短いと，脳外由来の信号の割合が多くなることから，両者は約3cm以上の間隔で配置する必要があるといわれている．そのため，ファイバーの配置によっても若干異なるが，空間解像度に関しては通常1〜数 cm となることが多い．また，近赤外光を頭表上から投射した場合，脳深部にまで到達させることは困難であることから，測定できる範囲は大脳表面に限られる．fMRI や PET と比較した，fNIRS の利点としては，装置が比較的簡便でベッドサイドを含めた日常的な環境での測定が可能であること，測定中の姿勢に対する自由度が高く，被験者への負担が比較的少ないことなどがあげられる[2]．

　fNIRS の特徴を生かした応用としては，fMRI や PET などの安静臥床が必要なモダリティでは解析が困難であった，健常者および神経疾患患者におけるダイナミックな運動に伴う脳活動測定であり，特に実際の起立歩行中の脳活動を測定できる点は，これら生活動作そのものの神経制御機構の解明に生かされている[3,4]．

　一方，近年ではこれらの観察的研究における応用以外に，fNIRS を用いた治療介入の試みも行われてきている．1つは，fNIRS を用いて測定した脳活動を解析し，外部装置の制御などに用いる Brain-Machine Interface（BMI）技術として失われた機能を代替する手法である（16-8章参照）．もう1つの応用としては，測定した脳活動を被験者にリアルタイムでフィードバックすることによって，随意的に脳活動をコントロールする方法を学習するニューロフィードバックとよばれる手法であり，脳内の機能的ネットワークの可塑的変化を誘導することによって機能回復に繋がるネットワークの再構成が促進される可能性が示唆されている．実際に発症後3カ月以降の皮質下脳卒中患者20名を対象に，通常のリハに加えてニューロフィードバックによる訓練を行った無作為化比較試験では，ニューロフィードバックによる手指運動障害の改善効果が認められている[5]．

318　Ⅱ．実践篇

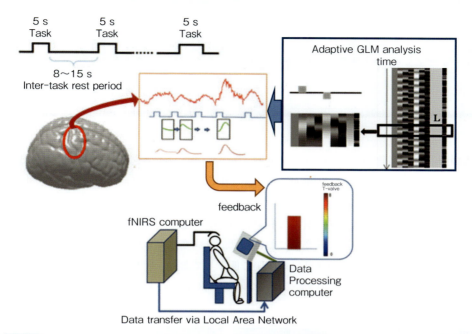

図 1 fNIRS を用いたニューロフィードバックシステムの概要
課題に伴う脳活動を解析し，被験者にリアルタイムでフィードバックすることで随意的なコントロール方法を学習することが可能である．

　fNIRS を用いたニューロフィードバックシステムは脳卒中後患者に対する負担も少なく，ターゲットとなる脳領域や機能的ネットワークを調整することにより，上肢機能のみならず歩行/バランス障害などにも適応が可能と考えられ，今後より簡便な装置の開発によって，脳卒中を含めた神経疾患全般に対して幅広い応用が期待できるものと考えられ，現在開発が進められている．

文献

1) Jobsis FF. Noninvasive, infrared monitoring of cerebral and myocardial oxygen sufficiency and circulatory parameters. Science. 1977; 198: 1264-7.
2) Mihara M, Miyai I. Review of functional near-infrared spectroscopy in neurorehabilitation. Neurophotonics. 2016; 3: 0314141-8.
3) Miyai I, Tanabe HC, Sase I, et al. Cortical mapping of gait in humans: a near-infrared spectroscopic topography study. Neuroimage. 2001; 14: 1186-92.
4) Mihara M, Miyai I, Hatakenaka M, et al. Role of the prefrontal cortex in human balance control. Neuroimage. 2008; 43: 329-36.
5) Mihara M, Hattori N, Hatakenaka M, et al. Near-infrared spectroscopy-mediated neurofeedback enhances efficacy of motor imagery-based training in poststroke victims: a pilot study. Stroke. 2013; 44: 1091-8.

〈三原雅史〉

16. トピックスコラム

16-4　rTMS と tDCS

　反復経頭蓋磁気刺激（repetitive transcranial magnetic stimulation：rTMS；図1）は磁気を，経頭蓋直流刺激（transcranial direct current stimulation：tDCS；図2）は直流電流を用いて，非侵襲的に脳を刺激する手法である．

　両側大脳皮質の運動野は脳梁を介して相互に抑制性の相互作用を行っており（図3a），この現象は半球間抑制とよばれている．脳卒中においては，非病変側から病変側への抑制性の相互作用が強くなっているため，運動野の興奮性は病変側で低下しており，興奮性のアンバランスが存在している（図3b）．rTMSやtDCSを用いてこのアンバランスを是正することで麻痺肢の運動機能が改善

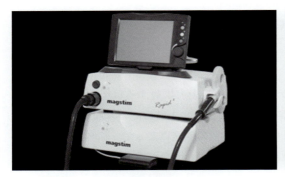

図1 rTMS の磁気刺激システム
The Magstim Company Ltd. 製（イギリス）

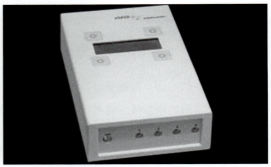

図2 tDCS の刺激装置
neuroConn GmbH 製（ドイツ）

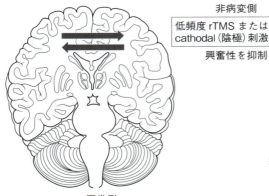

a　正常例
相互に脳梁を介して抑制している．

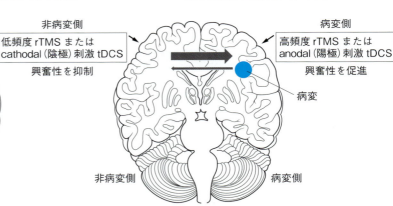

b　脳卒中例
病変側への抑制が過剰となっている．

図3 半球間抑制モデル（a．正常例，b．脳卒中例）と，rTMS と tDCS で想定される大脳皮質への影響

することが報告されている.

A rTMS

　前述したように TMS とは磁気を用いて，非侵襲的に脳を刺激する手法である．刺激コイルに大きなパルス電流を流すと変動磁場を生じる．コイルの周囲にはコイルに流した電流と反対向きの誘導電流が起きるが，その誘導電流により脳を刺激することがその原理である．弱い強度では短い軸索の介在ニューロンが刺激され，強い強度では長い軸索を持った錐体細胞が刺激される．このような作動原理のため頭蓋内金属の存在，心臓ペースメーカー留置者，てんかん既往者（発作を誘発する恐れがあるため），妊婦には禁忌とされている.

　脳の可塑性を誘導する場合は連続した刺激を行うが，rTMS では刺激頻度に依存した効果を認める．一般的に神経細胞に対して低頻度刺激（1 Hz 以下）で抑制性，高頻度刺激（5 Hz 以上）で興奮性の修飾を誘導することができる.

　方法論としては非病変側への低頻度刺激（抑制性），あるいは病変側への高頻度刺激（興奮性）のアプローチが存在する（図 3b）．いずれについても比較的少人数での検討ではあるが，少なくとも短期的な神経症状の改善と安全性については問題ないことが確認されている（高頻度刺激は低頻度刺激よりも痙攣発生のリスクが高い可能性あり）．病変側への刺激は刺激性の高頻度刺激を行う必要がある点，皮質に病変が存在する場合，刺激部位である神経細胞が存在しないなどの問題がある．どちらのアプローチを選択するかは議論のあるところであったが，2012 年に発表されたメタ解析では，脳卒中患者の上肢麻痺において，非病変側への低頻度刺激が病変側への高頻度刺激よりも有効であることが明らかにされている[1]．また，病変が皮質下に限局している症例（大脳皮質が保たれている場合）では，皮質を含む病変の症例よりも有効性が高いことが報告されている.

B tDCS

　tDCS では脳の可塑性を誘導するために直流電流（1〜3 mA，刺激時間 5〜20 分程度）を使用する．tDCS のメカニズムは完全に明らかとなっていないが rTMS が神経細胞を興奮させるのに対して，神経細胞の膜電位を変化させることで興奮性を調節するといわれている．rTMS よりも安価で軽量な装置を使用し，動きながらの刺激も可能などの特徴がある．適応や禁忌は rTMS に準じるが，電極を直接頭部へ設置し通電するため熱傷を起こさないよう，刺激条件を順守することが求められている.

　陽極の電極は興奮性の変化を誘発し，陰極は抑制性の変化を誘発するとされている．病側を陽極で刺激する（anodal）か，健側を陰極で刺激する（cathodal），あるいは刺激部位によってはその両方を行うことが可能である.

　これらの刺激法は単独での実施よりもリハと組み合わせることでより有効性を発揮することが期待されている．短期的に機能を改善するという報告はあるが，長期的なアウトカムを明らかに改善する刺激方法はいまだ確立されておらず，また比較的少人数での報告が多いことから大規模 RCT

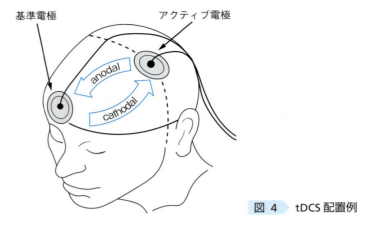

図 4 tDCS 配置例

での有効性が検証されることが必要である[2].

 1) Hsu WY, Cheng CH, Liao KK, et al. Effects of repetitive transcranial magnetic stimulation on motor functions in patients with stroke: a meta-analysis. Stroke. 2012; 43: 1849-57.
2) Lefaucheur JP, Andre-Obadia N, Antal A, et al. Evidence-based guidelines on the therapeutic use of repetitive transcranial magnetic stimulation (rTMS). Clin Neurophys. 2014; 125: 2150-206.

〈河野悌司〉

16. トピックスコラム

16-5 CI療法とtransfer package

　脳卒中後の上肢リハ（12-1章参照）のうち，constraint-induced movement therapy（CI療法）は非麻痺側手の使用を日中の90％の時間，スリングやミットで制限して（restraint），麻痺手の段階的使用を促すものである．患者が成功の報酬を得られるように課題の難易度を設定する（shaping）．発症後1年以上の患者でも，手関節と手指伸展が10°以上可能であれば，手指機能が改善すると考えられる．CI療法後，麻痺側上肢機能の改善とともに，経頭蓋磁気刺激に対して，手内筋の運動誘発電位が誘発される頭蓋上の領域が病変側で拡大する．Nudoらの動物実験結果とも合致しており，実際の能力よりやや難易度の高い課題を与えるような訓練後の，病変半球の一次運動野内のマッピングの変化と機能回復の関連を示唆する．

　CI療法の有効性を検証したEXCITE（Extremity Constraint-Induced Therapy Evaluation）研究[1]はリハの方法論に関してこれまでに最も体系的に行われた多施設共同のrandomized control trial（RCT）である．発症後3から9カ月の初発脳卒中患者222例を対象とした同研究では，2週間のCI療法が上肢機能を1年にわたって対照に比較して有意に改善するという結果が得られた．この研究の解釈にはいくつかのポイントがある．第1に，介入のターゲットとなる最適な患者を選択していることである．例えば，同研究では患者を手関節と手指の伸展能力に基づいて，低機能群と高機能群に分類して解析を行っているが，実際には低機能群であっても手関節伸展が10°以上，手指伸展（母指プラス他の2指以上）も10°以上能動的に可能であるなど，かなり手指機能の温存されている患者を登録している．その結果，スクリーニングされた3,626中3,404例が除外された．第2に，

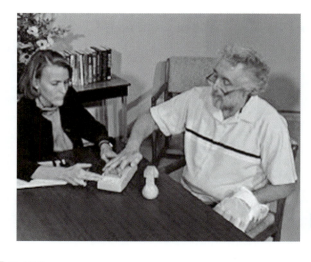

図1　CI療法
（http://www.excite.wustl.edu/）

転帰評価にも Functional Independence Measure（FIM）や Fugl-Meyer スケールでなく，彼らのターゲットとなる介入に適した（あるいは変化に対する感度の高い），Wolf Motor Function Test（WMFT）という 15 の時間計測課題と 2 つの筋力評価を組み合わした尺度と Motor Activity Log（MAL）という 30 の ADL 動作の頻度と巧さを 11 ポイントで評価する尺度を用いている．第 3 に定量，再現が可能（非麻痺手の拘束と shaping）な方法論を提示していることも重要な点である．すなわち EXCITE 研究は CI 療法に最適な患者を選択し，課題指向型練習の練習量を再現よく確保するための優れた方法論を提示したととらえられる．治療側からみると，どの施設においても，比較的経験の浅い療法士でも CI 療法を同様の方法論で同等な患者に提供でき，その結果も再現性があるという一定の保証が得られたことになる．

　この研究の本質を考えると，一義的には練習量を確保するためセッティングをうまく行ったことによる麻痺手の使用量増加が転帰改善の理由の主体であろう．その証拠として Taub らが提唱した transfer package（TP）の効果があげられる．これは CI 療法に加えて 30 分間，CI 療法で練習した内容をリハ室から日常生活への置き換えるための指導を行うものである．具体的には麻痺手使用の記録，麻痺手使用のための工夫の支援，どの動作に麻痺手を使うか明確にすること，スケジュール管理などが含まれる．TP と CI 療法のどちらが，麻痺手機能の改善に効いているのかを 2×2 のデザインで調べた．CI 療法の主要要素である shaping を取り入れて麻痺手の使用練習をする群（CI＋）と restraint と shaping なしに麻痺手の使用練習をする群（CI−）かつ，TP を行う群（TP＋）と行わない群（TP−）との 2×2 群で転帰を比較すると，特に日常生活における麻痺手の使用（MAL）において TP の主効果が有意であった[3]．すなわち CI 療法の有無にかかわらず，日常生活でいかに現実的に麻痺手を使用したか，あるいはそのような環境をどう設定したか（enriched environment）が，もっとも転帰に影響することが示唆される．

1) Wolf SL, Winstein CJ, Miller JP, et al. Effect of constraint-induced movement therapy on upper extremity function 3 to 9 months after stroke: the EXCITE randomized clinical trial. JAMA. 2006; 296: 2095-104.
2) Taub E, Uswatte G, Mark VW, et al. Method for enhancing real-world use of a more affected arm in chronic stroke: Transfer package of constraint-induced movement therapy. Stroke. 2013; 44: 1383-8.
3) Taub E, Uswatte G, Mark VW, et al. Method for enhancing real-world use of a more affected arm in chronic stroke: transfer package of constraint-induced movement therapy. Stroke. 2013; 44: 1383-8.

〈宮井一郎〉

16. トピックスコラム

16-6 ミラーセラピー

　ミラーセラピーは非麻痺側の動作を行った際の鏡像を，麻痺側の動きとしてイメージする訓練法であり，麻痺側の運動症状の改善，疼痛の改善などの効果を期待して行われる．ミラーセラピーはそもそも四肢切断術後の幻肢痛への改善効果を期待してRamachandranらによって考案されたものであり，鏡と麻痺側の手を隠す箱などを用いて装置の作成も簡便に行うことができる．近年，幻肢痛患者以外にも脳卒中後の上肢麻痺などでの有効性が相次いで報告されており，2012年のコクランレビューでは14報告567名の患者を対象とした試験の結果を総合して，ミラーセラピーに上肢運動障害の改善効果が認められると結論づけている[1]．6カ月後のfollow upが可能であった54名の患者における検討でも，運動機能改善効果が認められており，ミラーセラピーの有用性が示されている．

　実際のミラーセラピーには，アクリル製などの鏡と不要な段ボール箱などの箱などで作成したミラーボックスを使用することが多い．図1に示すように，麻痺側の動きを見ないように，非麻痺側の動作を行い，錯覚を利用して鏡に写った鏡像を麻痺側の動きとしてイメージすることが重要である．このとき，麻痺側が視界に入ると患者が混乱しやすくなるので，布などを用いて視界に入らないようにすることが重要である．ミラーセラピーで行う運動の内容や時間などについては研究ごとに様々なものが用いられており，特に決まった様式のものはない．一般には，ゆっくりとしたリズムで，手指の分離運動を行ったり，手関節の回内外を行う，などの動作が用いられることが多い．1回のセッション時間や回数の規定も特に決まったものはないが，いずれにしても無理がないように，疲労や不快感を生じる前に休憩をとることが重要である．

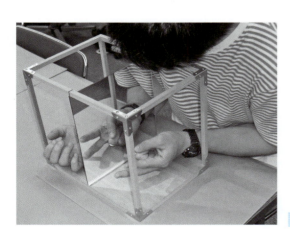

図1　ミラーセラピー施行中の様子

健常者での脳機能画像研究においては，鏡像を用いた訓練前後で，一次運動野，運動前野などの領域の活動が上昇し，補足運動野から運動前野への機能的結合が強まる可能性が示唆されており，ミラーセラピーの効果は中枢神経系の機能的再構成を誘導することによってもたらされていることが示唆されている．

　ミラーセラピーの効果には個人差はあるが，安全性が高く簡便で低コストの訓練介入としてその有用性が認められており，痛みなどに対する効果も含めて，回復期以降の幅広い患者に対して適応があるものと考えられる．

文献
1) Thieme H, Mehrholz J, Pohl M, et al. Mirror therapy for improving motor function after stroke. Cochrane Database Syst Rev. 2012; 3: CD 008449.

〈三原雅史〉

16. トピックスコラム

16-7 リハロボット

　健常人の場合はある運動課題を自身が繰り返すことで課題を学習することが可能であるが，脳卒中患者，特に運動麻痺が重度で自身で課題が遂行できない場合は，療法士が患肢の動きを補助したり，補正したりするための感覚運動刺激やフィードバックを与える必要も生じる．このような観点からは，マサチューセッツ工科大学が開発したロボット（MIT-MANUS）の補助による上肢機能訓練が，介入の再現性や定量性に優れているといえる（図1）．コンピュータ画面のターゲットに沿った患側上肢の運動を，麻痺が重度の場合はロボットが補助し，軽度の場合は運動に抵抗を加えることもできる．ただし，ロボット介入の主体は麻痺側の手指機能でなく肩・肘である．当初はロボットアームを動かしての到達運動の課題では，その最短の軌跡からのずれに比例して一定のstiffnessで力を加えるというパラダイムであり，実際に肩・肘の運動機能が対照群に比較して有意に改善した[1,2]．しかし対照群の設定が問題で，このような特異的な練習に対して，通常のケアを対照群とすることは問題視されていた．次にLoら[3]により，ロボット練習と同じ課題の繰り返しを療法士が同等量提供するとロボット補助による練習と転帰に差がないことが示された（図2）．

　歩行練習用ロボットでは，スイスで開発されたLocomatがよく知られているが，療法士による歩行訓練に対する優位性は明確ではない．ドイツで開発されたGait trainerで一部有用性を示すデータが示されている．本邦ではロボットスーツHALが開発されトヨタやホンダを含む大企業も参入してきたが，医療の現場で治療機器として普及するための前提として有用性に関して質の高い臨床研究が待たれる．

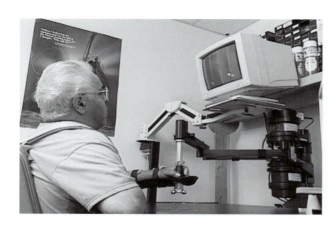

図1　MIT-MANUSによる上肢訓練

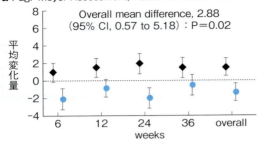
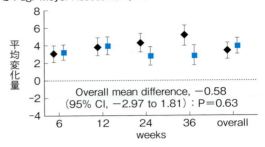
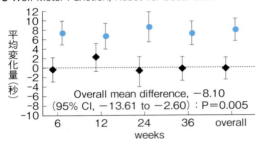
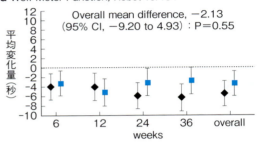

◆ 49例　ロボット補助練習（Robot），■ 50　療法士による同量の上肢練習（ICT），
● 28　通常ケア（Usual Care）

図 2　ロボット補助による上肢訓練

発症後 6 カ月以上の脳卒中による片麻痺患者 127 例に対するロボット補助練習に関する RCT の結果．説明は本文参照．

Fugl-Meyer Assessment は上下肢の中枢性麻痺に対する評価スケール（3-2 章参照）．Wolf Motor Function Test は上肢を用いた課題に要する時間を測定するスケール（3-2 章参照）．

文献

1) Aisen ML, Krebs HI, Hogan N, et al. The effect of robot-assisted therapy and rehabilitative training on motor recovery following stroke. Arch Neurol. 1997; 54: 443-6.
2) Volpe BT, Krebs HI, Hogan N, et al. A novel approach to stroke rehabilitation: robot-aided sensorimotor stimulation. Neurology. 2000; 54: 1938-44.
3) Lo AC, Guarino PD, Richards LG, et al. Robot-assisted therapy for long-term upper-limb impairment after stroke. N Engl J Med. 2010; 362: 1772-83.

〈宮井一郎〉

16. トピックスコラム

16-8 BMI

BMI（Brain Machine Interface）とは，外界と脳とが，従来の感覚器や運動器などを介せずに直接コミュニケーションする技術の総称である．BMIには，人工内耳や人工網膜などの感覚系のBMIと脳活動によるコンピュータ制御や人工義手の操作などの運動系のBMIとがある．運動系のBMIは脳活動を測定し，その信号から運動コマンドを読み取り（デコード），機器を制御する信号に変換するプロセスからなるが，脳活動測定の方法によって，侵襲的/非侵襲的アプローチに分類される．侵襲的BMIは手術によって脳内に電極を留置する方法であり，信号の精度，密度ともに高いが，留置に伴う合併症の問題がある．侵襲型のBMIに関しては，現時点では動物実験を中心とした研究が主体であるが，重症頸髄損傷や筋萎縮性側索硬化症（ALS: amyotrophic lateral sclerosis）などの重度の四肢麻痺患者における臨床応用の試みが進められており[1]，わが国でも最近，重症ALS患者に対する硬膜下電極を用いた臨床研究が開始されている．

一方で，機能的MRI（fMRI, 16-1章参照）や機能的近赤外分光法（fNIRS, 16-3章参照），脳磁図，脳波などの機能的脳画像技術を用いた非侵襲型BMIの研究も盛んに行われており，機械学習アルゴリズムを用いた，統計学的パターン弁別技術の進歩によって，その精度は以前と比較して格段に向上している．臨床応用の面では，日常生活場面での安定した脳活動測定が必要となることから，現時点では非侵襲的なアプローチでは脳波やfNIRSなどを用いたBMIに対する期待が高まっている．fNIRSは神経活動に伴う血流変化を検出するため，脳波と比較して神経活動から検出までのタイムラグが生じるが，被験者の動きに伴うアーチファクトが比較的少なく，安定した測定が可能なことから，同様に非侵襲型BMIにおける脳機能測定装置としての応用が進んでいる．fNIRSを用いたシステムにおいては，これまでの研究で運動想像課題の弁別能は70〜90%程度と報告されており，環境制御やコミュニケーション代替などへの応用が試みられている．また，近年ではこれらBMI装置によって上肢補助装置などを操作し，運動想像と，実際の運動とのマッチングを進めることによって機能回復を図る試みも行われている[2]．fNIRSを用いた装置としても，前頭葉の血流変化によってYES-NOを判定する装置が，すでにALS患者用の意思伝達装置として商品化されている．

機器の操作を行うことで患者の障害を補綴するという側面以外にも，広義のBMI応用としては，脳情報の測定解析技術を応用し，技術を用いて脳活動情報をフィードバックするニューロフィードバックと呼ばれる技術も近年注目を集めている（16-3章参照）．これは，被験者の脳活動をフィードバックし，随意的なコントロール方法を学習させることによって，脳内の機能的ネットワーク活動に対するモジュレーションを行う治療的介入技術の一種であり，実際に健常者，脳卒中患者などで，視覚弁別能力や運動機能の改善効果が報告されている[3,4]．

侵襲型，非侵襲型のいずれの BMI 技術においても，脳信号を確実に長期間デコードする技術の開発が必要不可欠であり，侵襲型 BMI に関しては，さらに，長期的な留置電極の安定性と安全性の確認も必要である．しかしながら，これらの信号検出および信号解析技術の精度は，世界的な研究競争の激化もあってここ数年で急速に進歩してきており，将来的には，脳卒中後の重度麻痺患者などに対する補助的装置としての臨床応用の可能性も期待できる．

文献

1) Gilja V, Pandarinath C, Blabe CH, et al. Clinical translation of a high-performance neural prosthesis. Nat Med. 2015; 21: 1142-5.
2) Daly JJ, Wolpaw JR. Brain-computer interfaces in neurological rehabilitation. Lancet Neurol. 2008; 7: 1032-43.
3) Shibata K, Watanabe T, Sasaki Y, et al. Perceptual learning incepted by decoded fMRI neurofeedback without stimulus presentation. Science. 2011; 334: 1413-5.
4) Mihara M, Hattori N, Hatakenaka M, et al. Near-infrared spectroscopy-mediated neurofeedback enhances efficacy of motor imagery-based training in poststroke victims: a pilot study. Stroke. 2013; 44: 1091-8.

〈三原雅史〉

16. トピックスコラム

16-9 薬物による機能回復促進

　脳卒中に対する血栓溶解や神経保護などの薬物療法の time window は発症後数時間から数週の急性期が主体である．しかし，急性期以降も機能回復に伴って脳内ネットワークの機能的再構成が生じることから，機能回復を促進するような再構成を増強する薬物の検討も必要である．

　実際，脳の内部環境を薬剤により修飾し，使用，運動感覚刺激などに対する脳の可塑性を高めるという考え方は大変魅力的である．

　Feeney らは一側の感覚運動野損傷を受けたラットの麻痺の回復がアンフェタミンによって促進されることを見出した[1]．この効果はハロペリドールによりブロックされる．またアンフェタミンの投与後，ラットを拘束しておくとこのような運動機能回復の促進作用が失われる（図1）．すなわち，薬物とリハを併用する（symptom-relevant experience）ことが薬物の機能回復促進効果の発現に重要であると考えられる．

　アンフェタミンはノルアドレナリンとドパミン両方の神経伝達を増強する．臨床的には，ノルアドレナリン，ドパミン，セロトニンなどモノアミン系の神経伝達を増強させる薬物とリハを併用すると機能回復促進が得られるどうかを検証する RCT が蓄積されつつある．アンフェタミン，セロ

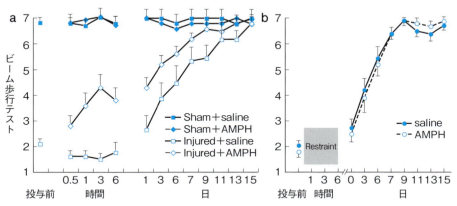

図1 脳損傷ラットにおけるアンフェタミンの運動機能回復促進効果（Feeney DM, et al. Science. 1982; 217: 855-7)[1]
　a：感覚運動野の損傷を受けたラットにアンフェタミン（AMPH）を投与すると対照（Sham 手術ないし生理食塩水 saline 投与）に比し，歩行能力が早く回復する（ビーム歩行テスト，平均台を足を滑らさずに歩く能力をスコア化，1：歩けない〜7：1回も滑らずに歩行できる）．
　b：一方，アンフェタミン投与直後にラットの行動を制限すると（restraint），アンフェタミンの効果は明らかではない．

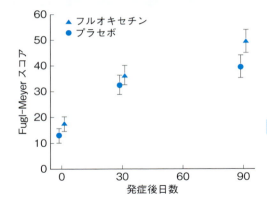

図 2 急性期脳梗塞の運動麻痺回復に対する SSRI の効果（Chollet F, et al. Lancet Neurol. 2011; 10: 123-30)[2]
フルオキセチン 20 mg の経口投与がプラセボに比し，Fugl-Meyer スコアを有意に改善した．

トニン再吸収阻害作用をもつ抗うつ薬，メチルフェニデートや L-ドーパなどである．特に脳卒中にうつ状態（poststroke depression: PSD）が合併しやすいことは 1980 年代より注目されている．PSD は発症後から 1 年にかけて 30％から 40％の患者に合併すると考えられる．リハとの関連で重要なことは，PSD が機能予後に悪影響を与えるという点である．その治療の主体となる抗うつ薬を神経伝達の観点から分類すると，ノルアドレナリンを増強する三環系抗うつ薬や四環系抗うつ薬とセロトニンを増強する選択的セロトニン再取り込み阻害薬（SSRI）が含まれる．複数の抗うつ薬の機能回復促進効果を比較した RCT では，SSRI がより効果があることが示唆されている．最近，SSRI（フルオキセチン，欧米で最初に発売された SSRI，日本では未発売）と理学療法の併用が，運動麻痺（Fugl-Meyer スケール）を有意に改善させることが，PSD を合併しない急性期脳卒中患者 118 例を対象にした RCT の結果として発表された[2]．しかし，2016 年の American Heart Association のガイドラインでは，推奨とまでは評価されておらず，データの蓄積が必要である．

1) Feeney DM, Gonzalez A, Law WA. Amphetamine, haloperidol, and experience interact to affect rate of recovery after motor cortex injury. Science. 1982; 217: 855-7.
2) Chollet F, Tardy J, Albucher JF, et al. Fluoxetine for motor recovery after acute ischaemic stroke (flame): A randomised placebo-controlled trial. Lancet Neurol. 2011; 10: 123-30.

〈宮井一郎〉

索 引

あ行

アームサポート	234
アームスリング	201
アキレス腱延長術	306
足継手	227
アスピリン	161
アテローム血栓性梗塞	125
アパシー	173
アピキサバン	163
アルツハイマー病評価スケール	63
アルテプラーゼ	132, 134
アンダーソン・土肥の分類	151
アンフェタミン	331
維持期	272
意識障害	35
移乗動作	217
1号被保険者	278
一次運動野	2, 3, 5, 94
一過性脳虚血発作	126, 137
意味記憶	65, 259
胃瘻	264
インフォームドコンセント	144, 184
ウェクスラー記憶検査	63
うつ状態	173
運動学習	19, 23, 25
運動失調	39, 209
運動前野	10, 11
運動麻痺	2, 3
運動誘発電位	107
栄養管理	268
エドキサバン	163
エピソード記憶	61, 259
嚥下障害	38, 297
嚥下食分類	266
嚥下造影検査	116, 264
嚥下内視鏡検査	117
延髄外側症候群	297
オルトップ®AFO	227

か行

介護給付	283
介護者	190
介護認定審査会	279
介護保険	187, 278
主治医意見書	185
外傷性脳損傷	79
階段	219
改訂長谷川式簡易知能評価スケール	56
改訂水飲みテスト	115
外的補助具	260
回転板	23
開頭外減圧術	137
外部記憶	300
回復期	272
回復曲線	5, 196
回復期リハ	147
回復期リハ病棟	271
拡散MRI	90
拡散テンソル画像	90, 309
拡散テンソルトラクトグラフィー	92, 197
下肢装具	224
処方	232
下肢麻痺	6
仮性球麻痺	112
可塑性	2
肩関節亜脱臼	201
肩手症候群	221
合併症	149, 168
カテーテル関連尿路感染	175
感覚性失調	39
眼窩前頭皮質	302
環境	27
間接訓練	262, 265
感染症スクリーニング	182
観念運動失行	69, 254, 255
観念失行	69, 70, 254, 255
カンファレンス	188
記憶障害	55, 58, 60, 259, 300

危険因子	160, 164
危険予知トレーニング	156
機能回復	3, 10, 12
機能再編成法	243
機能的MRI	309, 311
機能的近赤外分光法	318
機能的再構成	10
機能的電気刺激	200, 207
逆モデル	24, 25
逆向性健忘	62, 64, 259
休日リハ提供体制加算	273
急性期	272
急性期リハ	142
球麻痺	112
鏡像運動	12
共同運動	38
居宅サービス	280
起立性低血圧	40
緊張性足趾屈曲反射	226
くも膜下出血	123, 127, 138
クリッピング術	138
車いす	232
クロピドグレル	161
訓練等給付	283, 284
ケアプラン	279
ケア・リハの連動	190
慶應版ウィスコンシンカード分類検査	76
経胸壁心エコー	98
痙縮	236
経食道心エコー	99
経腸栄養剤	268
経腸栄養療法	263
経頭蓋直流電気刺激	11, 107, 200, 244, 252, 320
頸動脈ステント留置術	164
頸動脈内膜剝離術	164
頸部動脈エコー	100, 121
血圧管理	139, 153
血管内治療	135
血栓回収デバイス	136
血栓溶解療法	132

血糖管理	154
腱移行術	238, 306
言語性記憶	63
言語聴覚療法	242
見当識障害	55
健忘症候群	300
コイル塞栓術	138
更衣	219
構音障害	38
高額療養費制度	286
口腔ケア	262, 268
攻撃因子	262
高血圧	139, 140, 164
抗血小板薬併用療法	161
抗血小板療法	161
抗血栓薬休薬	162
抗血栓療法	161
高次視知覚検査	72
高次脳機能障害	55
拘縮	237
構成失行	69
更正用装具	232
抗てんかん薬	171
口部顔面失行	69
誤嚥	112, 113, 262
誤嚥性肺炎	175, 262, 267
呼吸循環管理	140
誤差学習	25
コンベンショナル AFO	228

さ行

在宅復帰	274
シーティング	232
視覚性記憶	64
視覚性失認	55, 71, 256
色彩失認	256
視空間認知障害	73
刺激・促通法	243
脂質異常症	166
自主練習	191
肢節運動失行	69, 254, 255
施設サービス	280
自走	233
支柱付き短下肢装具	228
失語	55, 58, 65, 240
失行	55, 58, 68, 254
失語症語彙検査	241

失認	71, 256
質の評価	272
実用コミュニケーション能力	
検査	241
実用手	196
している ADL	215
社会資源	277
社会保障制度	277
遮断除去法	243
住宅改修	280, 284
重度失語症検査	241
重度障害者医療費助成	284
シューホーンブレース	225
就労支援	285
主治医意見書	278
順モデル	24
障害者総合支援法	232, 282
障害者手帳	282
障害年金	286
症候性てんかん	170
上肢機能	198
上肢スプリント	201
上肢のリハ	193
上肢麻痺	6
小脳	24
小脳性運動失調	209, 212
小脳損傷	212
傷病手当金	287
静脈性脳梗塞	130
初期評価	181
職業訓練	285
食事	220
自立支援給付	283
自立支援サービス	187
シロスタゾール	161
心エコー	98
針筋電図	105
神経因性膀胱	40
神経学的所見	32, 180
神経伝導速度	105
神経ブロック	236
心原性脳塞栓	125
心臓エコー	121
身体障害者手帳	185
新日本版トークンテスト	67
深部静脈血栓症	141, 174, 182
心理検査	57, 58

スタンディングテーブル	230
ストラップ	226
スプリント療法	202
生活指導	165, 166
静的変形	238
成年後見制度	286
成分栄養剤	269
整容	220
舌状回	302
摂食嚥下障害	110, 262
摂食機能療法	191
前向性健忘	62, 63, 259
線条体	24
全体構造法	243
選択的セロトニン再取り込み	
阻害薬	332
前頭葉機能障害	55, 58, 76
前頭葉損傷	71
せん妄	172
早期離床	142, 145
早期リハ	143
装具療法	146, 224, 238
相貌失認	256

た行

退院計画	185, 189
体温管理	141
体重免荷下トレッドミル歩行	
訓練	206
体性感覚誘発電位	108
体制強化加算	273
多系統萎縮症	214
ダビガトラン	163
短下肢装具	224, 225, 231
地域完結型	271
地域生活支援事業	283
地域包括ケアシステム	275
地域密着型サービス	280
地域連携クリニカルパス	272
地域連携診療計画管理料	272
チクロピジン	161
着衣失行	69
注意障害	55, 58, 59
中心溝	94
中枢運動神経伝導時間	107
中枢神経性疼痛	221, 222
中枢性呼吸障害	297

聴覚失認	256	再発予防	159	プラスチック短下肢装具 228
長下肢装具	225, 229, 231	診断チャート	120	ブレーキ 234
聴性脳幹誘発電位	108	地域連携診療計画	178	フロスティック視知覚発達
直接訓練	262, 265, 266	ユニット	131, 132, 270	検査 73
治療用装具	232	脳卒中後うつ状態	173	ペナンブラ 9
陳述記憶	259	脳波	108, 121	ヘミバリスム 38
手続き記憶	259	脳梁離断症状	55, 77	扁桃体 302

は行

てんかん	108			ベントン視覚記銘検査 64
てんかん重積	171	肺血栓塞栓	174, 182	防御因子 262
伝導ブロック	106	排泄	218	報酬 24
転倒リスク	155	肺塞栓	141	紡錘状回 302
同側性経路	13	背側注意ネットワーク 248, 249		訪問介護 281
疼痛	237	廃用症候群	142	訪問看護 281
動的変形	238	長谷川式簡易痴呆スケール 37		訪問指導 189
糖尿病	166	バックサポート	234	訪問調査 279
動脈解離	128	バランス練習	212	訪問リハ 281
特別障害者手当	284	半固形化栄養剤	265	歩行 12
トリミング	225	半消化態栄養剤	268	補高 227
トレッドミル	21	半側空間無視	55, 58, 74, 247	歩行訓練 204
とろみ	266	半側身体失認	75	歩行のリハ 204, 293
		反復経頭蓋磁気刺激		補装具 185, 284

な行

			200, 207, 223, 244, 252, 320	補足運動野 10, 11
内的記憶戦略	261	反復唾液嚥下テスト	114	ボツリヌス療法 236, 304
内部モデル	24	ヒールカット	226	

ま行

難病	283	膝装具	230	
2号被保険者	278	左半側空間無視	58	ミラーセラピー 21, 199, 325
日常生活機能評価	273, 274	非陳述記憶	259	モジュラー型 KAFO 230
日常生活動作	6	腓腹筋腱延長術	306	モジュラー車いす 233
入院時検査	181	非弁膜症性心房細動	163	もやもや病 129
入院診療計画書	185	標準意欲評価	77	

や行

入浴	218	標準言語性対連合学習検査 63		
ニューロフィードバック		標準高次動作性検査	69	要介護状態 270
	200, 318, 329	標準失語症検査	67, 241	要介護認定 278
ニューロモジュレーション 184		標準予防策	182	

ら行

尿路感染症	175	病態失認	75	
認知心理学的アプローチ 243		病歴聴取	179	ラクナ梗塞 125, 126, 290
脳アミロイドアンギオパチー		フィードバック	199, 294	リスク管理 149
	130	フィットネス	205	リスク予測 149
脳機能画像	10	フードテスト	116	リバーミード行動記憶検査 63
脳血管造影	102, 121	復学	285	リバーロキサバン 163
脳梗塞	123, 124	複合性局所疼痛症候群	221	リハ充実加算 273
脳出血	123, 127, 138	福祉用具購入	280	リハ処方 144, 183
脳静脈・静脈洞閉塞症	130	福祉用具貸与	279	リハ制限 184
脳卒中		腹側注意ネットワーク 248, 249		リハ総合実施計画書 185
急性期治療	131	フットサポート	233	リハ中止基準 152, 187
ケアユニット	132, 272	プライミング	259	リハロボット 327
再発	169			

索引　335

両側金属支柱付き短下肢装具 228

レーヴン色彩マトリックス
　検査 76

レクリエーション 191

ロボット補助訓練 199

わ行

ワルファリン 162

A

ABR（auditory brainstem response） 108

ADL（activities of daily living） 19, 196, 215

AFO（ankle-foot orthosis） 224

aggressive behavior 302

AIUEOTIPS 122, 123

allocentric 248

ARAT（action research arm test） 47, 181, 193, 195

B

bacterial translocation 263

BAD（branch atheromatous disease） 125

BADS 遂行機能障害症候群の
　行動評価 77

BBS（Berg balance scale） 53, 209

BFO（balanced forearm orthosis） 202, 291

BI（Barthel index） 50, 181, 215

BIT（behavioral inattention test） 248

BIT 行動性無視検査日本版 74

BMI（brain machine interface） 29, 200, 329

bottom-up アプローチ 250

Broca 野 94

Brunnstrom stage 42, 195

BWSTT（body-weight supported treadmill training） 21, 206

C

CAS（clinical assessment for spontaneity） 77

CBS（Catherine Bergego scale） 75, 248

central pattern generator 16

CI（constraint-induced movement）療法 21, 199, 323

connectivity 311

constraint-induced language therapy 243

context 20

CRPS（complex regional pain syndrome） 221, 222

CT（computed tomography） 86, 121

CT 灌流画像 88

D

default mode nertwork 312

developmental test for visual perception-adolescent and adult 72

dose 20

DTI（diffusion tensor image） 309

DTI トラクトグラフィー 310

DTVP（developmental test of visual perception） 73

DVT（deep vein thrombosis） 182

E

early supported discharge 147

effective connectivity 313

egocentric 248

enriched environment 7

enriched rehabilitation 7

environment 20

experience-dependent structural plasticity 315

extrapersonal neglect 248

F

FAB（frontal assessment battery）前頭葉機能検査 76

fecal impaction 307

FES（functional electrical stimulation） 200, 207

F

FIM（functional independence measure） 48, 181, 215

FMA（Fugl-Meyer assessment） 47, 180, 193, 195

fMRI（functional magnetic resonance imaging） 309, 311

fNIRS（functional near-infrared spectroscopy） 12, 13, 14, 292, 318

functional connectivity 312

G

Grasgow coma scale 37

H

Hunt and Kosnik 分類 128

H 波 107

I

IADL（instrumental ADL） 51, 215, 220

Ia 線維 107

ICARS（international cooperative ataxia rating scale） 209

ICF（international classification of functioning） 181, 197, 198

impairment 19

IMT（intima-media thickness） 100

J

Japan coma scale 37

judgment of line orientation 73

K

KAFO（knee-ankle-foot orthosis） 229

knowledge of results 20, 26

L

learned non-use 199, 291

M

MAL（motor activity log） 52, 195, 324

MAS（modified Ashworth scale） 38, 53

MCV（motor nerve conduction velocity）　105
mental practice　21
MEP（motor evoked potential）　107
MIT-MANUS　327
MMSE（mini-mental state examination）　37, 56
MMT（manual muscle test）　195
modified Rankin scale　42
motor-free visual perceptual test-3　72
MRA（magnetic resonance angiography）　88, 121
MRI（magnetic resonance imaging）　86, 121
MR 灌流画像　88
M 波　107

N

neuro-feedback　29
neuro-modulation　19, 20, 27, 200, 207
NIHSS（national institutes of health stroke scale）　33, 42, 120, 121, 180, 195
NOAC（non-vitamine K antagonist oral anticoagulant）　163

P

PACE（promoting aphasics communication effectiveness）　244
Papez 回路　300, 301
PA（prism adaptation）療法　251
peripersonal neglect　248
personal neglect　248
PTE（pulmonary thromboembolism）　182
pusher 現象　39

R

RCPM（Raven colored progressive matrices test）　76
resting-state fMRI　312
restraint　323
reward　20

Rey 聴覚言語性学習検査　64
Rey 複雑図形検査　64
ROM（range of motion）　145
Romberg 徴候　39
ROM 訓練　147
rt-PA（recombinant tissue plasminogen activator）　9, 132
rt-PA 静注療法適正使用指針　133
rTMS（repetitive transcranial magnetic stimulation）　28, 108, 200, 207, 223, 244, 252, 320, 321

S

SALA（Sophia analysis of language in aphasia）失語症検査　67
SARA（scale for the assessment and rating of ataxia）　209, 210
SCV（sensory nerve conduction velocity）　105
SEP（sensory evoked potential）　108
shaping　21, 199, 291, 323
SIAS（stroke impairment assessment set）　47, 180, 195
SIRRACT（stroke inpatient rehabilitation reinforcement of activity）　294
SIRROWS（stroke inpatient rehabilitation with reinforcement of walking speed）　294
SLTA（standard language test of aphasia）　241
SPECT（single photon emission computed tomography）　103, 121
SSRI（selective serotonin reuptake inhibitor）　332
symptom-relevant experience　331

T

tDCS（transcranial direct current stimulation）　28, 200, 244, 252, 320, 321

TIA（transient ischmic attack）　123, 126, 137
TLPA（test of lexical processing in aphasia）失語症語彙検査　67
TMS（transcranial magnetic stimulation）　107, 197, 290
top-down アプローチ　250
transfer package　27, 199, 324
TTR（time in therapeutic range）　163

U

UMSARS（unified multiple system atrophy rating scale）　209
use-dependent plasticity　7, 8, 19, 20

V

VAT（visual action therapy）　244
VBM（voxel-based morphometry）　315
VE（videoendoscopic examination of swallowing）　117, 264
VF（videofluoroscopic examination of swallowing）　116, 264
VLSM（voxel-based lesion symptom mapping）　315
VPTA（visual perception test for agnosia）　72

W

WAB（western aphasia battery）失語症検査　67, 241
WAIS（Wechsler adult intelligence scale）-Ⅲ成人知能検査　79
Wallenberg 症候群　112, 113, 297
Wernicke-Mann 肢位　39
Wernicke 野　94
WFNS（World Federation of Neurosurgical Societies）分類　128
WISC（Wechsler intelligence scale for children）-Ⅳ知能検査　80
WMFT（Wolf Motor function test）　181, 193, 195, 324

索　引　337

脳卒中の神経リハビリテーション ©
新しいロジックと実践

発　行	2017 年 9 月 20 日　　1 版 1 刷
編著者	宮　井　一　郎
発行者	株式会社　中外医学社
	代表取締役　青　木　　滋
	〒162-0805　東京都新宿区矢来町62
	電　話　　（03）3268—2701（代）
	振替口座　　　00190-1-98814 番

印刷・製本／三報社印刷（株）　　　＜TO・YT＞
ISBN 978-4-498-06724-0　　　　　Printed in Japan

JCOPY ＜（社）出版者著作権管理機構 委託出版物＞

本書の無断複写は著作権法上での例外を除き禁じられています．
複写される場合は，そのつど事前に，（社）出版者著作権管理機構
（電話 03-3513-6969，FAX 03-3513-6979，e-mail: info@jcopy.
or.jp）の許諾を得てください．